U0341070

国家古籍出版

专项经费资助项目

100种珍本古医籍校注集成

伤寒指归

清·戈颂平　撰

阚湘苓　王惠君　张慧琪　校注

中医古籍出版社

图书在版编目（CIP）数据

伤寒指归/（清）戈颂平等撰；阚湘苓等注．—北京：中医古籍出版社，2015.9

（100种珍本古医籍校注集成）

ISBN 978 - 7 - 5152 - 0727 - 8

Ⅰ．①伤…　Ⅱ．①戈…　②阚…　Ⅲ．①《伤寒论》- 研究
Ⅳ．①R222.29

中国版本图书馆 CIP 数据核字（2014）第 273551 号

100种珍本古医籍校注集成

伤寒指归

清·戈颂平　撰

阚湘苓　王惠君　张慧琪　校注

责任编辑　郑　蓉
封面设计　陈　娟
出版发行　中医古籍出版社
社　　址　北京东直门内南小街 16 号（100700）
印　　刷　北京金信诺印刷有限公司
开　　本　850mm×1168mm　1/32
印　　张　10.875
字　　数　208 千字
版　　次　2015 年 9 月第 1 版　2015 年 9 月第 1 次印刷
印　　数　0001～4000 册
书　　号　ISBN 978 - 7 - 5152 - 0727 - 8
定　　价　22.00 元

《100种珍本古医籍校注集成》编委会

序 一

中医药是中华民族的瑰宝，在我国各族人民长期的生产生活实践和与疾病作斗争中逐步形成并不断丰富发展，为中华民族的繁衍昌盛做出了重要贡献。作为中国特色医药卫生体系的重要组成部分，至今仍在维护人民健康中发挥着独特作用。中医药天地一体、天人合一、天地人和、和而不同的思想基础，整体观、系统论、辨证论治的指导原则，以人为本、大医精诚的核心价值，不仅贯穿于中医药对生命、健康和疾病的认知理论和防病治病、养生康复的临床实践，而且深刻地体现了中华民族的认知方式、价值取向和审美情趣，具有超前性和先进性。随着健康观念变化和医学模式转变，中医药越来越显示出其宝贵价值、独特优势和旺盛的生命力。

中医药古籍作为保存和传播中医药宝贵遗产的知识载体，记载了几千年来医药学家防病治病的临床经验、方药研究成果和医学理论体系，是不可再生的珍贵资源，是中医药学继承、发展、创新的源泉，具有重要的历史、文化和科学价值。但是由于种种原因，中医药古籍的保护、整理与利用状况令人担忧。这些珍贵的典籍有的流失海外，国内已不存；有的尘封闭锁，不为人所知所用；有的由于多年的自然侵蚀和保管条件缺乏而面临绝本的危险。抢救和保护好这些珍贵的历史文化遗产已刻不容缓。

国家十分重视中医药古籍的保护、整理和利用。《国务院关于扶持和促进中医药事业发展的若干意见》明确指出，要做好中医药继承工作，开展中医药古籍普查登记，建立综合信息数据库和珍贵古籍名录，加强整理、出版、研究和利用，为做好中医药古籍保护、整理和利用工作指明了方向。近年来，国家中医药管理局系统组织开展了中医药古籍文献整理研究。中国中医科学院在抢救珍贵的中医药孤本、善本古籍方面开展了大量工作，中医古籍出版社先后影印出版了大型系列古籍丛书、珍本医书、经典名著等，在中医古籍整理研究及出版方面积累了丰富的经验。此次，中医古籍出版社确立"100 种珍本古医籍整理出版"项目，组织全国权威的中医药文献专家，成立专门的选编工作委员会，多方面充分论证，重点筛选出学术价值、文献价值、版本价值较高的100 种亟待抢救的濒危版本进行校勘整理和出版，对于保护中医药古籍，传承祖先医学财富，更好地为中医药临床、科研、教学服务，弘扬中医药文化都具有十分重要的意义。衷心希望中国中医科学院、中医古籍出版社以整理研究高水平、出版质量高标准的要求把这套中医药古籍整理出版好，使之发挥应有的作用。也衷心希望有更多的专家学者能参与到中医药古籍的保护、整理和利用工作中来，共同为推进中医药继承与创新而努力。

中华人民共和国卫生部副部长
国家中医药管理局局长　王国强
中华中医药学会会长

2010 年 1 月 6 日

序　二

　　中医药学以临床疗效为基础，在累代实践、认识的观察链条中凝结着珍贵的生命科学知识。这些知识记载在中医药古籍文献中，如震惊世界科技界并获 1992 年中国十大科技成就奖之一的青蒿素就是受距今 1600 多年前晋代医家葛洪《肘后备急方》中记载启示研制成功的。因此可以说，中医药学的创新离不开古医籍文献。换句话说，中医药古籍文献是中医药学发展的源头活水。要想很好地发掘利用中医古文献，其前提就是对其进行整理研究。然而，大量古医籍未得到应有的整理和出版，中医古籍中蕴藏的丰富知识财富未得到充分的研究与利用，极大地影响了中医学的继承发展以及特色优势的保持与发挥。为使珍贵中医典籍保存下来，以广流传，服务于中医临床、科研及教学，中医古籍的整理、研究及出版具有非常意义。

　　《国务院关于扶持和促进中医药事业发展的若干意见》指出，中医药（民族医药）是我国各族人民在几千年生产生活实践和与疾病作斗争中逐步形成并不断丰富发展的医学科学，为中华民族繁衍昌盛做出了重要贡献，对世界文明进步产生了积极影响。新中国成立特别是改革开放以来，党中央、国务院高度重视中医药工作，中医药事业取得了显著成就。但也要清醒地看到，当前中医药事业发展还面临不少问题，不能适应人民群众日益增长的健康需求。意见明确提出："做好中医药继承工作。开展中医药古籍普查登记，建立综合信息数据库和珍贵古籍名录，加强整理、出版、研究和利用。"

中医古籍出版社承担的"100种珍本古医籍整理出版项目"，是集信息收集、文献调查、鉴别研究、编辑出版等多方面工作为一体的系统工程，是中医药继承工作的具体实施。其主要内容是经全国权威的中医文献研究专家充分论证，重点筛选出学术价值、文献价值、版本价值较高的100种亟待抢救的濒危版本、珍稀版本中医古籍以及中医古籍中未经近现代整理排印的有价值的，或者有过流传但未经整理或现在已难以买到的本子，进行研究整理，编成中医古籍丛书或集成，进而出版，使古籍既得到保护、保存，又使其发挥作用。该项目可实现3项功能，即抢救濒危中医古籍，实现文献价值；挖掘中医古籍中的沉寂信息，盘活中医药文献资料，并使其展现时代风貌，实现学术价值；最充分地发挥中医药古代文献中所蕴含的能量，为中医临床、科研及教学服务，实现实用价值。

当前，中医药事业正处在战略发展机遇期，愿"100种珍本古医籍整理出版项目"顺利进行，为推动中医药事业持续健康发展、弘扬中华文化作出应有的贡献。

中国中医科学院首席研究员 曹洪欣

2011 年 3 月 6 日

校注说明

《伤寒指归》十卷，为清末戈颂平所撰《戈氏医学丛书》四种之一，成书于清光绪三十三年（公元1870）。作者戈颂平，字直哉，江苏泰州人，清末医家。其早年习文，研读四书五经，致力探求格致之理。后其子女患痉病、痘病不治先后故去，其兄、母亦患病不治而终。于是戈氏发奋研究医学，历数年渐有心得，经二十余年，易十三稿，乃纂成是书。该丛书包括《素问指归》九卷、《伤寒指归》十卷、《金匮指归》十卷及《神农本草经指归》四卷（附录一卷）。本书自序云："原名下增'指归'二字，俟门下士有所指归焉。"意思是使学者能"由此而求之己误知改，如倦游之归家，如改邪之归正。未学者知慕如行人之归市，百川之归海，使天下殊途而同归"。（闵序）此语虽有赞誉之意，但是书内容确有参考价值。书中采用逐句加注阐释的方法，对经典中语句结合自己心得并旁征博引加以论述，所论颇多独到见解发挥，自成一家之言。丛书之一《伤寒指归》，对寒、热之辨独有心得；在本书卷首，绘有"表里阴阳六经图"，后附图说，较为详细地阐述了阴阳六经气化规律；主张"阳为万世之根基"，"人身阳气不藏，则五脏病"，反对乱用阴寒之药。民国二十年（公元1931）《泰县志》曾载："自戈氏书出，本邑医学浸有复古之意"。足见其影响。

该书自成书之日起一直未能大范围公开刊行，现今国内已知唯一传本，系由长春中医药大学图书馆馆藏。2006年经中医古籍出版社校勘影印，并于2008年出版发行。本次整理即以影印本为底本。对于《伤寒论》原文校注以明代赵开美摹刻的北宋治平二年（公元1065）林亿、孙奇校订的《伤寒论》为主校本。校勘、注释的原则是：

1. 将原来竖排版改作现代横排版式，加现代标点。对原书中代表前文的"右"字，一律改为"上"字；代表下文的"左"字，一律改为"下"字。繁体字一律改为规范简化字；异体字改为通行规范字；古今字、通假字一律不改动，在首见处出注说明。

2.《伤寒指归》于每编之首列出本编涉及原文，其后逐条注释。为方便阅读，删去原书此部分原文，按照太阳病、阳明病、少阳病、太阴病、少阴病、厥阴病顺序编排。原文与主校本有异者，分别出注。

3. 本次整理，侧重于字词的校注，对医理一般不做注释。凡难字、生僻字、易于误解的异读字，均加注释并注音；凡书名、人名，一般不作注释。

4. 本次所出之注，按序号列于该页正文之下，以便对照阅读。

5. 原书目录过简，今据原书内容重新排序以便阅读。

点校过程中，曾得到王玉兴教授指导，王蕾、陈明虎、马青青、陈金红、温玉、吕强、奚玉杰、朱鹏宇、吕阳同学的大力协助，在此表示衷心感谢。

校注者

6

戈颂平子序^①

男^②少承庭训，忆先严博览儒书，读《大学》，致知格物^③，因知古圣治病方法，非格物不可以致知，故西人有化学格物之妙。先严讲求识字参《易》《说文》，精究古训方法，苦志数十载，解释先后圣诸书，易数十稿，分悉阴阳，辨别六经，十二支辰，例为图说，循环表里。发前人所未发，使后学者循序渐进，得有所依归焉。故四圣书篇^④，皆有"指归"二字，其论中所解多重语，因后学小子资钝者言，叮咛告戒之意。男承先人之志，述诸后学，业斯道者，务以思求经旨，揣本穷源，探微索隐，上足以疗君亲，下

---

① 戈颂平子序：原书无。根据本序内容，系戈颂平之子所作。

② 男：儿子。本序作者仁寿自称，系戈直哉之子。下同。

③ 致知格物：又作"格物致知"，简称"格致"。中国古代认识论的命题。《礼记·大学》："致知在格物，物格而后知至"。东汉郑玄注："格，来也；物，犹事也。其知于善深，则来善物；其知于恶深，则来恶物，……此致或为至。"宋以后儒者解释颇多分歧。南宋朱熹注："致，推极也；知，犹识也。推极吾之知识，欲其所知无不尽也。"明王守仁谓"致"即行，以论证其"致良知"和"知行合一"。清颜元则解释"格物"为"犯手（动手）实做其事"，认为"手格其物而后知至"。

④ 四圣书篇：戈氏所著《素问指归》《神农本草经指归》《伤寒指归》《金匮指归》四者。

1

足以济斯民，中足以卫身家。《阴阳大论》云：夫人禀五常，因风气而生长。朱子有云：天以阴阳五行化生万物。仲圣发《素问》之经旨，为《伤寒杂病论》，辨六经病解，表里阴阳虚实之分，以十二辰为据。汤液方药，非南阳所自造，乃上古圣人相传之经方是也。其药悉本于神农《本经》，汤液乃伊尹所作。作者谓之圣，仲圣后圣也。而原叙云：撰用《素问》《九卷》《八十一难》。《内经》云：风者，百病之长也，至其变化，乃为他病也。又云：热病者，伤寒之类。故《论》先列中风、伤寒、温病，仲圣于汗、吐、下为三大纲法门。而方则以桂枝汤治首太阳中风病，则何不以麻黄汤以治中风之病乎？六经，以桂枝汤为太阳经病之主方，故有桂枝汤加减治之，一一等方示明。一年中有春、夏、秋、冬四时，以备生长收藏之令。一昼夜亦有春、夏、秋、冬四时，以备阴阳开阖无偏。仲圣所谓伤寒者，非谓一岁中之伤于寒也，谓人于一日中阳不内藏，浮外发热，寒气损去，而目之为伤寒也。自南方医家，坚执无伤寒之说，是不知"伤寒"二字之解，《伤寒》一书皆置之不阅。以致治病者，但凭形证，不分六经，以为既无伤寒，不言六经，只须见证治证，不必依经施治，不知《伤寒论》分经辨证，可以统治男女老幼诸杂病。又谓《伤寒论》不可以治温病，独不思白虎、泻心、三承气、大小柴胡加芒硝、麻杏石甘、竹叶石膏、白虎加人参等汤，不胜枚举，皆可消息加减以治之。温疫杂病皆可以治之，有能遵经法者，效如桴鼓之相应。

宣统元年清和月上浣　男仁寿述之谨志

闵 序

瀛①少习举子业，因红巾之乱，笔耕四方，暇即喜读医书。然圣经则苦其奥，诸家注释则苦其晦，聚讼纷歧，茫无归宿，光绪壬午闱②后赋闲，寓居吴陵。从直哉夫子游，读《伤寒指归》，而后得依归也。"伤寒"二字之解，夫子注之，详且明矣，无庸赘说。所惜者，时人不解此旨，谓仲圣《伤寒论》，是专治伤寒一病；而不知"伤寒杂病论"五字相连，伤寒中自有杂病，杂病亦由伤寒而起。医学日晦，伊于胡底！夫人身之阳，宜藏而不宜浮。譬诸炀灶，火越乎灶外，釜中之物，失其火化，即不能熟。故人病发热，每不思食，良由阳气浮外，腹中阴失阳化，不能消谷所致。然则敛阳以归根，岂非治病之要务乎？亦即时俗"引火归原"之说也。奈何"引火归原"之说，人人知之；"引火归原"之理，人人昧之。滔滔皆是，积重难返。

夫子忧之，即以"指归"名篇，令人顾名思义，瀛于此而大有悟焉。人身一小天地，《易》言阴阳。《周易》坤往居外，乾来居内，内阳而外阴，而后天地交

---

① 瀛：此序作者名。下同。
② 闱：科举时代的考场。会试曰春闱，乡试曰秋闱。

泰。故《商易》首坤而次乾，名《归藏》，此真"指归"名篇之明据也。读者能由此而求之，已误者知改，如倦游之归家，如改邪之归正；未学者知慕，如行人之归市，如百川之归海，使天下殊途而同归，诚医学复明之盛事也！

受业乌程闵祖瀛蒲洲顿首谨识

陆　序

　　《太史公传》扁鹊饮上池水，洞见人五脏症结，余尝诵其说而疑之。古今来名医辈出，大率视病，若以鉴取影，是殆得天者优，绩学者深，故能真知灼见而无惑，岂必上池水哉？戈君直哉精于医，余权①吴陵逾半年，未遑识焉。儿妇妊而病，群医束手，客或荐君，亟延诊视。君曰：是妇胸腹皆酸水，胎损将堕，药不及进矣。俄而妇胎下，大吐酸水，暴厥不知人。君复诊之曰：孤阳上越耳。投以药，药尽而安，神哉！是即望而知人病在血脉、肠胃者乎？是审阴阳于支兰②藏，而立起尸厥者乎？是与洞见症结者，何以异乎？君之言曰：医必澈天人之理，穷事物之变，灵明四照，而后因应咸宜。吾本格致之学，竭力于此二十余年矣，因出手著仲景《伤寒金匮杂病论》见示。有图有说，为文数十万言，追幽入险，辨析毫芒，取精用宏，识解超卓，洵③有本

---

　　①　权：副词。姑且，暂且。

　　②　支兰：指人体的脉络。《史记·扁鹊仓公列传》："上有绝阳之络，下有破阴之纽，色废脉乱，故形静如死状。太子未死也。夫以阳入阴，支兰藏者生；以阴入阳，支兰藏者死。"

　　③　洵（xún）：确实，诚然。

之学也。君既以术名一世，是书也将不胫而走。余无以益君，姑举识君缘始，以写倾倒，且以识专家绝诣，有本者固如是也，是为序。

光绪十四年戊子夏六月下浣　仁和陆元鼎撰并书

李 序

　　予素不知医，而尝闻海陵有神医。戈君直哉者，固未之见也。今春予家有病者，延直哉主方，病立愈，始知其医果神。然甫见一节，其医道全体尚未及问，直哉出所著《伤寒金匮指归》见示。予读之竟亦只觉其文理精奥，成一家言，而何以有此心得为神医者，仍茫然也。及读其自序，始恍然曰：直哉之为神医也宜哉！夫人之学问可恃者天资也，不可恃者亦天资，譬犹斧焉，能入木者，分寸之钢也，所以得入木者，斧背钝铁之力也。有钢而无背铁，不缺则折，甚至破碎零落，并此分寸之钢而失之。天资者，虚悬而无著者也，依人力以存。同一思索，人迟我速；同一奔走，人劳我逸。使恃其速且逸者，而不思索不奔走，则天资消亡。反不如愚而苦心、跛而强步者，犹可小有成就。直哉自序，用功二十余年，稿凡十三易，是以至上之天资，赴以至下之人力，固当超越寻常，上与古神圣精神会合也。故其主方也，详审乎天地五行之理，有确见矣，不游移，不探试，直视病之所在，抉其病而去之。而庸庸者，既骇且诟，哗然讥之曰：大胆、不知病，贼也。药，兵也；医者，兵之主帅也；人之脏腑，城郭人民也。主帅者，不知贼之趣向深浅、城郭人民之形势，第以羸兵牵延其间，幸而未大误，贼自殄①则已，否则贼大猖獗。始以重兵蹑其后，势固处必败。幸而不败，又幸而竟灭贼，而城郭人民元气已消铄殆尽。顾反讥料敌如神、不老师、不伤民、从天而下、瞬息杀贼者为大胆，有是理乎？直哉于仲景之论，注之惟恐不详，小心也；书名"指归"，意在法有归宿，亦小心也。惟小心乃能大胆，则谓为小心可也，即谓为大胆亦何不可？若无小心，惟大胆，真无胆耳，非大胆也。然则大胆两字，彼庸庸者尚不足以知之，而用以讥直哉，洵不值直哉一笑哉。予素不知医，门外汉也，不敢强作门内语，因就直哉天资人力之运，以小心者书之简端，或亦门内者所不弃乎！

光绪十四年季春下浣　丹徒雨人李承霖序

时年八十有一，拜手敬叙

---

① 殄（tiǎn）：断，断绝，灭绝。

王 序

经方之传最古为《伤寒论》，迄今言医者奉为科律。顾临证率皆有所加减，无即用其方者，岂以为卑无高论乎？夫成方一定，病情万变，使必泥方以治病，则方书不绝于市肆，临时可依检而得，良医当多于麻苇。然其书之传既数千年，果不适于用，何以笺释训诂者，方日新月盛而未有已也。大抵古今无异人，斯无异病，则亦断无异治，惟审病真，则用方当。经方之有应有不应，用之者有当有不当耳。嗟乎！以余所见，吾邑人情惰而囿①于俗，少见多怪，好轻易雌黄人，学书不成，始去而学医，挟汤头歌一册，颠倒反复于数十方之中，犹且任意加减，以炫其聪明，原其心岂不知经方之善。顾即以《伤寒论》言，意义古奥，覃②精研思，始喻其旨，非躁率猎取所能得。且经方每一方主治一病，彼且不知病之何名，焉知方之何主，于是守其一。先生之言，袭谬踵讹，以苟且自便其不学。论一病则首尾顾虑，风寒暑湿之悉备；立一方则彼此牵制，温凉寒热之互异。以

---

① 囿（yòu）：古代帝王畜养禽兽的园林。引申为局限、拘泥，指见识不广。

② 覃（tán）：深入。

畏葸为慎重，以窜旧方为神明变化，可胜叹哉！可胜叹哉！吾邑戈君以医名，业此道三十年，其治病悉用经方，以余近所见，颇有验者，顾世俗见其方，无不目瞪舌咋，哗然非之，至举以相谐嫫。君一意孤行，负众谤而不恤，成伤寒、金匮指归共二十卷。盖君此三十年，始之以勤恳，继之以坚忍，卒能矫然自拔于流俗，所成就有如此者，问序于余，余故为述。时俗之情状以复于君，至于君所著书章句训诂，衡以余辈文或有未尽合处。余以不知医，故姑付阙如云。

光绪十三年冬十二月丁亥朔　同邑王贻典石逸甫序

刘 序

曩①哲有语：不为良相，当为良医。蒙始惑焉，既乃豁悟。夫《易》曰：保合太和。《诗》云：永锡难老。《书》言：燮理阴阳。《礼》谓：参赞化育。暨乎缓识二竖②，和称四姬③，若斯之类，咸在前典，活国活人，亮同一轨。顾自古义烟销，末学云起，相懵国是，医戏人命。二者相似，衰于鲁卫之政，群言靡定，争若滕薛之长，试为比附依类，指承尽致，厥有传会。东垣之书，铺陈景岳之说，既未审荆公言，平生无人参，亦活到今日；又弗览大令帖，新妇服地黄，似大减眠食。遂乃补阴益阳，如涂涂附。上命中性，不解解之。卒使元气壅阏，病机淹滞，是芪、苓与砒、鸩同功，归、芍偕乌、堇等效，则悝鞅之术也。又有奉丹溪若圭臬④，倚河间为

① 曩（nǎng）：从前。

② 竖：小子。二竖，指病魔。语出《左传·成公十年》："公梦疾为二竖子"。

③ 四姬：指春秋四姬，包括齐桓公之妾卫姬，晋文公之妻齐姜，秦穆公之妻穆姬和楚庄王之妻樊姬。她们凭借女人的天生特质细腻、温和、仁慈、聪敏、恭谨和善良的母性，以崇高的人格魅力去反抗封建男权下男人施舍的可怜的尊严。

④ 圭臬（guī niè）：测日影定方位的仪器，比喻典范，准则。

导师。传灯①著录，谬参和尚之禅；本草释名，侈树将军之帜。将使四序不备，有秋肃而少春温；五德偏枯，存义正而废人育；甚至生气萧索，已游于无何有之乡。謏言②嚣争，犹执乎阴不足之论，则申韩之过也。若夫不善为脉，以情度病。许允宗曰：多物以幸功。苏子瞻曰：学医者人费，方处乎不寒不热，遑问君臣，经昧乎太阴、太阳，罔区子母。侥令生前作谥，合赠胡中庸之名。吾知肘后悬方，此即苏摸棱之手，则黄老之流也。下则视神察毫，既鲜神解，望色切脉。亦觉粗谙，乃竟大言不怍，自谓小道可观。带下瘥医小儿，公然随俗为变；皮肤腠理骨髓，私诧无艺弗精。卒乃乏龙宫之禁方，只兔野之广获，但知口舌易夸，独怜肺腑难语，则苏、张之恶也。

直哉戈君感此奋发，思欲挽救，谓有一编，可祛诸弊。则如《伤寒杂病论》者，权舆夫炎代，滥觞于长沙，维彼黄经岐典，此闯其庭户。惜者王注成笺，未涉其堂奥，于是讨幽旨、阐秘思，然③脂宵书，弄墨晨写，实事求是。窃比于河间，虚衷研索；远绍夫汉学，盖虽左太冲之门庭藩溷；皆著纸笔，韩吏部之爬梳剔抉④，

① 传灯：佛家用语，传法。

② 謏（wèi）言：荒诞虚伪的话。

③ 然：同"燃"。

④ 爬梳剔抉：爬梳，即广泛搜罗；剔抉，精细选择。泛指整理选择。

作为文章，有其过之，无间然矣。论者每谓：医者，意也，因意变通；药者，沦也，随证疏沦，顾乃癖嗜故籍，创为高论。是犹房琯车战，卒覆唐军；安石官礼，且祸宋国，不知学古乃有获。见于高宗之命，作相须读书，闻诸艺祖之旨，必欲訾议古法，从事俗工，则是季世密勿。转胜伊旦，近代平章，高轶丙魏，不亦傎乎？何其戾也！特是法者，掼拈①斑管②，西抹东涂，远想灵兰，南涂北辙，猥荷襟倾，并索弁语。作虎鹿形而学华佗，不过儿嬉；呼牛马走使传仓意，安知神妙，徒以斯道有真是非。良医无幸生死，矧兹编也。论病及国，原诊知政，义通儒门，词极驯雅，用是不辞喤引，莫名赞叹。先圣人重赖后学者，君为辅仲景之功臣，门外汉强做个中人，我是识伯休之女子。

光绪丙戌相月上浣　同里刘法曾拜手敬叙

刘
序

---

① 掼拈：放下和拿起。
② 斑管：即毛笔。因毛笔以斑竹为杆，故称。

自 识

　　咸丰乙卯五月，余先君子患寒热往来头痛病，四五日后，口干、思饮、谵语，或神昏不语；七八日后，朗诵唐诗数百首。叩问诸医此何病也，将何药愈，皆云火病也，多进凉剂则愈，至二十八日易箦①。余昆仲②二人痛不知医，搜诸家医书，读之数载未得门径。不数年余之子女病痉、病痘而殇者五；至同治三年十月，兄竹斋以咯血亡；十二月母又弃养，终不知何病。又读《伤寒论》诸家注释，无有同者。观病者之病，同其形者多；视病者之死，同其形者亦多。昔仲圣悲宗族之死亡，伤横夭之莫救，乃勤求古训，博采众方，撰用《素问》《九卷》《八十一难》《阴阳大论》《胎胪药录》，并平脉辨证，为《伤寒杂病论》，合十六卷。此救世之书，有一定之至理存焉。余寝馈五年，仍未得门径，又十有五年，读大学至致知在格物，即物穷理句，始知不格物，则不可致知。于是即《伤寒论》逐字逐句推理穷原，得六经病解曰：太阳病欲解时，从巳至未上；阳明病欲解时，从申至戌上；太阴病欲解时，从亥至丑上；

---

　　① 箦（zé）：竹席。
　　② 昆仲：称人兄弟的敬辞。

少阴病欲解时，从子至寅上；厥阴病欲解时，从丑至卯上；少阳病欲解时，从寅至辰上。六经病解有十二辰为据，余因列之为图，并著一说，以为初学之津梁，而解此书，亦有所依据焉。适有客问于余曰：医书汗牛充栋，云火病多，寒病少。与《素问》中云：人之伤于寒也，则为病热。又《至真要大论篇》中火病居其五，热病居其四，风寒湿各居其一。诸家之书，与经语皆相符合，独仲景自序，撰用《素问》《九卷》《八十一难》，以《伤寒杂病论》五字命名，其中"热"字、"火"字、"寒"字与《经》语似觉不符。且后汉术士传有华佗，无仲景，此书恐汉之后学所撰，托名长沙太守仲景耳。今君解《伤寒》《金匮》二十余年，易十三稿，功则苦矣，而未免愚甚。余曰：余有愚言，居吾语汝。夫热与风皆阳气也，寒与湿皆阴气也，阳为万世根基，天地为万事炉冶，炉中无火则寒，五谷能熟否？灶中无火则寒，饭能熟否？火宜藏不宜见，藏则阴土液生，见则阴土液竭。天地阳气不藏，则五谷病；人身阳气不藏，则五脏病。经云：人之伤于寒也，则为病热。《至真要大论篇》中火热病居八九，风寒湿各居其一。与《杂病论》中所言"火"字、"热"字、"风"字，皆谓阳气浮外，非谓火烁于内为病也。天、地、人皆以阴阳为本，阴无阳不能生，阳无阴不能生，阴阳运行表里，不可须臾离也，离则脱矣。所以古圣人，取药命名，皆有阴阳之至理存焉。如附子助水土中阳气，附子时而生，故名"附子"，今人皆畏其有毒，曰腐肠之药；又细辛辛温，能通细微处阴土中水气，神农《本经》载在上品，前人有云：服过五分，令人气闭。即此二味，闻之战栗，经方决不敢尝。因疑《汉书》无仲景，恐是书非仲景所撰，岂知《汉书》体例，必帝王卿相，或技艺方术者，始记载焉。仲景当日不过一长沙太守耳，其道又非刮骨疗疮、骇人听闻者比，则不记于《汉书》亦无足怪。而若谓是书之非仲景撰也，是不知仲景之道者也。余患病用仲景之法，亲试之屡试屡效，乃敢与人服之。而人因有以大胆讥吾者，有以大胆毁吾者，而余即乐为大胆，遵经方制度，行之至今，百鲜一失。是则诸家之书，虽汗牛充栋，皆不如《伤寒杂病论》之十六卷也。余今仅以著《指归》之故，及对客所言之语。识之简端，如有高明于每条胪①其谬而补救之，是则予之幸也。

时光绪十一年岁次乙酉　海陵戈颂平直哉识于问心书屋

---

①　胪：陈述，传语。

目　录

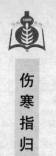

目
录

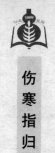

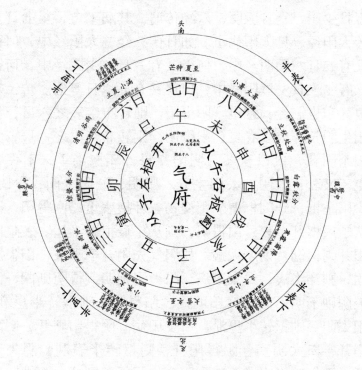

图：表里阴阳六经图

表里阴阳六经图说

六经病解，有十二辰为据。辰，时也，日也。日，一日一周天，分十二辰。六经病中，一日至十三日之日字，当按日日有十二辰解。十三日，计十二辰来复之数也，非谓一日太阳，二日阳明，三日少阳，四日太阴，五日少阴，六日厥阴，六经传遍，其病不愈，至七日复传太阳经，见太阳病也。如日传一经，太阳经中，何得又有二日？阳明经中，何得又有三日？少阴经中，何得又有一二日？厥阴经中，何得又有五六日等语。传，转也，布也。经，常也。阴得阳，则转布半表之六辰，为阳生阴长，成以春夏；阳得阴，则转布半里之六辰，为阳杀阴藏，成以秋冬。阴阳交易，环抱半里，不失常也。又云：太阴、太阳主开，阳明、厥阴主阖，少阴、少阳主枢，开阖枢谓阴阳交易，环抱表里，阴得阳，则从子辰枢开半表，阳得阴，则从午辰枢阖半里。表里阴阳开阖枢利，谓之无病。如阳气先阴开于子辰，阳失阴固，则浮半表，曰太阳病。阳得阴则明，得阴则阖，阳失阴则不明不阖，曰阳明病。阳得阴，则枢转半里利，阳失阴，则枢转半里滞，曰少阳病。阴得阳则开，阴失阳开，曰太阴病。阴得阳开，则枢转半表利，阴失阳开，则枢转半表滞，曰少阴病。阴得阳则开，阳得阴则阖，阴失阳开，其阴则阖而不开，曰厥阴病。一年十二个月，应天之阴阳，按节气度数分春夏秋冬四时，一年一周天。一昼夜十二个时辰，亦应天之阴阳，按时间度数分春夏秋冬四时，一日一周天。伤，损也。寒，冬气也。仲圣所谓伤寒二字，谓一日中之阳不藏酉辰，肌表之金气不清肃而为冬，寒气损去，阳浮半表上为病热，目之为伤寒，非谓伤岁终冬令之寒气，而称为伤寒也。阳藏于酉，水之阴精，随阳气内固，温养脏腑筋骨，阳开于子，水之阴精，随阳气外荣，温养肌肉皮毛，如岁终冬令阳藏。水之阴精，随阳气内固，荣草木根核，春令阳升，水之阴精，亦随阳气外荣，温生草木枝叶。倘冬令阳藏失时，则地之潮湿气不收。潮湿气，即水之阴精。阴精，即水之气。水之阴精，不内固于土，必病春生夏长之气，草木五谷不荣，人与天地草木四时气候相应，不应则病。此即《内经》云：冬不藏精，春必病温；冬伤于寒，春必温病。病温温病，非谓受冬令寒气，来春必患温病也。谓人之一日中，阳气不藏酉辰，水之阴精不内固于土，来日必失春生夏长之气为病，故名曰，伤寒也。四时之气，如春应温而反寒，夏应热而反凉，秋应凉而反热，冬应寒而反温，此谓天之四时气候失常也。四时之气失常则灾害至。人禀五常，感外淫之六气，受于经脉，则阳浮于外发热，始为伤寒，继则化为温病，此谓人之气候失其常度也。

原　序

　　余每览越人入虢之诊，望齐侯之色，未尝不慨然叹其才秀也，怪当今居世之士曾不留神医药，精究方术，上以疗君亲之疾，下以救贫贱之厄，中以保身长全，以养其生。但竞逐荣势，企踵权豪，孜孜汲汲，惟名利是务，崇饰其末，忽弃其本，华其外而悴其内，皮之不存，毛将安附焉？卒然遭邪风之气，婴非常之疾，患及祸至而方震栗，降志屈节，钦望巫祝，告穷归天，束手受败。赍百年之寿命，持至贵之重器，委付凡医，恣其所措。咄嗟呜呼！厥身以毙，神明消灭，变为异物，幽潜重泉，徒为啼泣。痛夫！举世昏迷，莫能觉悟，不惜其命，若是轻身，彼何荣势之云哉？而进不能爱人知人，退不能爱身知己，遇灾值祸，身居厄地，蒙蒙昧昧，蠢若游魂。哀乎！趋世之士，驰竞浮华，不固根本，忘躯狥①物，危若冰谷，至于是也。余宗族素多，向余二百，建安纪年以来，犹未十稔②，其死亡者，三分有二，伤寒者十居其七。感往昔之沦丧，伤横夭之莫救，乃勤求古训，博采众方，撰用《素问》《九卷》

---

　　①　狥：同"徇"。

　　②　稔（rěn）：年。

《八十一难》《阴阳大论》《胎胪药录》，并平脉辨证，为《伤寒杂病论》，合十六卷。虽未能尽愈诸病，庶可以见病知源，若能寻余所集，思过半矣。夫天布五行，以运万类，人禀五常，以有五脏，经络腑俞，阴阳会通，玄冥幽微，变化难极，自非才高识妙，岂能探其理致哉？上古有神农、黄帝、岐伯、伯高、雷公、少俞、少师、仲文，中世有长桑、扁鹊，汉有公乘阳庆及仓公，下此以往，未之闻也。观今之医，不念思求经旨，以演其所知，各承家技，终始顺旧，省疾问病，务在口给，相对斯须，便处汤药，按寸不及尺，握手不及足，人迎趺阳，三部不参，动数发息，不满五十，短期未知决诊，九候曾无仿佛，明堂阙庭，尽不见察，所谓窥管而已。夫欲视死别生，实为难矣。孔子云：生而知之者上，学则亚之，多闻博识，知之次也。余宿尚方术，请事斯语。

汉·长沙太守南阳仲景张机撰

原序

— 5 —

读法十五则

一，《伤寒》六卷，《金匮》十卷，两书合十六卷，名《伤寒杂病论》。序文中"夫天布五行，以运万类，人禀五常，以有五脏，经络腑俞，阴阳会通"与《伤寒》太阳篇首条"太阳之为病，脉浮，头项强痛而恶寒"，辞旨不接。《金匮》第二条"夫人禀五常，因风气而生长，至三焦通会元真之处"，辞旨正相接续。《伤寒》《金匮》是一书非两书也，今节《金匮》前十六条，《伤寒》前两条，为阴阳大论，共十八条，冠于首。

一，"已为阳之六数，亥为阴之六数"，"阳病十八，阴病十八"，此二句指六经表里阴阳虚实，六六之数。五脏病各有十八，计《伤寒论》中伤寒九十条，合为九十病数。人又有六微，微有十八，计《伤寒论》中三阳一百八条，合为一百八病数。五劳、七伤、六极、妇人三十六病，五、七、六、三十六，其数计《伤寒论》中，合三阴病五十四条之数，不在其中，谓其精旨，不详在《伤寒论》中，载《金匮》中也。伤寒九十、三阳一百零八、三阴五十四，计二百五十二，余一百四十四，指三阳三阴病，悉由伤寒起，总计《伤寒论》中，三百九十六条，一百十三方。

一，不令邪风干忤经络，适中经络，大邪中表，小邪中里，五邪中人，风中于前，寒中于后，六经中风，阳明中寒，诸"中"字，作"得"读。

一，经云："膀胱者，州都之官，津液藏焉，气化则能出矣。三焦者，决渎之官，水道出焉。"膀，四旁也。胱，光明也。州都，土也。津液，土中水气也。三焦者，三阳也。决，开也。渎，通也，道路也。太阳开，四旁光明也，土中之水得阳气蒸化，光明表里为汗液，上达于口为唾津，下达于脬为尿，三阳阳气开通，则四旁水路无阻。《博雅》曰："膀胱谓之脬，脬同胞，象天之包地，皮之包肉，非谓膀胱为尿脬也。"

一，《论》中小便、大便。小，半里也。大，半表也。便，顺也，利也。半里下阴土之液，得太阳阳气温之、和之，则顺利半表以生阳。半表上阳土之气，得太阴阴液清之、固之，则顺利半里以生阴。表里阴阳相得，上下相和，屎与尿才得顺利前后二阴。读者当活看，勿拘泥小便为尿，大便为屎。

一，《论》中"吐"字，有上、去两读。吐，出也，谓半里阴液，得阳气从子吐出半表，作上读；吐，呕也，半里水气，不从子吐出，其水气无所区别，逆半里上从口吐出，作去读。

一，《论》中"上""下"字，在上之上，读去声；在下之下，读上声；自下而上，上升也，读上声；自上而下，下降也，读去声。

一，或曰：原序中撰用《素问》《九卷》《八十一难》《阴阳大论》《胎胪药录》，并平脉辨证。惜乎！其书不全。愚曰："素问""九卷""八十一难"是仲圣述《素问经》九卷八十一篇，非秦越人《难经》八十一难；"阴阳大论"是《金匮》前十余条；"胎胪药录"是诸汤方；"并平脉辨证"是六经杂病，合十六卷为《伤寒杂病论》，非另有其书也。

一，原论条下或有方，或无方，其论皆治病之法，舍其法则不能知其病，舍其方则不能治其病，勿谓一方治一病也，勿谓条下无方，其病失其治法也。

一，诸汤治法，如半夏治半里上水逆，半里下水逆无用半夏之理。如附子、干姜温半里下脾土之阴，阳逆半表上，无用附子、干姜之理。诸汤治法读者明之。

一，汤方曰"宜"，宜，适理也，谓此病适此法之理。曰"与"，与，如也，谓此病如此法。曰"可与"，可，否之对，谓此病如此法则与，否则勿与。曰"主之"，主，君也，谓此病君此法一定不移也。曰"宜主之"，谓此法适此病之理，即以此法为君。

一，或曰：《论》中六经，不言足，不言手，何也？愚曰：《伤寒杂病论》一书，言千般疢难，不越三条：一太阳也，二阳明也，三少阳也。阳，阳气也；手足，形也。气病则形病，诸家论形不论气，故言足言手。又有论伤寒传足不传手之说，殊不知《伤寒》全书"足"字亦不言，只言六经病，传足之说可无论也。或又曰：针足阳明句当做何解？愚曰：足，续也。阳明阳气不续半里下则阴土气寒，阴土气寒，当温其针，阴土温，阳气自续半里下矣。

一，汤方曰大、曰小。"大"，谓半里阴液不还半表也；"小"，谓半表阳气不还半里也。察其病，择大小汤方治之。

一，汤方丸散，或一味、二味、三味、四味、五味、六味、七味、八味、九味、十味、十二味、十四味、二十一味、二十三味，及用水一斗几升，煮几升，分温几服、顿服、停后服、少冷服、少少咽之、服后啜粥、多饮暖水之类，而且久煮、微煮、合煮、去滓再煮、渍取清汁，或用酒水若干合煮，及潦水、甘澜水、麻沸水之不同。此圣人论治法，合天地阴阳开阖枢，一定不移之理，不可不信也。试观人人早起晚卧，早中晚食，无不合乎天地阴阳开阖枢之理，反乎此，则病矣。

一，方中五味子、半夏、芒硝、薤白、粳米等，以升合计；煮药之水，及酒，以升斗计；厚朴以尺计，大枣、乌梅、杏仁以枚计。升合斗计、尺计、枚计、两计、斤计，皆主黍之轻重以准之。

今之分两升尺与汉异同考

前《汉书·律历志》云：度者，本起黄钟之长，以子谷秬黍中者，一黍之广，度之九十分，黄钟之长，一为一分，十分为寸，十寸为尺。又云：量者，本起黄钟之龠，以子谷秬黍中者，千有[1]二百实其龠，合龠为合，十合为升，十升为斗。又云：权者，本起黄钟之重，一龠容千二百黍，重十二铢，两之为两，二十四铢为两，十六两为斤。师古曰：子谷，犹言谷子，秬邵黑黍中者，不大不小也。《字典》：邵，高也。《字汇》黍、粟，属似芦，苗高丈余，穗黑色，实圆重，土宜高燥，今土人言芦粟、芦䊻、芦秫。芦，象形，䊻，黏也。秫，《周礼·冬官·考工记》：染羽，以朱湛丹秫。注：丹秫，赤粟也。按：䊻，从朱，朱与赤近，想即今之红芦䊻也。本邑俚人写"芦"作"秫"。查《字典》有"䊻"字，无"秫"字。按：秫，从禾从朱，想因"䊻"字省笔相沿成讹[2]耳。《后汉·律历志》注：《说苑》云：粟，按粟，即黍也。《诗缉》：黍有二种，秫可酿酒，不黏者为黍，如稻有粳糯也。《尔雅翼》：黍，

---

① 有：疑当作"又"。
② 讹：此处意同"讹"。

大体似稷，故古人并言黍稷。徐曰：案《本草》，稷似黍，一名粱，楚人谓之稷，关中谓之糜，其米为黄米。《通志》：稷，苗似芦而米可食。《月令章句》：稷，秋种夏熟，历四时，备阴阳，谷之贵者。《风俗通义》：稷，五谷之长，众多不能遍祭，故立稷而祭之。今土人云：酿酒之秫，红穗实赤，酿酒酒多；又有一种黑穗实白，酿酒酒少。黑穗黍，殆即师古所谓黑黍也。以黑穗实白黍，横排十黍，得今之裁尺九分，合今之木尺一寸，竖置十行见方，得一百黍为一寸，一千黍为十寸，合汉之一尺也。以黑穗实白黍，千二百，今库平称之，计重六钱四分，二千四百黍，计重一两二钱八分。以汉之一两，较今之库平，重二钱八分；以汉之一尺，较今之裁尺，短一寸；以汉之一升，较今时泰州之漕升，少五合，与今之五升斗相符。是否有当，仍俟教于博雅者。

陈修园先生医病顺其自然说

病人之吉凶祸福，寄之于医，医者之任重。然权不操诸医，而操诸用医之人，何也？人有大病，庸庸束手无策，始求救于名医。名医入门诊毕，告以病从何来，当从何去；得那一类药，而增剧者何故；得那一类药，除去那一病，而此外未能尽除者何故；病势虽觉稍愈，逾一二日仍作，或逾一二日而更甚于前者又何故。一一为病家说明，定其如此救误，如此温清攻补，如此按法立方，服药后必见出何证，又见出何证则向愈，预断其愈于何日何时，病家能一一信其言而不疑。且架中不藏《本草备要》《医方集解》《万病回春》《本草纲目》《东医宝鉴》《冯氏锦囊》《赤水元珠①》《薛氏医按》《景岳全书》《石室秘录》《辨证奇闻》《临证指南》之类，又无强不知以为知之，亲友与依阿两可，素称果子药之先生，朱紫不乱，名医得以尽其所长。伤寒卒病，二三日可愈，最迟亦不出七八日之外；风劳臌膈，一月可愈，最迟亦不出三月之外，否则病家疑信参半。时医犹可勉强从事，俟其病气衰而自愈。若以名医自命者，断不可肩此重任，反致取怨败名，余因热肠而备尝其

---

① 赤水元珠：即"赤水玄珠"。

苦。凡我同志，可以鉴此前车。今之方技家，恃在口给，见有同我者引之，互相标榜，逊我者亦不却之，临深为高，至于穷《本草经》、读《灵》《素》、法仲景，其立论为耳所未闻，其治法又目所仅见，遂谦让曰：我不能如此之神，亦不如此之偏以取胜也。若辈造此"偏"之一字，任令法高一丈，其奈魔高十丈，且谓古书不可以今用，即于多读书处谓其偏，起死证而生之，即以出奇冒险目其偏。以致病家先入为主，广集不偏之医，历试罔效，不得已始延为破釜沉舟之计，究竟终疑其偏。麻、桂、硝、黄，则曰汗下之太过也；姜、附、芩、连，则曰寒热之太峻也；建中、理中、陷胸、十枣，则曰补泻之不留余地也；滋水之地黄、补元之人参，用应多而反少；日食之枣子、至贱之甘草，用应少而反多，此等似是而非之言，更甚于恣肆；不论于理之言，知几者正可以拂衣而去，乃犹曰病尚可为，不忍悫然而舍之。此虽活人无己之心，而疑事无功，未能活人，且以误人。盖药之所以流行于经络脏腑，内外无有不到者，气为之也。气不自到，心气主之，胆气壮之也。彼既疑我为偏，我之用药又出于意想之外，则心气乱。《内经》云：心者，君主之官也，神明出焉。又云：主不明，则十二官危是也。不独心气乱，而且胆气亦因之而怯。《内经》云：胆者，中正之官，决断出焉。又云：十一经皆取决于胆是也。药乃树皮、草根，及一切金石之钝物，原藉人之真气以流行，今心气乱而妄行，胆气怯而不行。如芩连入口，其寒性随其所想而行，旋而皮毛鼓栗，而寒状作矣；姜附入口，其热性随其所想而行，旋而心烦面赤，而热状作矣。凡此之类，不过言其大略，不必淋漓痛切而再言之。其中之所以然者，命也，我亦顺其自然而已矣，又何必多事为。凡我同志者，能以余为前车之鉴，则道愈彰，而活人愈众。

程郊倩先生原序解

按：古人作书大旨，多从序中提出。孔子于《春秋》未尝有序，然其言曰：知我者其惟《春秋》乎，罪我者其惟《春秋》乎！又曰：其义则某窃取之矣。即此是《春秋》孔子之自序。孟子则曰：孔子惧作《春秋》。又曰：孔子作《春秋》而乱臣贼子惧。是即孟子代孔子之《春秋》作序也。迄今未读《春秋》者，亦能道及《春秋》，无非从此数句书读而得其大旨。故善读书者，未读古人书，先读古人序，从序法中读及全书，则微言大义，宛然在目。余读《伤寒论》仲景之自序，竟是一篇悲天悯人文字，从此处作论，盖即孔子惧作《春秋》之微旨也。缘仲景之在当时，犹夫《春秋》之有孔子，一则道大而莫容，一则道高而莫容，滔滔者天下皆是，惊怖其言，大相径庭，不近人情。是以目击宗族之死亡，徒伤之而莫任救，则知仲景之在当时，宗族且东家某之矣。况复举世昏迷，莫知觉悟，安得不赍百年之寿命，持至贵之重器，悉委凡医，恣其所措乎？"恣其所措"四字，于医家可称痛骂，然实是为病家深悼也。医家苦于不知病，病家苦于不知医，知之一字，两难言之。若欲爱人知人，先是爱身知己，凡勤求博采，从天之五行、人之五常，与夫经络腑脏、阴阳会通处，用着玄冥幽微工夫，此非医之事，而己之事也。医不谋己，而谋之人，则医者人也；而厥身以毙，神明消灭，变为异物，幽潜重泉，徒为啼泣者己也，非人也，医不为之代也。从此处语医，自是求之于己，不复求之于人。从己求医，求之于知；从人求医，求之于行，知行合一之学，道则皆然，医事独否。知则必不能行，行则未必能知。行者之精神力量，都用在行上，何由去知？但能各承家技，终始顺旧，罔不行矣，终日杀人，亦只是行。知者之精神力量，都用在知上，何暇去行？即使欲行，而思求经旨，以演其所知，较之相对斯须，便处汤药者，钝不如敏；庶几见病知源，较之省疾问病，务在口给者，藏不如炫。徒知活人，孰与活口，所以群言莫正，高技常孤，在仲景之身，已是一钝秀才，持此诲及于医，又何利于医？而屑其教诲者，故半夜晨钟，仅于序中为蒙蒙昧昧辈，一唤起此游魂，预掩其啼泣也。若是真正惜命，亟从己上作工夫，等医事于自家之身心性命，即君亲亦是己之君亲，贫贱亦是己之贫贱，至若保身长全，以养其生，益是己之身与生。从爱身知己中，广及爱人知人，无非自己求之者，于己处求知，不于己处求行，则导师具在吾论中，无他觅也。其间见病知源，是全论中丹头；若能寻余所集，思过半矣，是全论中鼎灶；思求经旨，以演其所知，是全论中火候。要此火候足时，须要晓得此论，是知医的渊源，从艰难中得之，不是行医的方技，以简便法取之者也。故一篇之中，创凡医之害正，痛举世之莫聪，于忧谗畏讥之际，不啻三致意焉。盖深惧夫邪说惑民，将来不以吾论为知之次，反借吾论，为行之首，从医道中生出乡愿来，以贼吾论于千百世后，恣其所措，将何底止。故预示读吾论者，亟从医惩艾也。吾故曰：得仲景之《伤寒论》而读之，先须辟去叔和之伪例始；敢向叔和之伪例而辟之，先须读着仲景此处之自序始。

新安后学程应旄识

程郊倩先生原序解

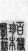

徐灵胎先生叙

今之称医宗者，则曰四大家：首仲景，次河间，次东垣，次丹溪。且曰仲景，专于伤寒，自有明以来，莫有易其言者也。然窃尝考神农著《本草》，以后神圣辈出，立君臣佐使之制，分大小奇偶之宜，于是不称药而称方，如《内经》中所载半夏秫米等数方是已。迨商而有伊尹汤液之说，大抵汤剂之法，至商而盛，非自伊尹始也。若扁鹊仓公，皆长于禁方，而其书又不克传，惟仲景则独祖经方，而集其大成，远接轩皇，近兼众氏，当时著书垂教，必非一种，其存者有《金匮要略》及《伤寒论》两书。当宋以前，本合为一，自林亿等校刊，遂分为两焉。夫伤寒乃诸病之一病耳，仲景独著一书者，因伤寒变证多端，误治者众，故尤加意，其自叙可见矣。且《伤寒论》中一百十三方，皆自杂病方中检入，而伤寒之方又无不可以治杂病，仲景书具在燎如也。若三家之书，虽各有发明，其去仲景相悬，不可以道里计。四家并称，已属不伦，况云仲景专于伤寒。呜呼！是尚得为读仲景之书者乎？《金匮要略》正仲景治杂病之方书也，其方亦不尽出仲景，乃历圣相传之经方也，仲景则汇集成书，而以己意出入焉耳。何以明之？如首卷瓜蒌桂枝汤，乃桂枝加瓜蒌也，然不曰桂枝加瓜蒌汤，而曰瓜蒌桂枝汤，则知古方本有此名也。六卷桂枝加龙骨牡蛎汤，即桂枝加龙骨牡蛎也，乃不别名何汤，而曰桂枝加龙骨牡蛎汤，则知桂枝汤为古方，而龙骨、牡蛎，则仲景所加者也。如此类者，不可胜举。因知古圣治病方法，其可考者，惟此两书，真所谓经方之祖，可与《灵》《素》并垂者，苟有心于斯道，可舍此不讲乎？说者又曰：古方不可以治今病，执仲景之方，以治今之病，鲜效而多害，此则尤足叹者。仲景之方，犹百钧之弩也，如其中的，一举贯革，如不中的，弓劲矢疾，去的弥远，乃射者不恨己之不能审的，而恨弓强之不可以命中，不亦异乎？其有审病虽是，药稍加减又不验者，则古今之本草殊也。详本草，惟《神农本经》，为得药之正性，古方用药，悉本于是。晋唐以后诸人，各以私意加入，至张洁古辈出，而影响依附，互相辨驳，反失《本草》之正传，后人遵用不易，所以每投辄拒。古方不可以治今病，遂为信然。嗟乎！天地犹此天地，人物犹此人物，若人气薄，则物性亦薄，岂有人今而药独古也？故欲用仲景之方者，必先学古穷经，辨证知药，而后可以从事。

雍正十年壬子阳月松陵徐大椿叙

徐灵胎先生叙

针灸刺说

孔安国序《尚书》云：伏羲、神农、黄帝书，谓之三坟，皆言道也。黄帝《素问》，以阴阳之理，阐天人之道。天地阴阳，具于人身，人身阴阳，同于天地。《素问》中针刺之理，具三才运气之道。仲圣自序，撰用《素问》《九卷》《八十一难》，为《伤寒杂病论》，合十六卷。曰：虽未能尽愈诸病，庶可以见病知源，若能寻于所集，思过半矣。《伤寒论》中曰：针灸膏摩，勿令九窍闭塞；又针足阳明；又刺风池、风府；又烧针令其汗；又若温针，仍不解者，此为坏病；又若重发汗，复加温针者；又名曰纵，刺期门；又名曰横，刺期门；又微数之脉，甚不可灸；又脉浮宜以汗解，用火灸之，邪无从出；又火逆下之，因烧针烦躁者；又太阳伤寒者，加温针必惊也；又当刺大椎第一间；又五六日谵语不止，当刺期门；又当刺大椎、肺俞、肝俞；又当刺期门，随其实而写之；又若发汗则躁，心愦愦，反谵语，若加烧针，必怵惕烦躁，不得眠；又耳前后肿，刺之少差；又若已吐下、发汗、温针，谵语；又脉不至者，灸少阴七壮；又其背恶寒者，当灸之；又少阴病，下利，便脓血者，可刺；又当温其土①灸之；又灸厥阴，厥不还者，死；又手足厥逆者，可灸之；又下利，手足厥冷，无脉者，灸之。《金匮》中曰：痉病有灸疮，难治；又若发汗则恶寒甚，加温针则发热甚；又弦紧者，可发汗针灸也；又宜针引阳气；又若身疼痛，灸刺；又病趺厥，其人但能前不能却，刺腨入二寸，此太阳经伤也；又怀妊七月，太阴当养不养，此心气实，当刺写劳宫及关元；又行其针药，治危得安。《伤寒》《金匮》十六卷，计针、灸、刺三十四处。其针、灸、刺处，有指明穴道者，有未指明穴道者，想仲圣不尽指明穴道，或因《素问》一书，论天人运气之理，经脉俞穴之会，饮食输写，血气循行，惟生知之圣，开天立极，始能神而明之，固非常人所能臆度者也。然又不能不就人之可悟及者，而著之于论，以使善悟者而悟之，未可知也。《伤寒》《金匮》之书，辨六气之环转，析神机之出入，阴阳消长之妙，虚实递更之变，首尾贯通，丝丝入扣。至于在经俞而用针，起陷下而用灸，并观其自叙，可谓神于师《内经》者矣。后人谓仲景不师《内经》，废弃针灸，不亦冤乎！夫轩岐至后汉二千余年，其中神医代出，针法或犹未失传，故《杂病论》中言风池、风府、期门、大椎、肝俞、肺俞、刺腨入二寸、刺写劳宫关元诸穴，历历言

① 土：疑为"上"字。

— 21 —

之。在仲圣当日，必知某穴在某处，而由仲圣至今日，则竟无知之者。兹数者固皆指明某穴为何名者，今人尚未知之，况未指明某穴为何名，但言若针足阳明、灸少阴七壮、烧针温针针之、灸之、刺之之类者乎。近今竟有不知某穴而妄针之者，彼盖不知《素问·刺禁篇》云：刺中心，一日死；刺中肝，三日死；刺中肾，六日死；刺中肺，五日死；刺中脾，十日死；刺中胆，一日半死；及刺跗上、刺面、刺头、刺舌下、刺足下、刺阴股中大脉，血出不止死，等语，论针法之郑重若是也。苟强不知以为知，是草菅人命矣，医人者而可害人乎？愚窃以为与其就法之失传者考之，终无考证，不若以理之所足者言之，尚觉明通也。尝考五经《集韵》"针"字：古咸切，音缄，病无所取，丸散不能消除，病在经络，以针针之，云云。又《灵枢·禁服篇》谓：饮药亦曰灸刺。又《庄子·天运篇》云：天其运乎，地其处乎，孰主张是，孰纲维是，孰居无是，而推行是，意者其有机缄而不得耶，意者其有转运而不能自止耶等语。因思针灸膏摩之"针"字可作"缄"解。针，机缄①也，如缄之固封也。灸字象形，火藏于下，灼也。阳能生阴，阴能生阳。人身太阳大气，缄于气府中以生其阴，阴阳转运表里，环抱周身不息，气液流通，关节自然膏润，四肢自不重滞，九窍自不闭塞。缄中大气不

---

① 缄（jiān）：书函。

温，其机不灵，关节即不润，四肢即重滞，九窍即闭塞。如此，即以甘温药，灼缄中之大气以治之，则论中诸"针"字作"缄"解似无不可。兹就管窥，识之简端未卜。高明以为然否？

针灸刺说

阴阳大论

　　夫人禀五常，因风气而生长，风气虽能生万物，亦能害万物，如水能浮舟，亦能覆舟。若五脏元真通畅，人即安和。客气邪风，中人多死。千般疢难，不越三条：一者经络受邪，入脏腑，为内所因也；二者四肢九窍，血脉相传，壅塞不通，为外皮肤所中也；三者房室金刃虫兽所伤。以此详之，病由都尽。若人能养慎，不令邪风干忤经络；适中经络，未流传腑脏，即医治之。四肢才觉重滞，即导引、吐纳、针灸、膏摩，勿令九窍闭塞；更能无犯三法，禽兽灾伤、房室勿令竭乏，服食节其冷热苦酸辛甘，不遗形体有衰，病则无由入其腠理。腠者，是三焦通会元真之处；理者，是皮肤脏腑之文理也。

　　五常，即五行也。五行转运天地间，未尝停息。人禀天地五行，亦未尝停息。未尝停息之所以然者，依附阳气，由子而生之长之。曰：人禀五常，因风气而生长。阳得阴则生万物，阳失阴则害万物。曰：风气虽能生万物，亦能害万物。阴得阳则化万物，阴失阳则害万物。又曰：如水能浮舟，亦能覆舟。脏，藏也。元真，天一始生之真阳也。五行之气，藏躯壳中，得始生真阳通畅，不失其常，人即安和。曰：若五脏元真通畅，人即安和。客，寄也。邪，不正也。风，阳气也。中，读作得。阳气寄于身中，应至而不至，不应至而至，此谓之不正也。不正，阳气不得于阴，不得于阴，人多死。曰：客气邪风，中人多死。疢，热病也。热，阳气也。难，患也。千般之病，皆患阳气不得于阴。曰：千般疢难，不越三条。一者，太阳也。经，常也。络，绕也。受，得也。入，逆也。脏，藏也。腑，躯壳也。内，里也。经常中得太阳，阳气偏而不正，逆于脏里，不能环绕躯壳，为里之所藏而不写之因也。曰：一者，经络受邪，入脏腑，为内所因也。二者，阳明也。四肢，手足也。九窍，眼、耳、口、鼻与前后二阴也。传，转也。外，表也。阳开气明，四肢九窍，血脉相传，若壅塞不通，不能为表，至皮肤之所中也。曰：二者四肢九窍，血脉相传，壅塞不通，为外皮肤所中也。三者，少阳也。地四天九相得，合而为金。刃，坚也。三阳阳气来复半里，谨房室，顺闭藏之令，得天之金气坚固，以安伏藏之性，毋使宣泄之所，以损其阳。曰：三者房室金刃虫兽所伤。详，审也。由，式也。尽，悉也。以此审之，病式都悉。曰：以此详之，病由都尽。养，使也。慎，谨也。干，犯也。忤，逆也。适，偶也。若人能使之谨慎，不令阳气有偏，犯逆经络，阳气偶偏，得于经络，未布腑脏，即诚意治之。曰：若人能养慎，不令邪风干忤经络，适中经络，未流传腑脏，即医治之。吐，舒也。纳，藏也。针，机缄也。灸，灼也。膏，润也。摩，按摩也。令，使也。四肢才觉重滞，即导引阳气舒藏，灼机缄，润摩关节，勿使九窍闭塞。曰：四肢才觉重滞，即导引、吐纳、针灸、膏摩，勿令九窍闭塞。更，再也。禽，获也。兽，守备也。灾，害也。伤，损也。再能无犯三法，获守其阳，无害无损，谨房室，勿令阳竭阴乏；衣服饮食，节其寒温、苦酸辛甘气味，不遗形体有衰。曰：更能无犯三法，禽兽灾伤、房室勿令竭乏，服食节其冷热苦酸辛甘，不遗形体有衰。病字从丙，凡病象一阳，阳气不内藏也。入，逆也。如能无犯三法，则阳气无由逆其腠理。曰：病则无由入其腠理。腠者，是三焦通会元真之处；理者，是皮肤脏腑之文理也。

问曰：上工治未病，何也？师曰：夫治未病者，见肝之病，知肝传脾，当先实脾，四季脾王不受邪，即勿补之。中工不晓相传，见肝之病，不解实脾，惟治肝也。夫肝之病，补用酸，助用焦苦，益用甘味之药调之。酸入肝，焦苦入心，甘入脾。脾能伤肾，肾气微弱，则水不行；水不行，则心火气盛，则伤肺；肺被伤，则金气不行；金气不行，则肝气盛。则肝自愈也[1]。此治肝补脾之要妙也。肝虚则用此法，实则不在用之。经曰：虚虚实实，补不足，损有余。是其义也，余脏准此。

肝属木，主春气，木以达为用；脾属土，主地气，土以虚为补。传，转也，布也。当，主也。实，虚之对

---

[1] 则肝自愈也："则"前疑漏"故实脾"三字。

也。见肝之病，知肝木之春气不达，不能转布脾土阴液，从左上吐，主先知脾土气实不虚也，治之以达木疏土为要。问曰：上工治未病，何也？师曰：夫治未病者，见肝之病，知肝传脾，当先实脾。四季，春夏秋冬也。脾，土也。王，盛也。补，助也。受，得也。邪，偏也。春夏秋冬四季土盛，生长收藏之气不得有偏，勿助之。曰：四季脾王不受邪，即勿补之。中工不晓阴阳气液都藏土中，互相转布，见肝之病，不解达木疏土，谋治肝也。曰：中工不晓相传，见肝之病，不解实脾，惟治肝也。酸，木味也，主收。入，藏也。肝，木气也。酸味能收木气，回还半里，藏于土中，为之补。补者，补在下，阳气不足于根也。故补用酸，酸入肝。焦苦，火味也，主降，心，阳也，苦味，能降阳气，回还半里，下为之助。助者，助酸味，敛木气，以归根也，故助用焦苦。焦苦入心，甘，土味也。脾，土也。甘味能补土味之不足，调和阳气内藏于土，从子左吐也。曰：夫肝之病，补用酸，助用焦苦，益用甘味之药调之。酸入肝，焦苦入心，甘入脾。尤君在泾曰："酸入肝"以下十五句，疑非仲圣原文，类后人谬添注脚，编书者误收之也。愚窃思之，十五句中有至理存焉，非误收也。肝，木也，春气也。心，阳也。脾，土也。肾，生也。微弱，不强也。伤，损也。被，表也。愈，胜也。木之春气不达，土气实而不疏，则生阳之气不强。生阳之气不强则水不行，水不行则不能上济于火，火无水济，火气自盛于上，肺金之阴则损而不降，肺之表伤

— 27 —

则金气不行，金气不行则木气自盛于外，不回还于内。上工知此，达木梳土之妙也。曰：脾能伤肾，肾气微弱，则水不行；水不行，则心火气盛，则伤肺；肺被伤，则金气不行；金气不行，则肝气盛。则肝自愈。此治肝补脾之要妙也。肝虚则用此法收敛，阳气内藏，运阴土之液，助火土之味，引达木气，疏其土气。实，充实也。肝气充实内外，则不在用之。曰：肝虚则用此法，实则不在用之。肝虚则脾实，肝实则脾虚。经曰：虚虚实实，补不足损有余，是其义也。余脏，他脏也。准，仿也。他脏仿此。曰：余脏准此。肝气木气也，木得春气，充实于外，则枝叶荣；木得秋气，充实于内，则根核茂。木气达外，谓之肝实；不能达外，谓之肝虚。肝虚，则脾土之气不疏，谓之脾实。肝实则脾虚，肝虚则脾实，此谓之也。

问曰：阳病十八，何谓也？师曰：头痛、项、腰、脊、臂、脚掣痛。阴病十八，何谓也？师曰：咳、上气、喘、哕、咽、肠鸣、胀满、心痛、拘急。五脏病各有十八，合为九十病。人又有六微，微有十八病，合为一百八病。五劳、七伤、六极、妇人三十六病，不在其中。清邪居上，浊邪居下，大邪中表，小邪中里，谷饪之邪，从口入者，宿食也。五邪中人，各有法度，风中于前，寒中于后，湿伤于下，雾伤于上，风令脉浮，寒令脉急，雾伤皮腠，湿留关节，食伤脾胃，极寒伤经，极热伤络。

阳，指半表也。病，指阳气浮也。十数之具，一为东西，丨为南北，则四方中央具矣，为之十，八别也。象分别项背之形，阴阳气液从子外开，阳背阴开则气浮半表下，半表上经道之阴，失其阳温，则病头痛、项腰脊臂脚挛痛，此半表之六病也。问曰：阳病十八，何谓也？师曰：头痛、项、腰、脊、臂、脚挛痛。阴，指半里也。阴阳气液从午内阖，阴背阳阖，则气浮半里上，半里下经道之阴，失其阳温，则病咳、上气、喘、哕、咽、肠鸣、胀满、心痛拘急，此半里之六病也。曰：阴病十八，何谓也？师曰：咳、上气、喘、哕、咽、肠鸣、胀满、心痛、拘急。五，五行也。脏，藏也。五行包藏体中，各有东、西、南、北、中央之数，应天地阴阳升降转运如环无端，昼夜不息，九阳之变也。一变而为七，七变而为九。一变谓少阳阳气由子外开，来复于午，而为七；九变谓老阳阳气由午内阖，藏于戌，来复于子，而为一。阴阳合抱，转运四方中央，各有十数，阴阳相背则病。曰：五脏病，各有十八，合为九十病。有，审也。阴变于六，正于八。六，亥时也。八，午时也。又审人身幽微处阴液得阳气变于六、正于八，如阴液不得阳气变于六、正于八，阴阳相背为病。曰：人又有六微，微有十八病，合为一百八病。五，土之数也。七，少阳来复之数也。伤，损也。阳气不来复于子，则浮于上，谓之劳。阴得阳而生，阳不来复于子，则土之阴液不生，谓之损。六极，四方上下也。冬之极，地之一阳来复于子，在下之阴和阳气外开，明半表地支之六数；夏之极，天之一阴来复于午，在上之阳和阴液内

— 29 —

阖，明半里地支之六数。阳不来复于子，而天一生水，不能成于地支四方上下，谓之六极。妇人，阴也。十二地支，亦阴也。每字有阴阳者三，于阴阳有偏即病，十二字合之为三十六病。五劳、七伤、六极、妇人三十六病，不在其中，谓其论详载《金匮》中，不在《伤寒论》中也。曰：五劳、七伤、六极、妇人三十六病，不在其中。清，寒也，阴气也。阳气阖而不开，其阴居上。曰：清邪居上。浊，重也。阳气开，阴不随之上开，则水重浊而居下。曰：浊邪居下。大，半表也。小，半里也。半表阳气有偏，即得半表阳失阴和之为病；半里阴气有偏，即得半里阴失阳温之为病。曰：大邪中表，小邪中里。䅽，与馨同。饪，为烹调生熟之节。宿，住也。食，伪也。馨饪可口，多食之而滞停，滞停于中，阴液住下，不能和阳气上吐，其阴不上，如人伪其言而爽其约也。曰：䅽饪之邪，从口入者，宿食也。"五邪中人，各有法度"，此二句指上文之五邪得人，其治法各有常度也。曰：五邪中人，各有法度。风，阳气也。前，半表也。阳气为病，得于半表。寒，阴气也。后，半里也。阴气为病，得于半里。曰：风中于前，寒中于后。湿，水气也。伤，损也。水气损于下，气液不能熏蒸如雾致表，而又损上。曰：湿伤于下，雾伤于上。风，阳气也。令，善也。阳失阴固，而气善浮。寒，阴气也。急，紧也。阴失阳温，而气善紧。曰：风令脉浮，寒令脉急。阴阳气乱。曰：雾，腠者，三焦通会元真之处，阴阳气液内乱，不能熏蒸泽肤。曰：雾伤皮腠。气液不能熏蒸泽肤，而水气留于关节。曰：湿留关节。谷食全赖阳气蒸化，阳少食多，不能蒸化，则损脾胃。曰：食伤脾胃。极，至也。寒，阴气也。阴气至极，阳不来复于上，半表经道阳损。热，阳气也。阳气至极，阴不来复于下，半里络道阴损。曰：极寒伤经，极热伤络。

问曰：有未至而至，有至而不至，有至而不去，有至而太过，何谓也？师曰：冬至之后，甲子夜半少阳起，少阳之时，阳始生，天得温和。以未得甲子，天因温和，此为未至而至也；以得甲子，而天未温和，为至而不至也；以得甲子，而天大寒不解，此为至而不去也；以得甲子，而天温如盛夏五六月时，此为至而太过也。

一年十二个月，一昼夜十二个时辰，一年有春夏秋冬四时，一昼夜亦有春夏秋冬四时。冬至之后，甲子夜半少阳起，谓一阳来复于子也。一阳来复于子，夜半少阳起，少阳之时阳始生，天得温和。一阳未复于子，少阳起，天因温和，此为时未至而气至也。一阳来复于子，少阳起，而天未温和，此为时至而气不至也。一阳来复于子，少阳起，此为时至，而天之寒气不解，此为至而不去也。一阳来复于子，少阳起，而天气温暖如盛夏五六月时，此为气至而太过也。

问曰：经云：厥阳独行，何谓也？师曰：此为有阳无阴，故称厥阳。

厥，其也。其阳独行，此为有阳无阴，故称厥阳。

师曰：寸口脉动者，因其王时而动，假令肝王色青。四时各随其色，肝色青而反色白，非其时色脉皆当病。

寸口，半表也。脉中之阴而见动者，因其时至，气王也，而色亦应之。曰：寸口脉动者，因其王时而动。如肝木王于春，得雷以动之，风以散之，而木之色青，此其常也。曰：假令肝王色青。推之四时，各随其色，色当青而反色白，非其时也。非其时也，而半表之血脉应之不动。曰：四时各随其色，肝色青而反色白，非其①，色脉皆当病。

问曰：病人有气色见于面部，愿闻其说。师曰：鼻头色青，腹中痛，苦冷者死；鼻头色微黑者，有水气；色黄者，胸上有寒；色白者，亡血也，设微赤，非时者死；其目正圆者痓，不治。又色青为痛，色黑为劳，色赤为风，色黄者便难，色鲜明者有留饮。

鼻头，属土。青，木气也。木气现鼻端土上，是幽微处之生气外出，不来复腹中，土之浊阴失阳气温通而痛。苦，急也。如于腹中急冷，阳不来复者死。曰：鼻头色青，腹中痛，苦冷者死。黑，水色也。水气现鼻端土上，是阴霾之气布于上，离日当空，失明也。曰：鼻头色微黑者，有水气。黄，土色也。寒，阴气也。土失水荣，鼻端外现黄色，是半里上之阴失其阳温。曰：色

---

① 非其："其"后当有"时"字。

黄者，胸上有寒。白，金色也。亡，失也。土失血荣，面色外现白色。曰：色白者，亡血也。微，幽微处也。赤，火色也。如幽微处之火气外现于面，非其时。曰：设微赤，非时者死。目得阳而开，得阴而阖，其目开而正圆者，经中阳气失其阴阖。曰：其目正圆者痉，不治。青，东方生色也。生阳之气浮外，不能内温阴土之阴，阴土之气不通而痛。曰：又色青为痛。黑，水气也。劳，火炎上也。阳气炎上，不藏于下，水之阴气亦随阳气浮外不藏，布于面。曰：色黑为劳。赤，火色也。风，阳气也。阳气鼓于上，半里上阴气遏之，而面现火色。曰：色赤为风。便，顺利也。难，患也。太阳阳气不能顺利于里，而患于表，土失其温，水不荣上。曰：色黄者，便难。鲜，少也。明，阳明也。阳开少明，中有留饮。曰：色鲜明者有留饮。经云：水病，人目下有卧蚕，面色鲜泽也。

师曰：病人脉浮者在前，其病在表；浮者在后，其病在里，腰痛背强不能行，必短气而极也。

浮，阳浮也。前，半表也。阳气从左不升，浮半表下。曰：病人脉浮者在前，其病在表。后，半里也。阳气从右不降，浮半里上。曰：浮者在后，其病在里。腰下，半表下也。腰上，半表上也。痛，不通也。短，少也。极，至也。半表下阳气不通而痛，必少阳气上至。曰：腰痛背强不能行，必短气而极也。

师曰：病人语声寂寂然喜惊呼者，骨节间病；语声暗暗然不彻者，心膈间病；语声啾啾然细而长者，头中病。

寂寂然，求其静也。呼，吹气声也。骨，滑也。肾主骨，骨属阴，主静。骨节间阴滞不滑，故病人求其静。喜惊呼者，求阳气滑利其阴也。曰：病人语声寂寂然，喜惊呼者，骨节间病。喑喑然不彻者，语无声响也。心，膈之间也。膈间病，则气道塞而音不彰。曰：语声喑喑然不彻者，心膈间病。啾啾然，小儿声也。头中阳气不通而病，则声不敢扬，膈间气道自如，其声细而长也。曰：语声啾啾然细而长者，头中病。

病人身大热，反欲得近衣者，热在皮肤，寒在骨髓也；身大寒，反不欲近衣者，寒在皮肤，热在骨髓也。

皮肤属金，主天气。骨髓属水，主地气。病人身大热，反欲衣覆之，是太阳阳气浮半表上，喜郁蒸之气，求半里下水液外达半表，固阳气内阖半里。曰：病人身大热，反欲得近衣者，热在皮肤，寒在骨髓也。病人身大寒，反不欲衣覆之，是太阳阳气郁蒸半里下，不能外通半表上，喜开通之气，求半里下阳气外达半表也。曰：身大寒，反不欲近衣者，寒在皮肤，热在骨髓也。

人身太阳阳气运行周身，如日在天，天气下流于地，阳气从午内阖，则皮肤外清而不热，骨髓内温而不寒。人身太阴阴气运行周身，如水在地，地气上承于天，阳气从子外开，则骨髓内清而不热，皮肤外温而不寒。

病有发热恶寒者，发于阳也；无热恶寒者，发于阴也。发于阳者，七日愈；发于阴者，六日愈。以阳数七，阴数六故也。

子为阳，午为阴。病得阳气先阴，从子左开，浮半表下，阳失阴固发热，半里上阴失阳温恶寒。曰：病有发热恶寒者，发于阳也。热，阳气也。无阳气从午右阖，半里下阴失阳温恶寒。曰：无热恶寒者，发于阴也。表阳得阴固，变于七，阖于午。曰：发于阳者，七日愈，以阳数七故也。里阴得阳化，变于六，开于子。曰：发于阴者，六日愈，以阴数六故也。

问曰：寸脉沉大而滑，沉则为实，滑则为气，实气相搏，血气入脏即死，入腑即愈，此为卒厥，何谓也？师曰：唇口青，身冷，为入脏即死；如身和，汗自出，为入腑即愈。

寸指半表，沉指半里。沉大指半里阴土实而不虚，故沉则为实。而，能也。而滑，指阳气能滑利半表，故滑则为气。曰：寸脉沉大而滑，沉则为实，滑则为气。半里阴土实而不虚，其气不滑。曰：实气相搏。血，阴也。气，阳也。入，逆也。脏，藏也。阴阳血气逆于半里，藏而不写[1]。曰：血气入脏即死。腑，躯壳也。不逆于脏，而逆于躯壳。曰：入腑即愈。辨明逆脏逆腑卒厥，此何故也？曰：此为卒厥，何谓也？唇口内应脾土。身，伸也，舒也。阴阳血气藏而不写，不能伸舒半表，回还半里，上荣唇口之阴。曰：唇口青身冷，为入脏即死。阳气阴液转运表里，外达毛窍。曰：如身和汗

---

[1] 写：同"泻"，下同。

自出，为入腑即愈。

问曰：脉脱入脏即死，入腑即愈，何谓也？师曰：非为一病，百病皆然。譬如浸淫疮，从口起流向四肢者可治，从四肢流来入口者不可治；病在外者可治，入里者即死。

脉，血脉也。脱，离也。入，逆也。脏，藏也。阳气脱离，乃血脉逆于脏里，如藏而不写，即死。曰：脉脱入脏即死。腑，躯壳也。阳气阴液转运表里，外达毛窍，身和汗自出，为入腑即愈。曰：入腑即愈，何谓也？师曰：非为一病，百病皆然。譬如浸淫疮，从口起，循脉理流向四肢者可治，从四肢循脉理流来入口者不可治，病在外者可治，入里者即死。谓人之百病，入腑可治，入脏即死，肌中湿水外溢，浸渍成疮，为之浸淫疮。

师曰：息摇肩者，心中坚；息引胸中上气者，咳；息张口短气者，肺痿吐沫。

气从心达，曰息。心中，半里上下之中也。坚，土之阴气结也。阴气坚结于中，其气从心外达半表上，不利半里上。曰：息摇肩者，心中坚。胸中，半里上也，主降。咳，逆也。半里上气降不利则逆，逆则咳。曰：息引胸中上气者，咳。口，半里上也。短，少也。痿，痹也。尊上气液不右降，故张口，卑下气液不左升，故少气。曰：息张口短气者，肺痿吐沫。

师曰：吸而微数，其病在中焦，实也，当下之则愈；虚者不治。在上焦者，其吸促；在下焦者，其吸远，此皆难治。呼吸动摇振振者，不治。

吸，入气也。数，急也。中焦，土也。当，主也。下，半里下也。其气入之微而出之急，其病在中焦土实，主半里之阴，得阳气温通，中土气疏，升降气利则愈。曰：吸而微数，其病在中焦，实也，当下之则愈。虚者，谓中土阳气虚，不可以下法治。曰：虚者不治。促，近也。在上焦之气难降者，其气近，在下焦之气难升者，其气远，此属地天气交不利。曰：在上焦者，其吸促；在下焦者，其吸远，此皆难治。呼吸者，地天气交升降出入也，其气出入动摇振振，其身不能自主，此属地天之气不交。曰：呼吸动摇振振者，不治。

师曰：五脏病各有所得者愈，五脏病各有所恶，各随其所不喜者为病。病者素不应食，而反暴思之，必发热也。

五，五行五味也。脏，藏也。五行五味，藏于土中，各有所得之气味调和者愈。曰：五脏病各有所得者愈。观其五行五味，各有所恶、所不喜者，知何脏为病。曰：五脏病各有所恶，各随其所不喜者为病。应，当也。暴，忽也。病人平素不当食之物，而反忽思之，食为阴，全赖阳气蒸化，食入，阴盛于中，其阳不复于内，必浮外发热。曰：病者素不应食，而反暴思之，必发热也。

夫诸病在脏，欲攻之，各随其所得而攻之。如渴者，与猪苓汤。余脏仿此。

脏，里也。攻，治也。夫诸病在里，欲治之，当随其所得而治之。如半里之阴液不利半表上而渴者，与猪苓汤。余脏仿此。

夫病痼疾，加以卒病，当先治其卒病，后乃治其痼疾也。

痼，久固之疾也。卒，暴病也。夫病人有久固之疾，加以暴病，当先治其暴病，后乃治其久固之疾也，使人知其治病有缓急先后之序。

太阳篇

太阳之为病，脉浮，头项强痛而恶寒。

天地纯阴，人之肌表，象乎天地，亦纯阴也。太，大也。阳，扬也。天地纯阴之气，全赖太阳大气发扬上下。阳气发扬上下，转运不息，和而不偏者，赖天地纯阴之气，外固其阳，内守其阳也。肌表纯阴之气，亦全赖身中太阳大气发扬上下。阳气发扬上下，转运不息，和而不偏者，赖肌表纯阴之气，外固其阳，内守其阳也。人身太阳大气，居身之中，行乎背项及头，环抱周身表里，人之背项及头，如日之赤道，居天之中，环抱大地表里。仲圣举天之太阳，以喻人身之太阳，所以标太阳之所为。"之为"二字，指太阳大气发扬上下之所以然；指太阳阳开于子之所以然；指太阳阳气，先阴而开，气浮半表下，为病之所以然。太阳阳气由子，先阴而开，气浮半表下，阳无阴固，故脉应之浮。阳浮半表下，不来复半表上，背项经道之阴，失阳气温通，故证应之头项强痛。阳气浮半表下，半里上肌表之阴，失其阳温，故而恶寒。曰：太阳之为病，脉浮，头项强痛而恶寒。

有客问于余曰：首条提纲，无"发热"二字，有"而恶寒"三字，何也？余曰：太阳阳气由子初开，半里之下，半表之上，气候相平，不寒不热，故不标"发热"二字；如太阳阳开，气浮半表下，半里上肌表之阴，先失阳温，故曰"而恶寒"。

天地纯阴，全赖太阳大气温之、运之，外人窃疑其非。夫乾为天，坤为地。天阳地阴，人人知之。今谓天为阴，似未经前人道过，其疑也固宜。岂知天之阴，为阳中之至阴，地之阴，为阴中之至阴。太阳大气发扬上下，必得天之金气坚固其阳，而阳始不泄，故《说卦传》云：乾为天，为金，为寒，为冰。况阳为太阳，日也，火也，天下岂有如日之丽，如火之热，而其气为寒为冰乎？又《黄帝素问经》云：手太阴肺属金，主天气。足太阴脾属土，主地气。然则天之为阴也明甚。故人身一小天地，其病伤寒也，乃肌表之金气不清肃而为冬。冬寒损去，阳不内藏戌土，以致阳气浮外发热，百病由此而起。而或者曰：离为阴卦，何以又为热、为火？不知阳本无质，必得阴而始明。离，内阴外阳，如火之燃物，火在外也。

太阳病，发热，汗出，恶风，脉缓者，名为中风。

发，扬也。热，阳气也。汗，阴土液也。缓，迟缓也。名，明也。中，读作得。风，阳气也。太阳开，病阳气阴液发扬半表下而气浮，阴液外出毛窍，阳无阴固，故发热汗出。阴阳气液浮半表下，半里上阴失阳温，故恶风。阴阳气液浮半表下，发热汗出，脉道中上运之阴阳迟而缓，故脉缓。此明太阳开，阳气阴液得浮半表下为病。曰：太阳病，发热汗出，恶风，脉缓者，名为中风。非谓外之风邪，直入毫毛，如矢石之中人也。

太阳病，发热而渴，不恶寒者为温病。若发汗已[1]，身灼热者，名曰[2]风温。风温为病，脉阴阳俱浮，自汗出，身重，多眠睡，息[3]必鼾，语言难出。若被下者，小便不利，直视失溲。若被火者，微发黄色，剧则如惊痫，时瘛疭，若火熏之。一逆尚引日，再逆促命期。

发，扬也。热，阳气也。渴，欲饮也。太阳开，病阳气浮半表下，半里上阴失阳温当恶寒，阳气外扬，气至太过。曰：太阳病，发热而渴，不恶寒者为温病。汗，阴土液也。已，己土也。身，伸也。灼，炙也。风，春气也。温，夏气也。若春行夏令，己土阴液随阳气外扬为汗，阳气转运不顺其时，直伸于外，其热如火炙。曰：若发汗已，身灼热者，名曰风温。春行夏令，脉道中阴阳气液俱浮半表上。曰：风温为病，脉阴阳俱浮，自汗出。重，不轻也。眠，目合也。阳气内固，其身轻，其目喜开，阳气外浮，其身重，其目喜阖，阴阳气液俱浮半表上，肌体之阴重而不轻，其目多阖。曰：身重，多眠。阴阳气液俱浮半表上，清降之气为之壅滞。曰：睡息必鼾，语言难出。被，覆也。下，半里下也。小，半里也。便，利也。如阴阳气液覆半表上，不

---

① 已：宋本《伤寒论》作"已"字。

② 曰：宋本《伤寒论》无"曰"字。

③ 息：宋本《伤寒论》"息"前有"鼻"字。

太阳篇

回还半里下者，半里下阴液不利半表上，上之目睛系直，下之尿脬系松。曰：若被下者，小便不利，直视失溲。被，表也。火，随也。如阳逆半表上，阴液随阳外泄不多者，只皮肤发黄色。曰：若被火者，微发黄色。剧，甚也。如甚者，则内伤己土中荣内之阴血，手足之筋失其柔和，致如惊痫，时瘛疭。营血不荣己土，其黄若火熏之，皮色黄黑也。曰：剧则如惊痫，时瘛疭，若火熏之。一，一阳也。逆，不顺也。尚，上也。引，伸也。再，二也。一阳举，不顺其时，上伸半表，一阳逆也。阳气上伸半表，不顺其时，来复半里，二阳逆也。一逆二逆，阴阳气液迫于半表，不能期复半里，而土无信，土无信则命不立，无生理也。曰：一逆尚引日，再逆促命期。

太阳病，或巳①发热，或未发热，必恶寒，体痛，呕逆，脉阴阳俱紧者，名曰②伤寒。

或，未定之辞。巳、未二字，勿作巳毕、犹未讲，此二字，谓巳时、未时两个时辰。发，开也。热，阳气也。太阳开于子，明于卯，阖于午，藏于酉，或至巳时，阳气不回还于巳阖午，浮半表上发热。曰：太阳病，或巳发热。或至未时，阳气不从幽昧处去藏于酉，浮半里上发热，曰或未发热。必，表识也。表识阳气浮半里上，不内温半表下之阴。曰：必恶寒。阳气浮半里

---

① 巳：宋本《伤寒论》作"已"。
② 曰：宋本《伤寒论》作"为"字。

上，半表下之阴不舒。曰：体痛。体，第也。呕，吐也。逆，不顺也。阳气浮半里上，不顺利半里下，阴液焉能次第从子上吐，反逆半里上。曰：呕逆。紧，不舒也。阳气浮半里上，脉道中阴阳气液，往来表里不舒。曰：脉阴阳俱紧者，名曰伤寒。

条中两个"或"字包括全部伤寒，何也？或太阳阳气，先阴开子，浮半表下发热，半里上恶寒；或阳气不回还于巳，浮半表上发热，半里下恶寒；或阳气不向幽昧处去藏于酉，浮半里上发热，半表下恶寒。阳不内藏半里下，即短半里下，或太阴为病，或少阴为病，或厥阴为病。一个"必"字，表识六经发热恶寒的规矩。

伤寒一日，太阳受之，脉若静者，为不传也①。颇欲吐，若躁烦，脉数急者，为传也。伤寒二三日，阳明、少阳证不见者，为不传也。传，去声；颇，平声。

一日，子时也。受，承也。若，如也。静，动之对也。传，转也，布也。冬寒损去，阳不内藏戊土，半里下阴阳气液焉能从子上承？阳主动，阴主静，如脉中阴静，而不见动者，为太阳阳气未能转布，从子上承。曰：伤寒一日，太阳受之，脉若静者，为不传也。颇，偏也。欲之为言，续也。数，阳气也。急，迫也。阳气偏浮半里上，内藏失时，阴土失温，如阳气从子急迫上吐，未能温生在下之阴，其阴则躁；阳气从子急迫上

---

① 也：宋本《伤寒论》无"也"字。

吐，无阴和之，其阳则烦；阳无阴和，阳迫脉中，其脉数急。此为阳气转布，从子上承，未得阴和。曰：颇欲吐，若躁烦，脉数急者，为传也。二三日，丑寅时也。证，验也。验半里上阳气未藏于酉，不能转布，从子上吐，交纽于丑，引达于寅，明于卯。曰：伤寒二三日，阳明少阳证不见者，为不传也。六经病，按十二个时辰，以此条"伤寒一日，太阳受之"为眉目。

太阳病欲解时，从巳至未上。

阳得阴固，其阳圆转表里。太阳病，阳气先阴而开，阳失阴固，其阳不回还于巳，内阖于午，浮半表为病。欲之为言，续也。得半里下阴土之液，从子继续半表，其阳得其阴固，则回还于巳，内阖于午，至未时，向幽昧处去藏于酉。曰：太阳病欲解时，从巳至未上。

太阳病，头痛至七日以上自愈者，以行其经尽故也。若欲作再经者，针足阳明，使经不传则愈。

至，极也。七日，午时也。经，南北也。尽，气液也。太阳病，阳气先阴而开，浮半表下，半表上经道之阴，失其阳温，故头痛。阳极于午，得半里下阴土气液从子继续半表，阳得阴固，其阳即从午上内阖，半表上经道阴得阳通，其头痛自愈。曰：太阳病，头痛至七日以上自愈者，以行其经尽故也。若，如也。再，二也。针，机缄也。足，续也。传，系也。如二阳经气不阖于午，半里下机针不温，使二阳经气不系半表上，续半里下，当温其缄，阴土温，阳气续。曰：若欲作再经者，针足阳明，使经不传，则愈。

太阳中风，阳浮而阴弱。阳浮者，热自发；阴弱者，汗自出。啬啬恶寒，淅淅恶风，翕翕发热，鼻鸣干呕者，桂枝汤主之。

中，读作得。风，阳气也。阳得太阴阴气外固，其阳不浮，阴得太阳阳气内强，其阴不弱。太阳阳气，先阴开子，未得地之阴和，天之阴固，其阳气得浮半表下，不强半里上。曰：太阳中风，阳浮而阴弱。阳浮半表下，失太阴阴气固之，其热从半表下起。曰：阳浮者，热自发。阳浮半表下，半里下阴土阴液失阳助之而弱，其阴从阳动之，外出毛窍为汗，不内和经道之阳。曰：阴弱者，汗自出。阴阳气液浮半表下，不顺春生夏长之令宣泄，半里上肌表之阴，失其阳温，客啬闭藏。曰：啬啬恶寒。毛窍从阳开，阴液从阳泄，半表阳失阴助，半里阴失阳温，恶其汗出，又恶其风。曰：淅淅恶风。热从阳动，阳从热起，阳与热合，热甚如火灸。曰：翕翕发热。鼻应天气，主清降；胃应地气，主温柔。阳气浮半表下，阴液出毛窍，其阳不来复半表上，向午内阖，地气不温升，天气不清降，肺金失温，则鼻窍之气不利而鸣，胃土之气不润而干呕，主桂枝汤。曰：鼻鸣干呕者，桂枝汤主之。阳气浮半表下，半表半里上经道之阴不温，土气不疏，土味不足，主桂枝辛温，温表里经道之阴；芍药苦平，疏泄表里土气；甘草甘平，培在上土味；生姜辛温，化气横行，开表里络道之阴；大枣十二枚，象地支十二数，取味厚汁浓，助土不足之液，合辛温气味，化其阴气，环绕周身。上五味，象土之中数。哎咀，以水七升，象阳数得阴，来复于七。微火煮，象阴阳气液和缓土中。取三升，象阳阳数，来复半表上，回还半里下。适寒温，服一升，象一阳阳气开子，寒暖之气，适其时也。须史，再啜热稀粥一升余，以助药力，半里上阴温，阳气来复半表上，回还半里，气液和缓肌中，遍身絷絷微似有汗者益佳。

桂枝汤方

桂枝三两，去皮（桂枝只取稍尖嫩枝，内外如一，若皮骨不相黏者去之，非去枝上之皮，后仿此。）　芍药三两，干切

甘草二两，炙　生姜三两，切　大枣十二枚，擘

上五味，哎咀，以水七升，微火煮取三升，去滓，适寒温，服一升。服已须奥，啜热稀粥一升余，以助药力。温覆令一时许，遍身絷絷微似有汗者益佳，不可令如水流漓，病必不除。若一服汗出病差，停后服，不必尽剂。若不汗，更服依前法。又不汗，后服小促役其间。半日许，令三服尽。若病重者，一日一夜服，周时观之。服一剂尽，病证犹在者，更作服。若汗不出者，乃服至二三剂。禁生冷、黏滑、肉面、五辛、酒酪、臭恶等物。

芍药，本味苦平不酸，所以酸者，是药铺中泡水湿透，复以布包盒之，取其松软易切，不知天生本味，遭此戕贼，化为乌有，曲直酸化味存，诸家误以味酸，皆由于此，如不信者，请取干芍药嚼之，试其味，即知矣。张隐庵先生已明于前，愚再述之于后，务望同志者

用整干切，方合经方至理，治病无误也。

太阳中风，脉浮紧，发热恶寒，身疼痛，不汗出而烦躁者，大青龙汤主之。若脉微弱，汗出恶风者，不可服。服之则厥逆，筋惕肉瞤，此为逆也。

风，阳气也。浮，阳浮也。紧，不舒也。太阳先阴开子，得阳气浮半表下，半里之阴，失阳气温舒。曰：太阳中风，脉浮紧。阳浮半表下，阳无阴固。曰：发热。阳浮半表下，半里上阴无阳温。曰：恶寒。身，可屈伸也。汗，阴土液也。出，进也。阳浮半表下，肌土之阴闭塞成冬，不通疼痛，不有半里阴液前进半表，阳无阴和而烦，阴无阳温而躁，主大青龙汤。曰：身疼痛，不汗出而烦躁者，大青龙汤主之。方中重用麻黄，苦温气味，启阴土之液，合阳气震动半表上，交姤于午；石膏辛寒，清降天气，坚金水表阴以固阳；桂枝辛温，温表里经道之阴；杏仁苦温滋润，滑利表里关节之滞。阳浮半表下，肌土阴塞，土味不足于上，甘草甘平，助在上土味；生姜辛温，化气横行，疏泄表里土气；大枣甘平，用十二枚，取味厚汁浓，资助土液，合辛温气味，环转周身。上七味，象一阳开，阳得阴，一变而为七。以水九升，象阳数得阴，七变而为九。先煮麻黄，减二升，去上沫。减，轻也。二，阴数也。象阳举而阴从轻也。内诸药，煮取三升，象三阳也。去滓，温服一升，象一阳开子也。若，如也。微，幽微处也。弱，不强也。阴得阳则强，如阳气得浮半表下，半里脉中幽微处阴气不强，阴土之液随阳气外泄为汗，半里上

47

阴失阳温而恶风者。曰：若脉微弱，汗出恶风者，不可服大青龙汤。服之，则阳气短于里，逆于表，阴阳气液不交易表里，筋失阳温而惕，肉失阴和而瞤，此为逆也。如此形证，急服真武汤。曰：若脉微弱，汗出恶风者，不可服。服之则厥逆，筋惕肉瞤，此为逆也。

大青龙汤方

麻黄六两，去节　桂枝二两，去皮　甘草二两，炙　杏仁五十个，去皮尖　大枣十二枚，擘　生姜三两，切　石膏如鸡子大，碎，绵裹

上七味，以水九升，先煮麻黄，减二升，去上沫，内①诸药，煮取三升，去滓，温服一升，取微似汗。汗出多者，温粉扑之。一服汗者，停后服。汗多亡阳，遂虚，恶风烦躁，不得眠也。

风家表，解而不了了者，十二日愈。

风家表，作一句读；解而不了了者，作一句读。风，阳气也。表，半表也。太阳开，病阳气浮半表下，主桂枝汤，疏泄半里上土气，温半里上之阴。半里上阴温土疏，阳气来复于午，内阖半里。即知桂枝汤方，又不知桂枝汤啜粥以助药力及服法。风家表，解之不当，所谓解而不了了。不了了者，谓半表下阳失阴固而气浮，半里上阴失阳温而气弱，病不了毕也。曰：风家表，解而不了了者。仲圣示人，如其误药，不若静养，俟阳中阴

---

① 内：同"纳"。下同。

复，阴中阳复，阴阳气液自和表里。曰：十二日愈。

太阳病，头痛，发热，汗出，恶风者，桂枝汤主之。

太阳开，病阳气浮半表下，半表上之阴失阳气温通，故头痛。阳浮半表下，阴土之液不外出毛窍为阳固，故发热汗出。阳浮半表下，半里上阴失阳温，故恶风。主桂枝汤，温疏半里上土气，半里上阴温土疏，阳气来复。曰：太阳病，头痛，发热，汗出，恶风者，桂枝汤主之。

太阳病，初服桂枝汤，反烦不解者，先刺风池、风府，却与桂枝汤则愈。

桂枝汤，煮取三升，初服，谓始服一升也。反，回还也。烦，阳失阴和也。刺，讯决也。风池，少阳经道也。风府，太阳经道也。却，止也。愈，进也。太阳开，病阳气浮半表下，始服桂枝汤一升，半里上阴温，阳气回还半表上，烦而不解者，此阳先阴后，讯决半表上经道之阳失阴和之而止。与桂枝汤之后服，半表上阳得阴和，其阳则进半里。曰：太阳病，初服桂枝汤，反烦不解者，先刺风池、风府，却与桂枝汤则愈。

服桂枝汤，大汗出，脉洪大者，与桂枝汤如前法。若形如①疟，日②再发者，汗出必解，宜桂枝二麻黄一汤。

服桂枝汤不如法，其阴液随阳气鼓动半表下，外出

---

① 如：宋本《伤寒论》作"似"字。
② 日：宋本《伤寒论》"日"前有"一"字。

太阳篇

— 49 —

毛窍，不和阳气循经道来复半表上，回还半里，证应之大汗出，脉应之洪大。仍与桂枝汤如前啜粥之服法，分三服，温疏半里上土气，半里上阴温土疏，阴液和阳气自循经道，来复半表上，回还半里，内藏于酉。曰：服桂枝汤，大汗出，脉洪大者，与桂枝汤如前法。再，两也。出，进也。解，缓也。宜，适理也。大汗外出毛窍，半表下阳气未得阴缓而发热，半里上阴气未得阳温而恶寒。若日两次发寒热如疟者，必得阴土之液，前进半表下，缓阳气，循经道来复半表上，回还半里，内藏于酉。适桂枝二温疏半里上土气，麻黄一开半里下之液之理。曰：若形如疟，日再发者，汗出必解，宜桂枝二麻黄一汤。上七味，象阳数得阴，复于七。以水五升，五，土之中数也。先煮麻黄一二沸，去上沫，内诸药，煮取二升，去滓，温服一升，日再服。二，阴数也。一，阳数也。象阴液从中土出，缓半表下之阳，一阳举二阴偶之，和阳气阖午去藏酉也。

桂枝二麻黄一汤方

桂枝一两十七铢，去皮　芍药一两六铢　麻黄十六铢，去节　杏仁十六个，去皮尖　生姜一两六铢，切　甘草一两二铢，炙　大枣五枚，擘

上七味，以水五升，先煮麻黄一二沸，去上沫，内诸药，煮取二升，去滓，温服一升，日再服。

服桂枝汤，大汗出，后大烦渴不解，脉洪大者，白虎加人参汤主之。

服桂枝汤，半里上阴温，阴液随阳气鼓动半表上，而大汗出。曰：服桂枝汤，大汗出。后，半里下也。解，缓也。半里下液少，不足以上润胃土，缓阳气内阖于午，证应之大汗出，脉应洪大。曰：后大烦渴不解，脉洪大者，主白虎加人参汤。阳极于午，天气不降，主石膏辛寒，知母苦寒，甘草甘平，肃天气清降，固半表上阳气从午内阖。凡汗出过多，腠理气松少固，以粳米甘平汗黏，固腠理之气松。加人参甘寒气味，滋助土中阴液，缓阳气去藏于酉。曰：白虎加人参汤主之。上五味，象土数也。以水一斗，象地天生成十数。煮米熟汤成，去滓，温服一升，日三服，象一阳开子，三阳阖午，去藏酉也。

白虎加人参汤方

知母六两　　石膏一斤，碎，绵裹　　甘草二两，炙　　粳米六合　　人参二两

上五味，以水一斗，煮米熟汤成，去滓，温服一升，日三服。

发汗后，不可更行桂枝汤。汗出而喘，无大热者，可与麻黄杏子①甘草石膏汤主之②。

发，扬也。汗，阴土液也。后，半里也。更，再也。阴阳气液发扬半里上，不可再行桂枝汤温半里上之阴。曰：发汗后，不可更行桂枝汤。大，半表也，热，

① 子：宋本《伤寒论》作"仁"字。
② 主之：宋本《伤寒论》无"主之"二字。

— 51 —

阳气也，阴阳气液逆半里上，天气失清降，鼻窍呼吸不利，其气专从口出而喘，无半表下阳气外浮之证者，主与麻黄杏子甘草石膏汤。曰：汗出而喘，无大热者，可与麻黄杏子甘草石膏汤主之。麻黄、杏子，苦温气味，温润半里下阴液，外开半表，甘草、石膏，甘寒气味，肃降半里上阴阳气液，去藏于酉。上四味，□，四方也，□中八字。八，别也，象阴阳气液□转表里分别八方，不可聚一方也。以水七升，象阳数得阴复于七。先煮麻黄，减二升，去上沫，内诸药，煮取二升，温服一升。二，阴数也；一，阳数也；象二阴偶一阳，从子左开也。

麻黄杏子甘草石膏汤方

麻黄四两，去节　杏仁五十个，去皮尖　甘草二两，炙
石膏半斤，碎，绵裹

上四味，以水七升，煮麻黄，减二升，去上沫，内诸药，煮取二升，去滓，温服一升。

下后，不可更行桂枝汤。若汗出而喘，无大热者，可与麻黄杏子甘草石膏汤。

下，降也。后，半里也。阴阳气液下降藏于里，不可再行桂枝汤温半里上之阴。如阴阳气液逆半里上，不降而喘，无半表下阳气外浮之证者，可与麻黄杏子甘草石膏汤，肃降半里上阴阳气液，去藏酉也。曰：下后，不可更行桂枝汤。若汗出而喘，无大热者，可与麻黄杏子甘草石膏汤。

太阳病，项背强几几，反汗出恶风者，桂枝加葛根汤主之。

几几，拘急不舒之状也。反，回还也。太阳开，病阳气阴液回还半表下而浮，半表上经道失阳气阴液温舒，项背拘急不利。半里上阴失阳温，故恶风，主桂枝加葛根汤。曰：太阳病，项背强几几，反汗出恶风者，桂枝加葛根汤主之。桂枝汤温半里上之阴，加葛根甘平轻扬之性，回还半表下阴阳气液，上通经道输滞。上六味，以水七升，巳为阳之六数，象阳数得阴，回还于巳，复于七。内诸药，煮取三升，去滓，温服一升，象阴阳气液，包藏土中，开于子。桂枝汤得粥力，易通腠理，此经道中液虚，恐啜粥助其药力，使阴液猛出毛窍，不能和缓阳气阖午，故不须啜粥。

桂枝加葛根汤方

桂枝三两，去皮　芍药三两　甘草二两①　生姜三两，切　大枣十二枚，擘　葛根四两

上六味，以水七升，内诸药，煮取三升，去滓，温服一升。不须啜粥，余如桂枝汤将息及禁忌法。

太阳病，项背强几几，无汗恶风者，葛根汤主之。

太阳开，病阳气浮半表下，半表上经道之阴失其阳温，项背拘急不舒。曰：太阳病，项背强几几。阳浮半表下，阴土之液不随阳气外泄毛窍，故无汗，阳浮半表

---

① 二两：宋本《伤寒论》其后有"炙"字。

太阳篇

下，半里上阴失阳温，故恶风。主葛根汤，葛根甘平，轻扬之性，宣通半表上经道输滞，以治内；麻黄苦温，开腠理之闭，以达外；桂枝汤疏泄半里上土气，温半里上之阴，半里上阴温土疏，阳气来复。曰：无汗恶风者，葛根汤主之。上七味，象阳数得阴，复于七。㕮咀，以水一斗，象地天生成十数，先煎葛根、麻黄，减二升，象阴数得阳，正于八。去上沫，内诸药，煮取三升，象三阳阳数阖午。去滓，温服一升，象一阳阳数开子，阴液未开，故覆取微似汗，恐啜粥助其药力，使阴液猛出毛窍，不能和缓阳气阖午，故不须啜粥。

葛根汤方

葛根四两　麻黄三两，去节　桂枝二两，去皮　芍药二两　甘草二两，炙　生姜三两，切　大枣十二枚，擘

上七味，㕮咀，以水一斗，先煮葛根、麻黄，减二升，去上沫，内诸药，煮取三升，去滓，温服一升。覆取微似汗，不须啜粥，余如桂枝汤将息及禁忌法①。

桂枝本为解肌，若其人脉浮紧，发热，汗不出者，不可与之。常须识此，勿令误也。

本，始也。解，开也。肌，土也。始太阳开，阴阳气液浮半表下，主桂枝汤温半里上之阴，半里上阴温土疏，阴阳气液来复半表上，内阖于午，藏于土。曰：桂枝本为解肌。若，如也。浮，阳浮也。紧，不舒也。如

---

① 法：宋本《伤寒论》无"法"字。

其人，太阳阳开气浮，太阴阴土之液不随阳气外泄为汗，脉应之浮紧，证应之发热不汗出，不可与桂枝汤温半里上之阴。曰：若其人，脉浮紧，发热汗不出者，不可与之。仲圣申明解肌之方，专为太阳开，太阴阴土之液，随阳气浮半表下，不来复半表上内阖于午，藏于土而设，切不可与太阳阳开，太阴阴土液塞不开之病。曰：常须识此，勿令误也。

若酒客病，不可与桂枝汤，得汤①则呕，以酒客不喜甘故也。凡服桂枝汤吐者，其后必吐脓血也。

酒客，谓嗜酒之人也。如嗜酒之人，病阳气浮半表下，不可与桂枝汤，何也？酒客，土气有余半里上，得桂枝汤甘温气味，土气壅逆不降则呕。曰：若酒客病，不可与桂枝汤，得汤则呕，以酒客不喜甘故也。凡土气有余半里上，得甘温则吐，土气有余半里上，其半里经络中阴液及血，不转运半表，液滞为脓，血滞为瘀。曰：凡服桂枝汤吐者，其后必吐脓血也。

烧针令其汗，针处被寒，核起而赤者，必发奔豚，气从少腹上冲心者，灸其核上各一壮，与桂枝加桂汤，更加桂二两②。

烧，暖也。针，机缄也。汗，阴土液也。暖机缄，令阴土之液流通，合阳气从子左开。曰：烧针令其汗。寒，捍也，格也。核，根核也。赤，阳气也。少腹，属

---

① 汤：宋本《伤寒论》作"之"字。
② 两：宋本《伤寒论》"两"后有"也"字。

半里下。灸，字象形，火藏于下。各字，恐合字讹。一，一阳也。壮，强也。机缄处被寒气捍格，根核之阳，不从子左开，其阴气兴起，由半里下奔半里上。机缄处被寒气捍格，火不藏于下，合阴土之液从子左开，强于半表，与桂枝加桂汤，更加桂二两。加桂者，取其气浓，下温少腹经道之阴，回阳气从子左开。曰：针处被寒，核起而赤者，必发奔豚，气从少腹上冲心者，灸其核上合一壮，与桂枝加桂汤，更加桂二两。上六味，象阴数得阳，变于六。以水七升，象阳数得阴，变于七。煮取三升，去滓，温服一升，象三阳阖午，一阳开子也。

桂枝加桂汤方

桂枝三两　芍药三两　甘草二两　生姜三两，切　大枣十二枚，擘　牡桂二两

上六味，以水七升，煮取三升，去滓，温服一升。牡桂，即桂枝也。

太阳病，下之后，其气上冲者，可与桂枝汤，方用前法。若不上冲者，不可①与之。

下，半里下也。之，往也。后，半里上也。太阳至子辰当开，病半里下气寒，其阳不前往左开，其阴反还半里上冲者，可与桂枝汤，用前加桂法。曰：太阳病，下之后，其气上冲者，可与桂枝汤，方用前法。如半里下不寒，阳气左开，其气不上冲者，不可与桂枝加桂

---

①　可：宋本《伤寒论》作"得"字。

汤。曰：若不上冲者，不可与之。

太阳病三日，已发汗，若吐、若下、若温针，仍不解者，此为坏病，桂枝汤①不中与②也。观其脉证，知犯何逆，随证治之。

三日，寅时也。已，止也。发，开也。汗，阴土液也。平人阴气先阳而开，太阳阳气先阴而开，病寅时阳浮，止开阴土之液。曰：太阳病三日，已发汗。若，不定之辞。吐，舒也。下，半里下也。温，暖也。针，机缄也。解，开也。坏，毁也。中，合也。阴土之液不和阳气引达于寅，或舒阴土之液，和阳气上达；或温疏半里下土气，使阴液和阳气上达；或暖机缄，蒸阴土之液，和阳气上达，其阴仍不左开上达者，为阴液毁伤半里下，桂枝汤不合与之。曰：若吐、若下、若温针，仍不解者，此为坏病，桂枝汤不中与也。当观其脉证所由，知阴土之液所犯，吐、下、温针何逆，随证治之。

曰：观其脉证，知犯何逆，随证治之。舒阴土之液，和阳气上达，麻黄附子甘草汤。阳无阴和，心烦不得卧，黄连阿胶汤。阴土少液，不和阳气交纽丑土，引达于寅，其背恶寒者，附子汤。阴土血液，不和阳气交纽丑土，引达于寅，腹痛便脓血者，桃花汤。土味不足半表上而咽痛者，甘草汤、桔梗汤。二三日口干咽燥者，急温疏半里下土气，使阴液和阳气上达，大承气

---

① 汤：宋本《伤寒论》无"汤"字。
② 与：宋本《伤寒论》"与"后有"之"字。

汤。暖机缄，蒸阴土之液，和阳气上达，真武汤、四逆汤、通脉四逆汤。

太阳病，下之微喘者，表未解故也，桂枝加厚朴杏仁汤主之。

下，半里下也。之，往也。微，幽微处也。喘，气逆也。太阳开，病半里下幽微处阴气不和阳气前往，里之阴气逆半里上从口而喘，表之阳气浮半表下不有阴和，主桂枝加厚朴杏仁汤。曰：太阳病，下之微喘者，表未解故也，桂枝加厚朴杏仁汤主之。主桂枝汤，温半里上之阴，半里上阴温，阳气来复；加厚朴苦温，炙香入半里下，转运阴土阴液，和阳气从子左开；杏仁苦温滋润，合辛温气味，滑利表里机滞。上七味，以水七升，象阳数得阴，复于七；微火煮取三升，去滓，温服一升，覆取微似汗，借郁蒸之气，令幽微处阴液得阳气开于子也。

桂枝加厚朴杏仁汤方

即桂枝汤加杏仁五十枚，去皮尖，厚朴二两，去外粗皮，炙香。

上七味，以水七升，微火煮取三升，去滓，温服一升，覆取微似汗。

喘家，作桂枝汤，加厚朴杏子佳。

喘家，谓素有宿饮喘病。太阳开，病半里下阴气不和阳气前往，里之阴气逆半里上而喘，表之阳气浮半表下不有阴和。作桂枝汤，温半里上之阴；加厚朴苦温，运阴土之阴；合杏子苦温滋润，滑利气机。此方治喘病之佳处，半里上阴温，阳气来复，宿饮自除。曰：喘家，作桂枝汤，加厚朴杏子佳。

太阳病，发汗，遂漏不止，其人恶风，小便难，四肢微急，难以屈伸者，桂枝加附子汤主之。

发，扬也。汗，阴土液也。遂，因也。太阳开，病阳浮半表下，阴土之液随阳气发扬，其汗因之外出，如漏不止。曰：太阳病，发汗，遂漏不止。阳浮半表下，半里上阴失阳温。曰：其人恶风。小便，半里也。难，患也。阴土之液随阳气发扬于外，不足于内，半里阴阳气液患少，四肢少温少柔，难以屈伸，主桂枝加附子汤。曰：小便难，四肢微急，难以屈伸者，桂枝加附子汤主之。主桂枝汤，温半里上之阴；加附子辛温，温生水土之阴，水土阴温，阴阳气液来复于里，其风不恶，其液内荣，四肢柔润不难以屈伸也。

桂枝加附子汤方

即桂枝汤原方加附子一枚，炮。

太阳病，桂枝证，医反下之，利遂不止。脉促者，表未解也；喘而汗出者，葛根黄芩黄连汤主之。

医，意也。反，回还也。下之，指半表下阴液也。太阳开，病阳浮半表下，以意会之，当用桂枝汤，温半里上之阴，半里上阴温，阳气来复，半表下之阴液不随阳气来复半表上，回还半里，利因不止。曰：太阳病，桂枝证，医反下之，利遂不止。促，迫也。表，阳也。解，缓也。阴液不随阳气来复半表上，回还半里，阳气迫于脉中，阳无阴缓。曰：脉促者，表未解也。半里上阳气不得半表下阴液和缓下降，其阳气反泄半里上阴液外出为汗，主葛根黄芩黄连汤。曰：喘而汗出者，葛根黄芩黄连汤主之。重用葛根，甘平气轻，先煮取其气浓，入半表下，鼓动阴液回还半表上，来复半里，和缓其阳；芩连气寒味苦，寒为水气，苦为火味。以芩连气寒，固半里逆上之阳；以芩连味苦，坚半表陷下之阴；以甘草极甘，和其土气。上四味，象阴阳气液□转八方，不可聚一方也；以水八升，象阴数得阳正于八；先煮葛根减二升，象阴数得阳变于六；内诸药，煮取二升，去滓，分温再服，二，阴数也，象一阳举二阴偶之。

葛根黄芩黄连汤方

葛根八两　甘草二两　黄芩三两　黄连三两

上四味，以水八升，先煮葛根，减二升，内诸药，煮取二升，去滓，分温再服。

太阳病，下之后，脉促胸满者，桂枝去芍药汤主之。若微恶①寒者，桂枝去芍药方中②加附子汤主之。

下，半表下也。之，指半里下阴液也。后，嗣也。促，迫也。胸，半里上也。太阳开，病阳气浮半表下，半里下阴液不足以外和半表之阳，阳失阴嗣，阳气迫于脉中而促，半里上阴失阳布而满，主桂枝去芍药汤。

---

① 恶：宋本《伤寒论》无"恶"字。
② 方中：宋本《伤寒论》无"方中"二字。

曰：太阳病，下这后，脉促胸满者，桂枝去芍药汤主之。去芍药，苦泄疏土，取辛甘气味，温半里上之阴，半里上阴温，阳气来复，胸中阴得阳布，阳能生阴，脉中阳得阴和，脉促胸满自解。若，如也。微，幽微处也。如幽微处阳气不足以外温半表之阴而恶寒，主桂枝去芍药方中加附子汤。曰：若微恶寒者，桂枝去芍药方中加附子汤主之。去芍药，苦泄疏土；加附子，辛温气味，助幽微处元阳从子左开，外温半表之阴也。

桂枝去芍药汤方

即桂枝汤原方去芍药。

桂枝去芍药加附子汤方

即桂枝汤去芍药，加附子一枚，炮。

太阳病，得之八九日，如疟状，发热恶寒，热多寒少，其人不呕，圊便欲自可，一日二三度发。脉微缓者，为欲愈也；脉微而恶寒者，此阴阳俱虚，不可更发汗、更下、更吐也；面色反有热色者，未欲解也，不能①得小汗出，身必痒，宜桂枝麻黄合②半汤。

之，指半里下阴液也。八九日，未申时也。太阳开，病阳气浮半表下，半里下阴液不和阳气转运半表上，回还半里，至未申时，阳失阴缓，其阳不从幽昧处去藏于酉，逆半里上发热，半表下阴失阳温，恶寒。

---

① 不能：宋本《伤寒论》"不能"前有"以其"二字。
② 合：宋本《伤寒论》作"各"字。下同。

曰：太阳病，得之八九日，如疟状，发热恶寒。热，阳气也。寒，冬气也。未申时阳气不从幽昧处去藏于酉，阳逆半里上多，冬寒气少。曰：热多寒少。呕，吐也。圊，清也，水气也。便，顺利也。阳逆半里上，不藏于酉，水气亦当逆半里上而吐。其人不呕，证半里下水气不上逆，其水可许顺利半表为汗。曰：其人不呕，圊便欲自可。发，起也。微，幽微处也。缓，和也。欲之为言，续也。愈，进也。半里上阳气从酉内藏，按度数继续，和阴液前进，从左上起。曰：一日二三度发，脉微缓者，为欲愈也。下，降也。吐，舒也。如半里上阳气不从酉内藏，半里下脉道阳微，阴失阳温而恶寒，此阴阳气液俱虚半里下，切不可起半里阴液外出半表为汗，又不可见阳气不藏于酉而降之。如发汗，如降之阳气更不藏酉，从子上吐。曰：脉微而恶寒者，此阴阳俱虚，不可更发汗、更下、更吐也。面，属半里上也。热色，阳气也。未，未土也。欲之为言，续也。解，缓也。未土阳气继续从酉内藏，半里下阴气闭之，阳气怫郁于酉。曰：面色反有热色者，未欲解也。小，半里也。汗，阴土液也。出，进也。痒者，求其开也。合，同圊。半里下阴气闭之，适桂枝麻黄开半里下之阴，圊半里上之阳，土中之水外达毛窍，阳无阴气怫郁，自从酉内藏，适桂枝麻黄合半汤。曰：不能得小汗出，身必痒，宜桂枝麻黄合半汤。上七味，七，阳数也，象阳数得阴变于七；以水五升，五，土之中数也，象阴阳气液包藏土中；先煮麻黄一、二沸，去上沫，象一阳举，二阴偶之；内诸药，煮取一升八合，象地天生成十数，一阳左升，阴数得阳正于八；去滓，温服六合，象阴数得阳变于六。

桂枝麻黄各半汤方

桂枝一两十六铢，去皮　芍药一两，干，切　甘草一两，炙　麻黄一两，去节　生姜一两，切　大枣四枚，擘　杏仁二十四枚，浸，去皮尖及双仁者

上七味，以水五升，先煮麻黄一二沸，去上沫，内诸药，煮取一升八合，去滓，温服六合。

二阳并病，太阳初得病时，发其汗，汗先出不彻，因转属阳明，续自微汗出，不恶寒。若太阳病证不罢者，不可下，下之为逆，如此可小发汗，设面色缘缘正赤者，阳气怫郁在表，当解之熏之。若发汗不彻，不足言，阳气怫郁不得越，当汗不汗，其人烦躁[①]，不知痛处，乍在腹中，乍在四肢，按之不可得，其人短气但坐，以汗出不彻故也，更发汗则愈。何以知汗出不彻？以脉涩故知也。

二阳，阳明也。并，屏也，屏蔽也。太阳，一阳也。初，始也。发，开也。汗，阴土液也。先，前也。出，进也。彻，通也。属，系也。病太阳始开，得一阳阳气浮半表下时，阴土之液当随阳开，阴液前进不通半表，阳无阴和，阳气自盛于上，此因阴土之液不左行，

---

① 烦躁：宋本《伤寒论》作"躁烦"。

太阳篇

天之金气不右行，阳不阖午，阳气转系半表上，阴液屏蔽半里下，为二阳并。曰：二阳并，病太阳初得病时，发其汗，汗先出不彻，因转属阳明。阳气转系半表上，幽微处阴液从阳气继续半表上，交蒸于午。曰：续自微汗出。阴阳气液交蒸于午。曰：不恶寒。若，如也。下，降也。如太阳开，病一阳阳气浮半表下之证不罢者，不可用苦寒药降之。如降之，半里阴液不左开，半表阳气不右阖。曰：若太阳病证不罢者，不可下，下之为逆。小，半里也。发，开也。如此可开半里下阴液，外通半表，以和其阳。曰：如此可小发汗。面，属半里上也。缘，因也。阳气，太阳也。怫郁，不舒也。表，半表也。解，缓也。熏，和也。如面颜色赤，因阳气正明于巳，阴土之液不足，不舒于半表，缓和其阳，半里上阴气逆之，阳气不得扬，当运气益液，缓半表上阳气，和于半里。曰：设面色缘缘正赤者，阳气怫郁在表，当解之熏之。若阴土之液有余，不随阳开，通于半表，此阴土液塞于里，不足言阳气正明于巳。少阴液缓之和之，半里上阴气逆之，阳气不得扬。曰：若发汗不彻，不足言，阳气怫郁不得越。当，主也。阴阳相交为知，太阳主开，太阴亦主开，太阳开，太阴阴土之液，不随阳开，外通半表，其人阳无阴和而烦，阴无阳温而躁。半里之阴，不交于左，半表之阳，不交于右，里阴失其温通，其痛处忽在腹中，忽在四肢，以手按摩痛处，又不知痛之所在。其人短气，但阴液住半里，不通半表之故。曰：当汗不汗，其人烦躁，不知痛处，乍在腹中，乍在四肢，按之不可得，其人短气，但坐以汗出不彻故也。更，代也。发，开也。半里之阴液，半表之阳气更相替代，开阖表里则愈。曰：更发汗则愈。以，为也。出，进也。涩，不滑也。何以知阴土之液前进，不通半表？为半里脉道之阴，涩而不滑，故知也。曰：何以知汗出不彻？以脉涩故知也。

太阳病，发热恶寒，热多寒少，脉微弱者，此无阳也，不可发汗，宜桂枝二越脾一汤。

太阳病，阳气先阴而开浮半表下，发热；半里上阴失阳温，恶寒。曰：太阳病，发热恶寒。热，阳气也。寒，阴气也。阳气先阴而开，浮半表下发热，阳多于表，少阴液和之于里。曰：热多寒少。微，幽微处也。弱，不强也。阳气先阴而开，浮半表下，发热多，半里上下脉道幽微处，阴少阳强。阴少阳强，因无半表之阳来复，半里内强也。曰：脉微弱者，此无阳也。可，肯也。发，扬也。汗，阴土液也。阳气先阴而开，半里下脉道幽微处，阴中之阳不强，阴液不肯发扬半表为汗，适桂枝二越脾一汤。曰：不可发汗，宜桂枝二越脾一汤。二一，三数也。越，扬也。适桂枝汤，疏泄半里上土气，半里上阴温土疏，三阳来复于午。以麻黄苦温气味，越脾土之阴；以石膏辛甘气寒，和阳气发扬阖午，藏酉开子。上七味，象阳数得阴复于七；以水五升，

太
阳
篇

---

① 脾：宋本《伤寒论》作"婢"字。下同。

五，土之中数也，象阴液从中土出；先煮麻黄一二沸，去上沫，内诸药，煮取二升，温服一升，二，阴数也，一，阳数也，象二阴偶一阳，从子左开也。

桂枝二越脾一汤方

桂枝十八铢　芍药十八铢　甘草十八铢，炙　石膏二十四铢，碎，绵裹　生姜一两二铢　大枣四枚，擘　麻黄十八铢，去节

上七味，㕮咀，以水五升，先煮麻黄一二沸，去上沫，内诸药，煮取二升，温服一升。本方裁越脾汤、桂枝汤，合饮一升，今合为一方，桂枝二越脾一。

太阳病，外证未解，脉浮弱者，当以汗解，宜桂枝汤。

外，表也。证，明也。未，不有也。解，舒也。太阳开，病阳气浮半表下，发热；明半表上经道，不有阳气温舒，病头项强痛；半里上阴失阳温，病恶寒。曰：太阳病，外证未解。浮，阳浮也。弱，不强也。当，主也。汗，阴土液也。解，开也。阳气浮半表下，半里上下脉中阴少阳强，脉应之浮弱，主温半里脉中之阴，阳气以于右，强于里。适桂枝汤，啜稀热粥，助其药力，温疏半里上之阴。半里上阴温土疏，阴液外开，阳得阴和，阳气来复于右，强于里，生阴土之阴，和阳气以于左。曰：脉浮弱者，当以汗解，宜桂枝汤。"当以汗解"句，谓里阴得温，营卫气和，自汗漐漐乃解，非谓桂枝汤能发其汗也。

服桂枝汤，或下之，仍头项强痛，翕翕发热，无汗，心下满微痛，小便不利者，桂枝去桂加茯苓白术汤主之。

下之，指半里下阴土液也。头项，指半表上经道也。服桂枝汤，疏泄半里上土气，温半里上之阴。半里上土疏阴温，阳气来复；或半里下阴土液少，半表上经道之阳，无阴柔和。曰：服桂枝汤，或下之，仍头项强痛。无半里下阴液上和阳气，其热从阳动，其阳从热起，阳与热合，热甚如火炙，不汗。曰：翕翕发热，无汗。心下，脾土也。满，闷也。微，幽微处也。痛，不通也。阴土液少，阳气来复半表上，不还半里下，脾土幽微处之阴，失阳气温通而闷痛。曰：心下满微痛。小便，半里也。半里下阴土液少，不足以上润半表上，和其阳气，主桂枝去桂加茯苓白术汤。曰：小便不利者，桂枝去桂加茯苓白术汤主之。阳气来复半表上，故去桂枝温经道之阴；白术、大枣，甘温多脂，助土之液；生姜辛温，芍药苦平，疏泄土气；甘草甘平，和其土气；茯苓淡甘，通利土液。上六味，象阴数得阳变于六；哎咀，以水八升，象阴数得阳，正于八；煮取三升，去滓，温服一升，象阳数得阴阖午。阴数得阳开子，半里阴液和利半表。曰：小便利则愈。

桂枝去桂加茯苓白术汤方

芍药三两　甘草二两，炙　生姜三两，切　大枣十二枚，擘　茯苓二两　白术三两

上六味，哎咀，以水八升，煮取三升，去滓，温服

一升，小便利则愈。

伤寒脉浮，自汗出，小便数，心烦，微恶寒，脚挛急。反与桂枝汤①，以②攻其表，此误也。得之便厥，咽中干，烦躁，吐逆者，作甘草干姜汤与之，以复其阳；若厥愈足温者，更作芍药甘草汤与之，其脚即伸；若胃气不和，谵语者，少与调胃承气汤；若重发汗，复加烧针者，四逆汤主之。

浮，阳浮也。汗，阴土液也。冬寒损去，阳不藏酉，土之阴液亦不藏酉，阴阳气液俱浮半里上。曰：伤寒，脉浮，自汗出。小便，半里也。数，烦数也。心，阳也。阳不藏酉，土之阴液，烦数半里上，不顺利半里下。曰：小便数，心烦。微，幽微处也。寒，阴气也。阳不藏酉，半里下幽微处之阴不温。曰：微恶寒。阳不藏酉，半表下经道失温，则筋不柔而拘急。曰：脚挛急。攻，治也。表，半表下也。厥，短也。医者见其脉浮，自汗出，疑是太阳开，病阳气浮半表下，不知阳浮半里上，不藏于酉，反与桂枝汤温半里上之阴，此误也。得桂枝汤之温，阳气更不藏酉，其阳短半里半表下，两足不温。曰：反与桂枝汤以攻其表，此误也，得之便厥。阳不藏酉，阴土之液不能循半表经道，上通于咽。曰：咽中干。吐，舒也。逆，不顺也。阳浮半里上，无阴固之而烦；阴居半里下，无阳温之而躁；阳不

---

① 汤：宋本《伤寒论》无"汤"字。
② 以：宋本《伤寒论》作"欲"字。

藏酉，半里下阴土之液，不从左上舒，顺利表里。曰：烦躁吐逆者。圣法示人，如其阳气浮半里上，不藏于酉，作甘草干姜汤与之，温中土。中土温，阳气复。曰：作甘草干姜汤与之，以复其阳。阳气复，自不短半表下，阳藏失时，土气不疏，土味不足，更作芍药甘草汤，疏泄半里土气，助半表土味，与之则筋得其柔。曰：若厥愈足温者，更作芍药甘草汤与之，其脚即伸。胃气，半里上阳气也。和，顺也。如半里上阳气不顺利半里下，逆上谵语者，少与调胃承气汤，咸苦甘气味，调和阳气，顺利半里下，则谵语止。曰：若胃气不和，谵语者，少与调胃承气汤。重，累也。发，起也。汗，阴土液也。加，上也。烧，温也。针，机缄也。如累起阴土之液，从半里上泄出，不复半里下者，主四逆汤温半里下之阴，半里下阴温，逆上阳气，自来复机缄之中。曰：若重发汗，复加烧针者，四逆汤主之。

甘草干姜汤方

甘草四两，炙　干姜二两

上二味，㕮咀，以水三升，煮取一升六合，去滓，分温再服之。

芍药甘草汤方

芍药四两　甘草四两，炙

上二味，㕮咀，以水三升，煮取一升五合，去滓，分温再服之。

调胃承气汤方

大黄四两，去皮，清酒浸　甘草二两，炙　芒硝半升

上三味，哎咀，以水三升，煮取一升，去滓，内芒硝，更上火微煮令沸，少少温服之。

四逆汤方

甘草二两，炙　干姜一两半　附子一枚，生用，去皮，破八片

上三味，哎咀，以水三升，煮取一升二合，去滓，分温再服。强人用大附子一枚，干姜三两。

问曰：证象阳旦，按法治之而增剧，厥逆，咽中干，两胫拘急而谵语。师曰：言夜半两足①当温，两脚当伸。后如师言，何以知此？答曰：寸口脉浮而大，浮则为风，大则②为虚，风则生微热，虚则两胫挛。病证③象桂枝，因加附子参其间，增桂令汗出，附子温经，亡阳故也。厥逆，咽中干④，阳明内结，谵语烦乱，更饮甘草干姜汤。夜半阳气还，两足当温⑤，胫尚微拘急，重与芍药甘草汤，尔乃胫伸。以承气汤微溏，则止其谵语，故⑥病可愈。

---

① 两足：宋本《伤寒论》作"手足"。
② 则：宋本《伤寒论》无"则"字。
③ 证：宋本《伤寒论》作"形"字。
④ 咽中干：宋本《伤寒论》"咽中干"后有"烦躁"二字。
⑤ 温：宋本《伤寒论》作"热"字。
⑥ 故：宋本《伤寒论》"故"后有"知"字。

此条借问答，申明上条之意。旦字，象一阳开子。法，指桂枝汤。脉浮，自汗出，微恶寒，证象一阳开子，浮半表下也，依桂枝汤法治之。不知阳浮半里上，不藏于酉，得桂枝汤之温，阳气更不藏酉，则短半里半表下，因增剧厥逆、咽中干、两胫拘急而谵语，此误也。问曰：证象阳旦，按法治之而增剧，厥逆，咽中干，两胫拘急而谵语。阳气至夜半来复于子，两足当温，两脚当伸，果如斯言。何得知此？师曰：至夜半两足当温，两脚当伸，后如斯言。何以知此？寸口，半里上也。浮，阳浮也。风，阳气也。微，幽微处也。热，亦阳气也。虚，半表下阳虚也。阳不藏酉，浮半里上，其阳虚半表下，幽微处之阴失其阳温，两胫之筋不柔而拘急。曰：寸口脉浮而大，浮则为风，大则为虚，风则生微热，虚则两胫挛。加，上也。附，依附也。子，子时也。参，错也。增，益也。汗，阴土液也。亡，同无。故，使为之也。此因半里上阳不藏酉，依附子辰左开，不能按度数继续前进，其阳参错其间。益桂，令阴液阳气出半里上，半表下经道之阴，无阳气使为之也。曰：病证象桂枝，因加附子参其间，增桂令汗出，附子温经亡阳故也。阳不藏酉，其阳则短半表下，逆半里上。曰：厥逆。无阴土之液，上通于咽。曰：咽中干。阳明阳气不从申至戌，里结半里上，阳无阴固。曰：阳明内结，谵语烦乱。更易其治法，饮甘草干姜汤，温土藏阳，至夜半阳气还子，两足当温，两胫当伸。曰：更饮甘草干姜汤，夜半阳气还，两足当温，胫尚微拘急。

阳藏失时，半里下土气不疏，土味不足，再与芍药甘草汤疏其土气，助其土味，则筋得其柔，尔乃胫伸。曰：重与芍药甘草汤，尔乃胫伸。微，幽微处也。溏，水气濡滞也。阳不藏酉，阳气里结半里上，幽微处水气濡滞，不转运半表上，以和其阳，则心烦而谵语。以调胃承气汤，咸苦甘气味，调和阳气藏酉，阳气藏，谵语止，土之阴液得其阳运，自不濡滞半里下，故病可愈。曰：以承气汤微溏，则止其谵语，故病可愈。

太阳与阳明合病者，必自下利，葛根汤主之。

与，从也。合，同阖。必，表识也。下，半表下也。太阳从阳明经气，阖而不开，是有秋冬之清降，无春夏之温升，半里下阴液不从左上达半表，温润肌肉皮毛，外出为汗。表识阴液，从半表下下利，主葛根汤。曰：太阳与阳明合病者，必自下利，葛根主之。葛根甘平气轻，麻黄苦温气轻，入半里下，启阴土之液从左枢开，上达半表，毋使下利；桂枝辛温，温表里经道之阴，太阳阖而不开；表里上土气不疏，土味不足，以芍药苦平、生姜辛温、甘草甘平，疏泄表里上土气，助表里上土味；阴液下利，不足左右表里，以大枣十二枚，味厚汁浓，益土之液，和阳气回还表里，使二经开阖不失其时，阴液自不下利。

葛根汤方载前。

太阳与阳明合病，不下利，但呕者，葛根加半夏汤主之。

太阳从阳明经气阖而不开，阴液不从半表下下利，逆半里上从口呕者，主葛根加半夏汤。加半夏辛平气味，降逆上水气，毋使水逆半里上也。曰：太阳与阳明合病，不下利，但呕者，葛根加半夏汤主之。

葛根加半夏汤方

即葛根汤原方加半夏半升，洗。

太阳与阳明合病，喘而胸满者，不可下，宜麻黄汤主之①。

下，降也。太阳从阳明经气阖而不开，阴液逆半里上，喘而胸满。不可见其胸满而降之，适麻黄汤之理，主开半里下阴液，从子左吐。曰：太阳与阳明合病，喘而胸满者，不可下，宜麻黄汤主之。

太阳病，头痛，发热，身疼，腰痛，骨节疼痛，恶风，无汗而喘者，麻黄汤主之。

太阳病，阳气浮半表下，半表上头部之阴失其阳温。曰：太阳病，头痛。阳气浮半表下，无阴固之。曰：发热。阳气浮半表下，表里经络之阴，失阳气温通。曰：身疼，腰痛，骨节疼痛。阳气浮半表下，半里上阴失阳温。曰：恶风。阳气浮半表下，半里下阴液不开于左，半里上气逆不降，主麻黄汤。曰：无汗而喘者，麻黄汤主之。麻属气虚，黄属土色，麻黄管细中空，象肌中系络，气味苦温，肌中系络液塞，非此不能通；桂树得子水之阳气而冬荣，其枝色紫赤，得子水之

---

① 主之：宋本《伤寒论》无"主之"二字。

阳气而化生，气味辛温，表里经络关节中气滞，非此不能通；杏仁苦温滋润，得辛温气味，能滑利表里经络机滞；阳浮半表下，阴滞半里下，土气不和半表半里上，以甘草极甘和之。上四味，象阴阳气液□转八方；以水九升，象阳数得阴极于九；先煮麻黄减二升，减，轻也，二，阴数也，象阳举而阴从轻也；去上沫，内诸药，煮取二升半，去滓，温服八合，象阴数得阳正于八；覆取微似汗，阳浮半表下，阴滞半里下，恐啜粥助表里上阴液外出为汗，表里下阴液留滞不开，故不须啜粥。

麻黄汤方

麻黄三两，去节　桂枝三①两，去皮　杏仁七十个，去皮尖　甘草一两，炙

上四味，以水九升，先煮麻黄，减二升，去上沫，内诸药，煮取二升半，去滓，温服八合。覆取微似汗，不须啜粥。余如桂枝法将息。

太阳病，十日已去，脉浮细而嗜卧者，外已解也；设胸满胁痛者，与小柴胡汤；脉但浮者，与麻黄汤。

十日，酉时也。已，止也。去，藏也。浮，阳浮也。细，不足也。太阳阳气，病酉时止而不藏，浮半里上，不足半表下。曰：太阳病，十日已去，脉浮细。而，如也。如嗜卧者，证外之阳气，去藏于酉，阳得阴缓。曰：而嗜卧者，外已解也。阳气去藏半里下，设胸

---

① 三：宋本《伤寒论》作"二"字。

满气滞而胁痛者，此阳藏失时，阴液不足以和半表上阳气，内阖之枢不利，与小柴胡汤运气益液，和利枢机。曰：设胸满胁痛者，与小柴胡汤。凡半里下阴液未损阳气，先阴枢开，无阴固之而气浮者，与麻黄汤开半里下阴液，固半表阳浮。曰：脉但浮者，与麻黄汤。

伤寒，脉浮缓，身不疼但重，乍有轻时，无少阴证者，大青龙汤发之。

浮，阳浮也。缓，迟缓也。脉道之阳，浮半里上，迟缓不藏。曰：伤寒，脉浮缓。身，可屈伸也。阳气屈伸半里上，不去藏半里下，闭塞成冬。曰：身不疼。重，不轻也。乍，忽也。轻，不重也。阳气屈伸半里上，不去藏半里下，身重而不轻。阳气藏，身忽轻而不重。阳气虽藏，半里上肌表阴气未能坚固其阳。曰：但重，乍有轻时。阴土之内，无少阴液之证外见者，以大青龙汤。曰：无少阴证者，大青龙汤发之。前条方下曰"主"，此独曰"发"，不曰"主"。按发字之意，汤内麻黄先温升地气，地气燠暖，阴土之液外明半表；石膏辛寒清降天气，固阳内藏，如冬天欲雨雪，必先地气燠暖，然后雨雪降，而天气清肃，得阳气内藏半里下，成冬令以生阴，合阳从子左开，外明半表也。

伤寒表不解，心下有水气，干呕，发热而咳，或渴，或利，或噎，或小便不利、少腹满，或喘者，小青龙汤主之。

表，半里上表也。解，缓也。心下，脾部也。有，质也。冬寒损去，半里上表阴，不缓阳气内藏于酉，脾部质水气不左行。曰：伤寒表不解，心下有水气。干，不润也。阳不藏酉，脾部水气不左行，半表上土燥不润，半里下水气无所区别，逆上而呕。曰：干呕。阳不藏酉，浮半里上，无阴固之。曰：发热。阳不藏酉，脾部水气不左行，阻碍表里气道，呼吸不利。曰：或咳。阳不藏酉，脾部水气不能蒸运半表，上润于口。曰：或渴。阳不藏酉，脾部水气不能蒸运半表上，而利半表下。曰：或利。阳不藏酉，脾部水气不能蒸运半表，上通于咽。曰：或噎。小便，半里也。阳不藏酉，半里下阴液不利半表上。曰：或小便不利，少腹满。阳不藏酉，其气不左运半表，逆半里上而喘。小，半里也。龙，指阳气也。阳不藏酉，半里下阴土不温，水气不左行，主小青龙汤。曰：或喘，煮青龙汤主之。以麻黄苦温，行肌表水气；得五味子酸温，酸主敛，敛麻黄苦温气味，内行心下停水；桂枝辛温，通表里经络之阴；半夏辛平，降逆上水气；芍药苦平，疏泄表里土气；细辛辛温，通脉络中幽微处之阴；干姜辛温，守而不走，温半里下土气以藏阳；阳浮半里上，土味不足半表下，以甘草极甘培之，又借五味子酸温，敛阳气藏于土中，复于子，使五味子转运表里，不失生生气化之机。上八味，以水一斗，象阴数得阳正于八，合阳数复于一；先煮麻黄，减二升，减，轻也，二，阴数也，象阳举而阴从轻也；去上沫，内诸药，煮取三升，去滓，温服一升，象阳数得阴藏酉，阴数得阳开子也。

小青龙汤方

麻黄三两，去节　芍药三两，干，切　干姜三两　五味子半升　甘草三两，炙　细辛三两　桂枝三两　半夏半升，汤洗

上八味，以水一斗，先煮麻黄，减二升，去上沫，内诸药，煮取三升，去滓，温服一升。

伤寒心下有水气，咳而微喘，发热不渴。服汤已，渴者，此寒去欲解也。小青龙汤主之。

阳不藏酉，水气逆于脾部，表里气道，呼吸为之阻碍。曰：伤寒心下有水气，咳而微喘。阳不藏酉，浮半里上，无阴固之。曰：发热。水停心下。曰：不渴。服汤已而口渴者，此水饮除去，阳气初藏，未能蒸运阴液上济于口，主小青龙汤。曰：服汤已，渴者，此寒去欲解也，小青龙汤主之。

太阳病，外证未解，不可下也，下之为逆，欲解外者，宜桂枝汤主之①。

外，表也。解，缓也。下，降也。逆，不顺也。太阳开，病阳气浮半表下，未得阴缓，切不可用苦寒气味降之。如降之，阴液下陷，阳不阖午。曰：太阳病，外证未解，不可下也，下之为逆。欲阴阳气液继续半表上阖午，适桂枝汤啜粥，温半里上之阴，半里上阴温土疏，阳气顺利半表上，阖午藏酉。曰：欲解外者，宜桂

太
阳
篇

77

枝汤主之。

太阳病，先发汗不解，而复下之，脉浮者不愈。浮为在外，而反下之，故令不愈。今脉浮，故知在外，当须解外则愈，宜桂枝汤主之①。

发，开也。汗，阴土液也。解，缓也。太阳阳气，病先阴而开，其阴不缓其阳。曰：太阳病，先发汗不解。而，能也。复，反也。下，降也。之，指半表下阳气也。浮，阳浮也。愈，进也。外，表也。阳气先阴而开，能反以苦寒气味降之乎？如降之，其阳气即浮于表，不前进于里。曰：而复下之，脉浮者不愈，浮为在外，而反下之，故令不愈。令，是时也。故，使之也。须，求也。是时阳气浮，使之知其阳气浮半表下，当求缓半表下阳气，适桂枝汤啜粥，温半里上之阴，半里上阴温土疏，其阳气则进半里。曰：今脉浮，故知在外，当须解外则愈，宜桂枝汤主之。

太阳病，脉浮紧，无汗，发热，身疼痛，八九日不解，表证仍在，此当发其汗。服药已微除，其人发烦，目瞑，剧者必衄，衄乃解。所以然者，阳气重故也。麻黄汤主之。

浮，阳浮也。紧，不舒也。太阳开，病阳气浮半表下，半里阴失阳温，紧而不舒。曰：太阳病，脉浮紧。阴紧半里，半表阳失阴固。曰：无汗发热。阳浮半表，

---

① 主之：宋本《伤寒论》无"主之"二字。

半里阴失阳通。曰：身疼痛。八九日，未申时也。解，缓也。表，阳也。仍，因也。太阳病欲解时，从巳至未上。至未申时，阳浮半表下，不有阴缓，从巳阖午藏酉之表证，因在半里下阴紧，未能和阳气从子上舒。此当开半里下阴液，外达半表，回还半里，缓阳气从巳阖午藏酉。曰：八九日不解，表证仍在，此当发其汗。微，幽微处也。除，开也。瞑，目合也。剧，甚也。必，期必也。服药已，半里下幽微处阴液外开，其阳气当由半表下，从巳阖午藏酉，而阴液外开，其人反证发烦目合则烦甚。如是，期必气府络中有血，上逆，阻阳气从巳阖午藏酉，阳气浮半表下，半表上经络之血，失其流通，其血必逆气府络中，如从鼻窍引出。血出，不阻阳气从巳阖午藏酉。曰：服药已微除，其人发烦，目瞑，剧者必衄，衄乃解。重，尊也。所以然者，阳气尊半表下，阴液居半里下，不外达半表故也。主麻黄汤，开半里下阴液，外达半表，以缓其阳。曰：所以然者，阳气重故也，麻黄汤主之。

《医林改错》云：若血归气府，血必随气而出，上行则吐血、衄血，下行则溺血、便血。血管在卫总管之前，相连而长，粗如筋，名曰荣总管。即血管盛血，与卫总管长短相等，其内之血，由血府灌溉。血府，即人胸下膈膜一片，其薄如纸，最为坚实，前长与心口四处齐，由两胁至腰上，顺长如坡，前高后低，低处如池，池中有血，即饮食之精汁所化，名曰血府。气府存气，血府存血。卫总管由气府行周身之气，故名卫总管；荣总管由血府行周身之血，故名荣总管。卫总管体厚形粗，长脊骨之前，与脊骨相连，散布头面四肢，近筋骨长，即周身气管。荣总管体薄形细，长在卫总管之前，与卫总管相连，散布头面四肢，近皮肉长，即周身血管。

太阳病，脉浮紧，发热，身无汗，自衄者，愈。

太阳开，病阳气浮半表下，半里阴液紧而不舒。曰：太阳病，脉浮紧。阳气浮半表下，无阴缓之。曰：发热。身，伸也、舒也。半里阴液不随阳气屈伸，左舒半表。曰：身无汗。阳气浮半表下，半表上经脉之血，失其流通，其血必逆气府中，如从半里上鼻窍引出，自不阻阳气阖午藏酉。曰：自衄者，愈。

伤寒，不大便六七日，头痛有热者，与承气汤；其小便清者，知不在里，仍在表也，当须发汗；若头痛者，必衄，宜桂枝汤。

大便，半表也。六七日，巳午时也。有，得也。热，阳气也。阳不藏酉，不有半里阴液上和半表阳气，回还巳辰，内阖午辰。半表上头部之阳，失阴液流通而痛。至其时，得阳气不还巳阖午藏酉，半里下土气不温不疏，阴液坚结，与大承气汤寒少温多之气味。汤入胃中，其气味即从胃之津门蒸出，寒固半里上阳气内藏，温疏半里下土气，使脉中阴液和阳气顺承半表，回还半里。曰：伤寒，不大便六七日，头痛有热者，与承气汤。小便，半里也。清，寒气也。当，主也。须，求也。发，开也。汗，阴土液也。其半里下气寒不温，腠理液塞，当知其病不在半里上，因在半表下。阳气无阴液和之，主求开阴土之液，外达半表，和阳气从巳阖午去藏酉也。曰：其小便清者，知不在里，仍在表也，当须发汗。若，如也。必，期必也。如阴液外达半表头痛者，期必气府络中有血，阻阳气从巳阖午藏酉。若汗出而又衄血者，表里阴阳气液俱不足，适桂枝汤啜热稀粥，资助肌中阴液，外和阳气，去藏酉也。曰：若头痛者，必衄，宜桂枝汤。

伤寒，脉浮紧，不发汗，因致衄者，麻黄汤主之。

阳不藏酉，阳气浮半里上，半里下阴液不舒。曰：伤寒，脉浮紧。发，开也。汗，阴土液也。阳不藏酉，半里下阴液不左开，血府中之血亦不左开，其逆气府络中，循半里上鼻窍引出。曰：不发汗，因致衄者，麻黄汤主之。阴液左开，血府之血亦左开，自不逆气府络中，循鼻窍而为衄也。

脉浮数者，法当汗出而愈。若下之，身重心悸者，不可发汗，当自汗出乃解。所以然者，尺中脉微，此里虚，须表里实，津液自和，便自汗出愈。

数，阳气也。法，象也。汗，阴土液也。愈，进也。阳浮半表，脉数者，病象当起半里阴液，外达半表，和阳气前进半里。曰：脉浮数者，法当汗出而愈。下，半里下也。之，指半里下阴也。重，不轻也。身重心悸，证半里下阴阳气液不足也。如半里下阴阳气液不足，不可起阴土之液，外出为汗。当温阴土之阴，使阴液自然外出，固阳于里乃解。曰：若下之，身重心悸者，不可发汗，当自汗出乃解。尺，主里。微，幽微处也。须，求也。不可起阴土液出为汗，之所以然者，此半里下，幽微处阴阳气液不足，必求半里阴得阳温，其阴外荣与表，固阳于里，乃解。曰：所以然者，尺中脉微，此里虚，须表里实，津液自和，便自汗出愈。

脉浮紧者，法当身疼痛，宜以汗解之。假令尺中迟者，不可发汗。何以知之[①]然？以营气不足，血少故也。

阳浮半表，半里阴液不舒，故脉应之浮紧，其病象当身疼痛。宜麻黄汤，起半里阴液，外达半表，以缓其阳。曰：脉浮紧者，法当身疼痛，宜以汗解之。假，因也。令，告戒也。尺，主半里。迟，不足也。告戒后学，不可发汗，何以知之然？因半里营运之阴液，不足以外缓半表之阳故也。曰：假令尺中迟者，不可发汗，何以知之然？以营气不足，血少故也。

脉浮者，病在表，可发汗，宜麻黄汤。脉浮而数者，可发汗[②]。

可，与否对。宜，适理也。如病阳气浮半表，阴液内实半里，适麻黄汤之理，可以发汗。若脉浮而尺中迟者，此证阴阳气液不足于里，不可用麻黄汤发汗，再伤脉中血液。如病阳气浮半表，半里阴液不能上和其阳而脉浮数，验其脉尺中不微，适麻黄汤之理，可以发汗。若脉浮数，而尺中微者，此证幽微处营运之阴不足以上和半表之阳，不可用麻黄汤发汗，再伤幽微处不足之阴也。

---

① 之：宋本《伤寒论》无"之"字。
② 可发汗：宋本《伤寒论》"汗"后有"宜麻黄汤"四字。

病常自汗出者，此为营气和。营气和者，外不偕，以卫气不共营气和偕①故尔。以营行脉中，卫行脉外，复发其汗，营卫和则愈，宜桂枝汤。

汗，阴土液也。病阴土之液常自出者，此为营内之阴液和利于表，不和利于里。曰：病常自汗出者，此为营气和。外，表也，里之对也。偕，强也。阳得阴，则强于表；阴得阳，则强于里。营内之阴液和利于表，外出毛窍为汗，无阴液，和卫外之阳气强于里。曰：营气和者，外不偕，以卫气不共营气和偕故尔。复，来复也。发，起也。因营内之阴液行脉中，外出毛窍为汗，卫外之阳气行脉外，其阴不和其阳，内强于里，适桂枝汤，温半里上之阴，疏泄半里上土气，半里上阴温土疏，卫外之阳气来复半里，外起之液亦随阳气来复半里。曰：以营行脉中，卫行脉外，复发其汗，营卫和则愈，宜桂枝汤。"复发其汗"句，勿谓桂枝汤能发其汗也。

病人脏无他病，时发热自汗出而不愈者，此卫气不和也，先其时发汗则愈，宜桂枝汤主之②。

脏，里也。病人里无他病，惟阳气时起于外发热，阴土之液亦从之外泄为汗，此卫外之阳气不有阴液和之藏酉也。曰：病人脏无他病，时发热自汗出而不愈者，此卫气不和也。于未发热之先时，适桂枝汤先温半里上之阴，半里上阴温土疏，时起之阳来复半里，阴液亦从

---

① 和谐：宋本《伤寒论》作"谐和"。

② 主之：宋本《伤寒论》无"主之"二字。

太阳篇

阳气来复半里，内藏于酉。曰：先其时发汗则愈，宜桂枝汤主之。

伤寒，发汗①解，半日许复烦，脉浮数者，可更发汗，宜桂枝汤主之②。

阳气浮半里上，不藏半里下，病阴土之液闭郁不舒，用麻黄汤苦温气味，开阴土之液，外达半表，回还半里，和阳气内藏于酉，以成冬令也。用麻黄汤发汗，汗出身肤清凉，表解之象。解半日许复烦，脉浮数者，此阴土之液，从半表泄出，阳往半表下，阳少阴和，阳气数于脉中。曰：伤寒，发汗解，半日许复烦，脉浮数者。更，易也。可易去发汗之法，适桂枝汤，啜热稀粥，助土中阴液，温半里上之阴，半里上阴温土疏，阳气来复藏酉。曰：可更发汗，宜桂枝汤主之。"更发汗"三字，谓易去发汗之法，非谓桂枝汤能发其汗也。

凡病，若发汗、若吐、若下、若③亡津液，阴阳自和者，必自愈。

若，不定之辞。凡病，或阴液从毛窍泄出，或从口吐出，或从下泄出，或亡津液，阴阳之气能从中土自和者，期必能食，自愈。如不能食，是阴阳之气不复中土，即不愈。曰：凡病，若发汗、若吐、若下、若亡津液，阴阳自和者，必自愈。

---

① 发汗：宋本《伤寒论》"汗"后有"已"字。

② 主之：宋本《伤寒论》无"主之"二字。

③ 若：宋本《伤寒论》"若"后有"亡血"二字。

大下之后，复发汗，小便不利者，亡津液故也。勿治之，得小便利，必自愈。

大，猛也。下，半表下也。之，指阴土也。后，嗣也。复，再也。汗，阴土液也。小便，半里也。亡，失也。阴土之液，猛从半表下下出，嗣再外泄毛窍，半里之阴，不利下为尿者，失津液故也。曰：大下之后，复发汗，小便不利者，亡津液故也。勿妄治之，得阳气来复半里，阴得阳生，阴液顺利于下为尿，期必自愈。曰：勿治之，得小便利，必自愈。

下之后，复发汗，必振寒，脉微细。所以然者，以内外俱虚故也。

下，半表下也。之，指阴土也。后，嗣也。复，再也。阴土之液从半表下下泄，嗣再外泄毛窍。曰：下之后，复发汗。下之、汗之，中土阴阳气液俱虚，太阳大气外卫，不足以温暖肌体之阴，身必发寒而振动。曰：必振寒。太阳大气内卫，亦不足以温暖脉中微处之阴。曰：脉微细。内，里也。外，表也。所以然者，以里之阴表之阳俱虚故也。曰：所以然者，以内外俱虚故也。

下之后，复发汗，昼日烦躁不得眠，夜而安静，不呕，不渴，无表证，脉沉微，身无大热者，干姜附子汤主之。

下之、汗之，中土阴阳气液俱虚。昼为阳日，主太阳阳气盛外，阳气盛外，阳失阴固，则生烦；阳气盛外，阴气盛内，阴失阳温，则生躁。阳得阴则复，阳极于巳，天之太阴阴气不复，阳失阴固。曰：下之后，复发汗，昼日烦躁不得眠。夜为阴，夜主太阴阴气盛外，阳得阴固，阴得阳温。曰：夜而安静。阳气虽得阴固，其阳气不足以温生脾土阴液，从半表上区别。曰：不呕。阳气虽能转运半表上，其阳不足以温暖胃土而化燥。曰：不渴。证，明也。阴液不区别半表上，无半里下阴液表明半表上。曰：无表证。沉，里也。微，幽微处也。身，伸也，舒也。无，不有也。大，半表也。热，阳气也。脉里幽微处阴液不有太阳阳气温伸而上舒。曰：脉沉微，身无大热者。阴极于亥，太阳阳气不足以温生阴土之阴，复于子，和于表里，主干姜附子汤。曰：干姜附子汤主之。干姜辛温，合生附子辛热，蒸水土之阴从子左运，水土阴温，阳气外卫，得土之阴和之，得天之阴固之，昼日烦躁自解。上二味，二，阴数也，象二阴偶阳；以水三升，三，阳数也，象三阳来复半里；煮取一升，去滓，顿服，一气服下，不分服也，取其气浓，入半里下，蒸阴土之阴，以藏阳也。

干姜附子汤方

干姜一两　附子一枚，生用，去皮，破八片

上二味，以水三升，煮取一升，去滓，顿服，一气服下，不分服也。

发汗后，身疼痛，脉沉迟者，桂枝加芍药生姜各一两人参三两新加汤主之。

发，扬也。汗，阴土液也。沉，里也。迟，不足也。阴土之液随阳气外扬后，身疼痛，脉沉迟者，证阴阳气液俱虚表里也，主桂枝加芍药生姜各一两人参三两新加汤。曰：发汗后，身疼痛，脉沉迟者，桂枝加芍药生姜各一两人参三两新加汤主之。加芍药苦平气味，疏泄表里土气；加生姜辛温气味，开左右络道之阴；桂枝辛温，温通表里经道之阴；加人参苦甘气味，合大枣、甘草甘平气味，取汁多味浓，增阴土之液，以和其阳；再啜热稀粥，资助药力，使气液流畅周身。仲圣撰伊圣一百一十二方，象地支十二辰数，增桂枝加芍药生姜人参新加汤一方，合一百一十三方，象地支十二辰来复之数。"新加"二字，象阴阳气液从子振动自新之数也。上六味，象阴数得阳变于六；以水一斗二升，象一阳二阴，环转周身；微火煮取三升，象三阳来复半里；去滓，分温服，象阴阳气液分运八方也。

桂枝加芍药生姜人参新加汤方

桂枝三两，去皮　芍药四两　甘草二两，炙　生姜四两，切　大枣十二枚，擘　人参三两

上六味，以水一斗二升，微火煮取三升，去滓，分温服。余依桂枝汤法。

未持脉时，病人叉手自冒心，师因教试令咳，而不咳者，此必两耳聋无闻也。所以然者，以重发汗，虚故如此。

未持脉时，见病人叉手自冒心，师因其形，遂教试令咳，而病人竟不咳者，此必两耳聋无闻。冒，覆也。心，身之中也。以，因也。重，复也。中土阴阳气液不

太阳篇

87

足，喜外有所卫，故叉手自覆于心。阳得阴则清，得阴则明，耳聋无闻之所以然者，因阴土之液，重复起于表，虚于里，阳失阴清，阴失阳明，故如此。曰：未持脉时，病人叉手自冒心，师因教试令咳，而不咳者，此必两耳聋无闻也，所以然者，以重发汗，虚故如此。

发汗过多，其人叉手自冒心，心下悸，欲得按者，桂枝甘草汤主之。

心下，脾土也。脾土之阴髓，阳气多起于表，不足于里，其人叉手自覆于心，心下悸，喜外有所卫也，以外之喜卫喜按，证阴阳气液俱虚于中土也，主桂枝甘草汤。曰：发汗过多，其人叉手自冒心，心下悸，欲得按者，桂枝甘草汤主之。主桂枝辛温，用四两之多，取味厚气浓；甘草甘平，用二两之多，取味厚气淡，辛甘气味，合化阳气，温土之阴，生土之液。上二味，以水三升，煮取一升，象二阴偶阳，复里开子也；去滓，顿服，取其气味充足，易运于中也。

桂枝甘草汤方

桂枝四两，去皮　甘草二两，炙

上二味，以水三升，煮取一升，去滓，顿服。

发汗后，其人脐下悸者，欲作奔豚，茯苓桂枝甘草大枣汤主之。

发，起也。汗，阴土液也。阳得阴，其气左右旋转，其人阴土之液外起之后，阴土液少，其阳失其所依，不能回旋半表，而脐下悸动，势欲兴起，从下奔上，主茯苓桂枝甘草大枣汤。曰：发汗后，其人脐下悸者，欲作奔豚，茯苓桂枝甘草大枣汤主之。重用茯苓，甘淡气灵，通阴土之阴；桂枝辛温气香，通表里经道之阴；甘草味厚，大枣汁浓，能补土中不足之液，中土液复，则阳气从子，旋转半表，不上奔半里上。水性下趋，劳之则逸，取水扬万遍，谓之甘澜水，又谓之劳水。劳其性，使之不易下趋，意和阳气旋转中土，还半表也。上四味，象阴阳气液□转八方；以甘澜水一斗，象地天生成十数；先煮茯苓，减二升，内诸药，煮取三升，去滓，温服一升，日三服，象阴数得阳正于八，阳数得阴开于子。

《礼·玉藻》：圈豚行不举足。注：豚性散，圈之则聚而旋转于中。又圈转也。豚之言循，谓徐趋之法，当曳转循地而行。

阳得阴，其气方能旋转半表；阳失阴，其气直冲而上奔半里上。

茯苓桂枝甘草大枣汤方

茯苓半斤　甘草二两，炙　桂枝四两，去皮　大枣十五枚，擘

上四味，以甘澜水一斗，先煮茯苓，减二升，内诸药，煮取三升，去滓，温服一升，日三服。作甘澜水法，取水二斗，置大盆内，以杓扬之，水上有珠子五六千颗相逐，取用之。

发汗后，腹胀满者，厚朴生姜半夏甘草人参汤

主之。

发，起也。汗，阴土液也。阴液外起后，中土阴阳气液俱虚，升降转运呆钝，而生胀满，主厚朴生姜半夏甘草人参汤。曰：发汗后，腹胀满者，厚朴生姜甘草人参汤主之。重用厚朴，味苦气温，入中土而运浊阴；生姜味辛气温，化气横行，疏泄土气；半夏味辛气平，散土之结，降水之逆；甘草甘平，人参甘寒，救中土不足之阴。阴得阳则左运，阳得阴则右旋，阴阳气液旋转中土，升降输利，胀满自除。上五味，以水一斗，煮取三升，去滓，温服一升，日三服，象地天生成十数，包藏土中，开子阖午也。

厚朴生姜半夏甘草人参汤方

厚朴半斤，去皮炙香，去皮者去外粗皮也　生姜半斤，切　半夏半升，洗　甘草二两，炙　人参二两

上五味，以水一斗，煮取三升，去滓，温服一升，日三服。

伤寒，若吐、若下后，心下逆满，气上冲胸，起则头眩，脉沉紧。发汗则动经，身为振振摇者，茯苓桂枝白术甘草汤主之。

心下，半里下也。逆，不顺也。阳不内藏于酉，阴土之水，失其阳运，其水或从半里上吐出后，或从半表下泄出后。半里下阴土液少，输转之气不利，逆而生满。曰：伤寒，若吐、若下后，心下逆满。冲，动也。胸，半里上也。阳浮半里上，不藏于酉，动于胸中。

曰：气上冲胸。起，立也，举也。阳不藏酉，阳立半里上，在下阴液不从左上举，阳无阴和，而头为之眩乱。曰：起则头眩。沉，里也。紧，不舒也。阳浮半里上，不藏于酉，半里下阴不左舒。曰：脉沉紧。发，起也。汗，阴土液也。动，出也。振振，震动也。若见脉沉紧，起阴土液出为汗，则身为之振振摇。振振摇者，是阴土之液外出毛窍多，表里经脉空虚，身无所主，为之动摇也，主茯苓桂枝白术甘草汤。曰：发汗则动经，身为振振摇者，茯苓桂枝白术甘草汤主之。茯，伏也；苓，灵也。阳内伏，则阴土气灵。主茯苓淡甘，通阴土之阴；阳不内藏，土味不足于下，以甘草极甘，益在下不足之土味，以和其阳；桂枝辛温，温表里经脉之阴；白术甘温多脂，益表里经脉之液，经脉液益，阳有所依而内藏。上四味，象阴阳气液□转八方；以水六升，六，阴数也，象阴数得阳变于六；煮取三升，三，阳数也，象阳数得阴来复半里下；去滓，分温三服，象阳数来复半表上。

茯苓桂枝白术甘草汤方

茯苓四两　桂枝三两，去皮　白术二两　甘草二两，炙

上四味，以水六升，煮取三升，去滓，分温三服。

太阳[①]发汗，汗出不解，其人仍发热，心下悸，头眩，身瞤动，振振欲擗地者，真武汤主之。

---

① 太阳：宋本《伤寒论》作"太阳病"。

发，开也。汗，阴土液也。解，缓也。仍，因也。太阳阳开气浮，阴液随之亦浮，外达毛窍，其阴不能和缓阳气回还半里，因之发热。曰：太阳发汗，汗出不解，其人仍发热。心下，脾土也。阳开气浮，阴液外泄为汗多，脾土中气液俱虚而悸。曰：心下悸。阳得阴则静，阴液不上济于头，阳失阴静，而头为之眩乱。曰：头眩。阴阳气液外泄于表，不足于里，经脉空虚，身为之动摇。曰：身瞤动。振振，震也。欲之为言，续也。擗，开也。地，易也。阴阳气液震开于表，不能继续交易，藏于里，主真武汤。曰：振振欲擗地者，真武汤主之。阴阳气液震开于表，里之阴土不温不疏。以茯苓淡甘气灵，合芍药苦平，生姜辛温，温疏土气；白术甘温多脂，益土之液；附子辛温，助子水中元阳。此汤能复天一始生之真元于子中，克定祸乱于瞬息，故汤名真武也。

真武汤方载少阳篇。

太阳病，发汗后，大汗出，胃中干，烦躁不得眠，欲得饮水者，少少与饮之，令胃气和则愈。若脉浮，小便不利，微热消渴者，与①五苓散主之。

发，扬也。后，嗣也。大，猛也。胃中，半表上土也。太阳开，病阴土之液，发扬半表，嗣猛出毛窍，半表上胃土气燥不润。曰：太阳病，发汗后，大汗出，胃中干。眠，目合也。半表上胃土气燥不润，阳无阴和而

―――――――――

① 与：宋本《伤寒论》无"与"字。

烦。阳无阴阖，而目不得合。曰：烦躁，不得眠。愈，进也。半表上胃土气燥不润，欲得饮水，少少与饮之，令半表上胃土津润，阳得阴和，阳气则进半里。曰：欲得饮水者，少少与饮之，令胃气和则愈。若，如也。浮，阳浮也。小便，半里也。微，无也。热，阳气也。如阳气浮半表上，无半里阴土之液猛出毛窍，阳无阴和而消渴者，主与五苓散。五，土数也，苓，灵也，阴得阳则灵；散者，布也，阴得阳则布。白术甘温多脂，能温润土中气液；桂枝得子水之阳而冬荣，其枝色紫赤，得子水之阳而化生，气味辛温，辛之言新也，得子水阳化而日日新也，取其枝象经络之形，温通表里经络之阴，化气从新也；泽泻形圆，甘寒气味，甘土味也，寒水气也，生于水，一茎直上，能启水阴之精气，上滋胃土；茯苓、猪苓淡然无味，入土中能化气行水，上通半表脉道，半表上阳得阴和，内阖于午，半里下阴得阳运，外开于子，阴阳和利表里。曰：若脉浮，小便不利，微热消渴者，与五苓散主之。

五苓散方

猪苓十八铢，去皮　泽泻一两六铢半　茯苓十八铢　桂半两，去皮　白术十八铢

上五味，为末，以白饮和服方寸匕，日三服。多饮暖水，汗出愈。

发汗已，脉浮数，烦渴者，五苓散主之。

发，扬也。汗，阴土液也。已，退也。阳气外扬，

浮半表脉中，阴液退藏半里，半表脉中阳失阴和。阳气浮数半表脉中，不得半里下阴液和之，阖午而烦；阴液退藏半里下，不得阳气上布半表，润胃土之燥而渴者，主五苓散。淡甘气味，布半里退藏之液，上和半表脉道之阳，阳得阴和，脉浮数，烦渴自解。曰：发汗已，脉浮数，烦渴者，五苓散主之。

太阳病，寸缓关浮尺弱，其人发热汗出，复恶寒，不呕，但心下痞者，此以医下之也。如其不下者，病人不恶寒而渴者，此转属阳明也。小便数者，大便必硬，不更衣十日，无所苦也。渴欲饮水者①，少少与之，但以法救之。渴者，宜五苓散。

寸主半表，尺主半里，关主表里之中，应乎土。太阳开，病阴土之液不和阳开，半表阳浮气缓，半里阴运气弱。曰：太阳病，寸缓关浮尺弱。太阳开，病阳气浮半表下，阴液从毛窍外泄。曰：其人发热，汗出。复，来复也。半表阳浮气缓，不能来复于午，温半里上之阴。曰：复恶寒。呕，吐也。半表阳气不来复半里，半里下之阴不从子长左吐。曰：不呕。但，凡也。心下，脾土也。以，用也。医之为言，意也。凡半表阳气不来复半里下，脾土之阴不上交半表上，则心下痞，此当用意交通上下。曰：但心下痞者，此以医下之也。如其不下者，谓半表上阳气不回还半里，来复于下。病人不恶

---

① 者：宋本《伤寒论》无"者"字。

寒而渴者，此阳气转系半表上，半里阴液从阳气交蒸于上，其液从毛窍泄出，不能内润胃土之燥而渴。曰：如其不下者，病人不恶寒而渴者，此转属阳明也。小便，半里也。数，烦数也。大便，半表也。硬，坚也。半里下阴液烦数半表上为汗，半表阳气不顺利半里，半里阴土之气必坚。曰：小便数者，大便必硬。不更衣，谓阴阳气液不能更相替代表里。十日，谓阳开于子，至阳藏酉时。无所苦，谓无半里阴坚满痛之苦，只胃土干燥，渴欲饮水，少少与饮之，使气液相和表里则愈。曰：不更衣十日无所苦也，渴欲饮水者，少少与之。法，象也。但以病象宜五苓散，不宜五苓散。如心下痞，其人渴而燥烦，半表阴液下利，不上利者，即适五苓散之理；如阴阳气液浮半表上，汗出多而渴者，即不适五苓散之理。曰：但以法救之，渴者，宜五苓散。

发汗后，饮水多，必喘；以水灌之，亦喘。

发，起也。汗，阴土液也。饮水，漱水也。起阴土之液外出为汗后，半表半里上阳气不足，若以冷水数漱其口，水之寒气束搏半里上，其气不能至半里下从左上吐，反从口出而喘。曰：发汗后，饮水多，必喘。灌，盥也。若以冷水数盥其手，水之寒气束搏半表上，其气不能自半表上从右下降，亦从半里上口出而喘。曰：以水灌之，亦喘。

发汗后，水药不得入口，为逆。若更发汗，必吐下不止。

发，扬也。汗，阴土液也。后，半里也。口，属半里上也。逆，不顺也。阴土之液随阳气发扬于表，外出毛窍，不顺经道回还于里，半里上气逆不降，水药不能入口。曰：发汗后，水药不得入口为逆。更，再也。吐，升也。下，降也。若阴土之液再扬于表，外出毛窍为汗，表识经道中阴阳升降之气不相交欲相止也。曰：若更发汗，必吐下不止。

发汗吐下后，虚烦不得眠，若剧者，必反复颠倒，心中懊憹，栀子豉汤主之；若少气者，栀子甘草豉汤主之；若呕者，栀子生姜豉汤主之。

发，扬也。汗，阴土液也。吐，水从半里上口出也。下，水从半表下谷道旁出也。后，半里也。虚，不足也。烦，阳失阴和也。眠，目合也。太阳开，阴土之液随阳气外扬半表为汗，或从半里上吐出，或从半表下下出，半里阴液不足以和半表之阳，阳失阴和而烦，阳失阴合而目不得合。曰：发汗吐下后，虚烦不得眠。懊憹，心中恨乱难言也，若烦之剧者。阳失阴合，必反复颠倒不安，心中恨乱难言。难言者，是脾土深奥处阴液，不能震动辰土，和阳气交姤于午，主栀子豉汤。曰：若剧者，必反复颠倒，心中懊憹，栀子豉汤主之。栀子黄赤，气味苦寒，黄为土之色，赤为火之色，苦为火之味，寒为水之气，能固半表阳气回还半里；凡豆体皆重，取黑豆成豉，黑水之色，得蒸盒之气，易重从轻，能宣发半里阴液回还半表。曰：栀子豉汤主之。少，短也。半里下土气不足，其气难以转运半表上，故气短。如气短，虚烦不得眠，主栀子甘草豉汤，调和表里阴阳。以甘草极甘，培半里下外开不足之土气。曰：若少气者，栀子甘草豉汤主之。呕，吐也。半里上土气不疏，其气难以转运半里下，故呕吐。如呕吐，虚烦不得眠，主栀子生姜豉汤，调和表里阴阳。以生姜辛温，疏泄半里上，内阖不足之土气。曰：若呕者，栀子生姜豉汤主之。上二味，象二阴偶阳也；以水四升，象阴阳气液□转八方；先煮栀子得二升半，半，物中分也，象二阴偶阳阖午，从中分运半里也；内豉，煮取一升半，象一阳开子，从中分运半表也；吐，舒也，去滓，分为两服，温进一服，得阴土阴舒，阳气回还半里，不烦能眠，即止后服。

栀子豉汤方

栀子十四枚，擘，生用　香豉四合，绵裹

上二味，以水四升，先煮栀子得二升半，内豉煮取一升半，去滓，分为两服。进一服，得吐者，止后服。

栀子甘草豉汤方

即栀子豉汤方加甘草二两，煎法同。

栀子生姜豉汤方

即栀子豉汤方加生姜五两，煎法同。

发汗，若下之，而烦热胸中窒者，栀子豉汤主之。

发，扬也。汗，阴土液也。下之，指底下阴液也。烦，阳失阴和也。热，阳气也。胸中，指半里上也。发扬阴土之液外出为汗，若底下之阴不能循经道上济其阳阖午，半表上阳失阴济而烦热，半里上阴失阳运而胸中气窒，主栀子豉汤。曰：发汗，若下之，而烦热胸中窒者，栀子豉汤主之。栀子苦寒，固半表上阳气回还半里；香豉宣发半里下阴液，回还半表。经道表里阴阳相和，自不烦热；胸中阴得阳运，自不气窒。

伤寒五六日，大下之后，身热不去，心中结痛者，未欲解也，栀子豉汤主之。

五六日，辰巳时也。大，半表也。下之，指半里下阴液也。后，半里也。阳气浮外，不藏至次日辰巳时。阳浮半表，半里下阴液不能上和阳气，震动于辰，回还于巳，内阖半里。曰：伤寒五六日，大下之后。热，阳气也。去，藏也。阳不去藏于酉，阴阳气液不能和利心中，心中阴气不舒，形如有物裹结而痛。痛之所以然者，是半里下阴液不能上和半表阳气交蒸午未，继续阳气去藏酉也，主栀子豉汤。曰：身热不去，心中结痛者，未欲解也，栀子豉汤主之。栀子，固半表阳气回还半里，以和其阴；香豉宣发半里阴液回还半表，以和其阳。阴阳气液和于表里，心中结痛自除。

伤寒下后，心烦腹满，卧起不安者，栀子厚朴汤主之。

下，半里下也。后，半里也。心，阳也。腹，阴也。阳不藏酉，半里下阴土之液不能从左上吐，阳无阴和而心烦，阴无阳运而腹满。阳无阴和，阴无阳运，阴阳气液不能交和左右上下，卧起不安者，主栀子厚朴汤。栀子苦寒，外固其阳；厚朴苦温，内运其阴；枳实

伤寒指归（左侧竖排书名）

臭香形圆，臭香能化土之浊阴，圆能转运土气升降，中土气疏，阴阳圆转。曰：伤寒下后，心烦腹满，卧起不安者，栀子厚朴汤主之。温进一服，得阴土之液从左上吐，即止后服。何以知阴液从左上吐？证心不烦，腹不满，卧起安也。

栀子厚朴汤方

栀子十四枚，擘　厚朴四两，去外粗皮，切片，炙香　枳实四枚，水浸去穰，炒

已①上三味，以水三升半，煮取一升半，去滓，分二服，温进一服。得吐，止后服。

伤寒，医以丸药大下之，身热不去，微烦者，栀子干姜汤主之。

医之为言，意也。以，用也。丸，圆转也。大，半表也。下之，指半里下阴液也。身，伸也，舒也。热，阳气也。去，藏也。微，幽微处也。烦，阳失阴和也。阳不藏酉，意会之，用员②转药固半表阳气藏半里下，伸舒其阴。阳气不去藏于酉，幽微处之阴失其阳温，浮外之阳失其阴和，而烦者，主栀子干姜汤。栀子苦寒，固半表上阳气回还半里；干姜辛温，温半里下阴液，回还半表；阳得阴和，阴得阳温，阴阳气液自员转表里。曰：伤寒，医以丸药大下之，身热不去，微烦者，栀子

---

① 已：疑为"以"字。

② 员：当为"圆"字。下同。

干姜汤主之。

栀子干姜汤方

栀子十四枚，擘　干姜二两

上二味，以水三升半，煮取一升半，去滓，分二服，温进一服。得吐者，止后服。吐，舒也。

凡用栀子豉①汤，病人旧微溏者，不可与服之。

栀子苦寒，主降不主升。凡病人旧患幽微处之水气濡滞，不能从左上吐者，切不可与之。曰：凡用栀子豉汤，病人旧微溏者，不可与服之。

咽喉干燥者，不可发汗。

咽，主地气。喉，主天气。咽因地液温升而不干，喉候天气清降而不燥。人身肌肉，象大地之土，津液包藏土中，得太阳大气发扬于子，内阖于午，所以咽喉不干不燥也。如土中阴液不足，咽喉干燥者，切不可发扬阴土之液外出为汗。曰：咽喉干燥者，不可发汗。

淋家，不可发汗，发汗必便血。

经云：膀胱者，州都之官，津液藏焉，气化则能出矣。愚按：膀胱二字，膀，四旁也。胱，光明也。州都，土也，津液土中水气也。人身津液藏肌体中，如地之水藏土中也。曰：足太阳膀胱经者，谓太阳阳开四旁，无处不光明也。太阳阳气从子上开，其阴液亦随之而上开，上润口咽为津液，外润肌表为汗液。太阳阳气从午，内

---

① 豉：宋本《伤寒论》无"豉"字。

阖其阴液亦随之而内阖，温养脏腑筋骨，下出脬中为尿。汗与尿皆系阴土之津液，津液乃日进之水谷得阳气蒸化出也。故曰：膀胱者，州都之官，津液藏焉，气化则能出矣。又云：三焦者，决渎之官，水道出焉。决，开也。渎，通也。道，路也。出，生也。太阳阳气开通，则上中下水路通调，而万物生焉，非谓尿脬为膀胱也。故曰：三焦者，决渎之官，水道出焉。淋之为病，乃下焦阳气不能开通，木气不达，土气不疏，水路不为之通调，水液陷下为浊为淋。久患淋病之人，土失水荣，切不可发扬阴土之液外出为汗。若发扬阴土之液，不但无汗可出，其偏性之热气反内逼阴土，三阴经脉之血，循脬旁之络系，由尿窍外出。曰：淋家，不可发汗，发汗必便血。

人之身，譬如树木植于地，其根核赖土气培之，水气养之，阳气生之。水藏土中，阴得阳开，从左上吐，外荣枝叶，阳得阴阖，从右下降，内荣根核，水土阴液，全赖太阳大气发扬上下左右不息。若地之阳气不能温升，则木气不达，木气不达，则土气不疏，水液下淋，所以谓之淋病也。治淋病之法，请看地气不温升，木气不条达，水液下淋。治之宜温地气，达其木气，疏其土气，使水液荣上，自不淋下，其血亦然。

疮家，虽身疼痛，不可发汗，发汗①则痓。

疮家，谓久患脓血之人。虽，设也。久患脓血之

---

① 发汗：宋本《伤寒论》作"汗出"。

太
阳
篇

人，肌体中阴液不足，设有身疼痛之证，不可发扬阴土之液外出毛窍为汗。如液出毛窍，筋失其柔，则痉。曰：疮家，虽身疼痛，不可发汗，发汗则痉。

衄家，不可发汗，汗出，必额上陷，脉紧急[①]，直视不能眴，不得眠。

人之肉，犹地之土也。人之血，犹地之水也。人之经脉，犹地之有河径也。汗为水之气，血为水之质。水之液循半表半里之肌腠，由毛窍外出，则曰汗；水之质循半表半里之经脉，由鼻窍外出，则曰衄。衄家，谓平素多衄之人也。额上，属半里上，三阳经道交会之处也。紧急，不柔也。不能眴，睛不能转视也。眠，目合也。平素多衄之人，属阳气少藏，阴土液少，三阳经道空虚，不可发扬阴土之液外出为汗。汗出则三阳津竭脉枯，必额上陷。三阳经道失阴土液柔，则紧急致目正视，而不能转，又不能合，此为三阳津竭脉枯之危候。曰：衄家，不可发汗。汗出，必额上陷，脉紧急，直视不能眴，不得眠。

亡血家，不可发汗，发汗则寒栗而振。

凡吐血、下血甚多，谓之亡血家。亡，去也。血，阴也。脉中阴血去多，阳气亦损，不可起阴土之液外出半表为汗。如阴液外出为汗，其阳随阴外越，里阴失温，则寒栗而身振摇。曰：亡血家，不可发汗，发汗则寒栗而振。

---

① 紧急：宋本《伤寒论》作"急紧"。

汗家，重发汗，必恍惚心乱，小便已阴疼，与禹余粮丸。

病汗之家，阴阳气液已不足中土，累起阴土之液外出毛窍，必心神恍惚内乱。曰：汗家，重发汗，必恍惚心乱。小便，半里也。已，毕也。半里阴液利下为尿，尿毕前阴作疼，此证阴阳气液不足于里也，与禹余粮丸。曰：小便已阴疼，与禹余粮丸。禹余粮，质类谷粉，气味甘寒，以之为丸，培土固气，使阴阳之精气复交会中土也。

陈修园按：本方失传，王日休补方，用禹余粮、赤石脂、生梓皮各三两，赤小豆半升，共为末，蜜丸弹子大。以水二升，煮取一升，早暮各一服。然亦不过利水之品，毫无深意。

愚按：禹余粮丸，只此一味，以蜜为丸，煮服。何也？汗家，重发汗，土之气液皆虚，禹余粮质类谷粉，气味甘寒，与此培土固气，使阴阳精气复交会中土，恐有他药反伤土气，是否候明眼再政。

病人有寒，复发汗，胃中冷，必吐蛔。

病人有寒，谓平素脾阳不足也。脾阳不足，而阴液亦不足，阴阳气液悉虚于里，反发其汗，脾土之阳更虚。脾土阳虚，胃中气冷，必吐蛔虫也。蛔，乃胃中长虫，如土中蚯蚓。土无蚯蚓，则实而不虚，五谷不化。人无蛔虫，其土亦实而不虚，所食之谷亦不化。夫蚯蚓乃土中精气所生，喜阳气温养，阳气上逆，土中阳少气寒，蛔虫就暖而吐出。曰：病人有寒，复发汗，胃中冷，必吐蚘。

伤寒，医下之，续得下利，清谷不止，身疼痛者，急当救里。后身疼痛，清便自调者，急当救表。救里，宜四逆汤；救表，宜桂枝汤。

医之为言，意也。下之，指半里下阴也。续，继续也。得，相得也。阳不藏酉，以意会之，当温半里下之阴，继续阳气内藏于酉，使阴阳气液相得半表。曰：伤寒，医下之，续得下利。清，寒也。谷，生也。止，足也。身，伸也，舒也。救，助也。阳不藏酉，半里下气寒，生阳不足以伸舒半表，半表经络之阴不通而痛，急当救助半里下之阴，回还半里上，阳气来复半表经络也。曰：清谷不止，身疼痛者，急当救里。后，半里上也。清，寒也。便，顺利也。调，和也。阳气不足以伸舒半里上，半里经络之阴气寒，不通疼痛。使阳气顺利自和者，急当救助半里上之阴，回还半表下，阳气来复半里经络也。曰：后身疼痛，清便自调者，急当救表。救助里阴，适四逆汤，温半里下之阴，复阳于子。救助表阳，适桂枝汤，温半里上之阴，复阳于午。曰：救里，宜四逆汤；救表，宜桂枝汤。

病发热头痛，脉反沉。若不差，身体疼痛，当救其里，宜①四逆汤②。

发，扬也。热，阳气也。病一阳阳气发扬半表下，

---

① 宜：宋本《伤寒论》无"宜"字。
② 汤：宋本《伤寒论》"汤"后有"方"字。

而气浮半表半里上，头部之阴，失阳气温通。曰：病发热头痛。沉，里也。若，乃也。差，不齐也。体，第也。当，主也。救，助也。一阳阳气浮半表下，脉当应之浮，不浮而反沉，乃里之阳气不齐于子。阴阳气液环转周身，次第不通，而证身体疼痛。主助里阳，适四逆汤，辛甘温之理，助阴中之阳，使气液转运周身。曰：脉反沉，若不差，身体疼痛，当救其里，宜四逆汤。

本发汗，而复下之，此为逆也，若先发汗，治不为逆。本先下之，而反汗之，为逆，若先下之，治不为逆。

本，始也。发，开也，起也。汗，阴土液也。复，反也。下，降也。逆，不顺也。始病，阴液不随阳气开子，当起阴土之液，外达半表，以和其阳。而反以苦寒气味降之，令阴液下陷半里，不顺半表。若先起阴土之液外达半表，半表阳无阴和，其阳则治于午，不逆半里，而顺利半里。曰：本发汗，而复下之，此为逆也，若先发汗，治不为逆。始病，阳气无阴液阖午，当先阖在上阳气，内降半里，以和其阴。而反起阴土之液，外出毛窍，不和阳气顺利半里。若先阖在上阳气内降半里，半里阴得阳和，其阴则治于子，不逆半里，而顺利半表。曰：本先下之，而反汗之，为逆，若先下之，治不为逆。

太阳病，先下之而不愈，因复发汗，以此表里俱虚，其人因致冒。冒家，汗出自愈，所以然者，汗出表

太
阳
篇

和故也。得①里未和，然后复下之。

先，前进也。下，半里下也。愈，进也。太阳病，阳气先半里下之阴前进，而阴不进。曰：太阳病，先下之而不愈。因，犹依也。其阴不依附阳气前进来复半表，和阳气发扬半里以生阴，以此表阳失阴生，里阴失阳生。曰：因复发汗，以此表里俱虚。冒，从曰，从目，蔽也。目，得阳而开，得阴而明。其人半里之阴，不能外致半表，天气昏冒其明，如有物蔽于前也。曰：其人因致冒。里之阴液，自进半表，之所以然者，阳得阴和，天气清净，而日月光明故也。曰：冒家，汗出自愈，所以然者，汗出表和故也。得，相得也。半里之阴，未能相得半表之阳，然后复筹半里下阴液，使之上和半表之阳。曰：得里未和，然后复下之。

太阳病未解，脉阴阳俱停，必先振栗汗出而解。但阳脉微者，先汗出而解，但阴脉微者，下之而解，若欲下之，宜调胃承气汤主之②。

人身血脉相传，应太阳阳气开阖转运不停。解，开也。停者，行而中止也。太阳病，阴液未和阳气开子，血脉中气液转运俱停。曰：太阳病未解，脉阴阳俱停。振，震动也。栗，慄缩也。出，进也。其阳开转，其阴先阳前进，必先震动自新，外证慄缩之状。曰：必先振栗汗出而解。阳，指半表也。微，无也。凡阳气先阴前

----

① 得：宋本《伤寒论》无"得"字。
② 主之：宋本《伤寒论》无"主之"二字。

进半表下，脉中阳无阴和，治之使阴液先阳前进半表上乃解。曰：但阳脉微者，先汗出而解。阴，指半里也。下，降也。凡阳气先阴前进半里上，脉中阳无阴和，治之使阳气下降半里下乃解。曰：但阴脉微者，下之而解。若欲下之，适调胃承气汤，咸苦甘气味，调和阳气下降为主。曰：若欲下之，宜调胃承气汤主之。

太阳病，发热汗出者，此为营弱卫强，故使汗出。欲救邪风者，宜桂枝汤。

营，运也。弱，不强也。卫，阳气也。强，胜也。邪，偏也。风，阳气也。太阳开，病阳气浮半表下，故发热。阳气浮半表下，阴土之液，外出毛窍，不为阳固，发热汗出者，此为营运之阴液随阳气胜半表下，不强半里上，故令汗出。欲救阳气阴液偏胜半表下者，适桂枝汤，温疏半里上土气，半里阴温土疏，阳气阴液来复半表上，内阖半里，自不偏胜半表下。曰：太阳病，发热汗出者，此为营弱卫强，故使汗出。欲救邪风者，宜桂枝汤。

伤寒五六日，中风，往来寒热，胸胁苦满，默默不欲饮食，心烦喜呕，或胸中烦而不呕，或渴，或腹中痛，或胁下痞硬，或心下悸、小便不利，或不渴、身有微热，或咳者，与小柴胡汤主之。

五六日，辰巳时也。中，读作得。风，阳气也。阳不内藏于酉，阳气往来，半表半里之上下皆浮，至次日辰巳时，得阳气浮半表上，至其时，阳气当从午内阖，阳气往于午，不来于子，半里下阴失阳温而恶寒。阳气来于午，不往于子，半表上阳失阴固而发热。曰：伤寒五六日中风，往来寒热。表里阴阳不应枢机开阖，胸胁为之苦满。曰：胸胁苦满。默默，静也，不语也。阳气往而不来，来而不往，阴阳气液不交蒸于午，其人喜静不语，不欲食。曰：默默不欲饮食。阳得阴则阖，半表上阳气求其阴阖，无阴阖之。曰：心烦。阴得阳则开，半里下阴气求其阳开，无阳开之，而水气无所区别，善逆半里上而呕。曰：喜呕。胸中，半里上也。半表阳气应从半里枢阖，或不应枢阖，则上逆清降之阳。曰：或胸中烦而不呕。不呕者，证无水气逆半里上，故不呕也。或阳不内阖，阴液不能上舒半表，润胃土之燥。曰：或渴。或阳不内阖，来复腹中，腹中阴滞。曰：或腹中痛。或阳不内阖，两旁枢滞，则阴液结于胁下。曰：或胁下痞硬。心下，脾土也。或阳不内阖，脾土阳虚。曰：或心下悸。小便，半里也。阳不内阖，半里之阴不能从左上利半表。曰：小便不利。或阳不内阖，阴液亦浮而不阖。曰：或不渴。身，可屈伸也。有，质也。微，无也。热，阳气也。外有阳气屈伸于表，往而不来，质无阳气从右内阖。曰：身有微热。或阳不内阖，阴液滞上而为饮，阻碍气道呼吸不利而咳，主小柴胡汤。曰：或咳者，与小柴胡汤主之。人身制动之主曰枢机，枢机制动，遇阳则开，遇阴则阖。小柴胡汤拨转左枢，固阳气从午；右阖，来复于子，顺收藏之令也。柴胡，苦平味薄，能固阳转运枢机；黄芩，苦寒味薄，能坚半表上之阴，固阳气从午内阖；半夏辛平，能降半里上水逆气结；生姜辛温，化气横行，疏泄左右土气，阳往半表上，不从午内阖；半表上土味与阴液皆不足，人参甘寒，甘草甘平，合大枣十二枚，汁多气浓，益阳土阴液，固阳气阖午藏酉。上七味，象阳数得阴复于七；以水一斗二升，象地支十二数；煮取六升，象阳数得阴还于巳，阴数得阳变于亥；去滓再煎，再，二也，象二阴偶阳；取三升，象三阳来复半里以生阴；温服一升，日三服，象阴数得阳开子，阳数得阴阖午。

小柴胡汤方

柴胡半斤　黄芩三两　人参三两　甘草三两，炙　半夏半升，洗　生姜三两，切　大枣十二枚，擘

上七味，以水一斗二升，煮取六升，去滓再煎，取三升，温服一升，日三服。

加减法

若胸中烦而不呕，去半夏、人参，加瓜蒌实一枚。

胸中，半里上也。如半里上阳气，不应枢机从午内阖，太阴清降之阴气应降不降，则胸中烦而不呕。不呕者，无水气逆半里上，故烦而不呕也。半夏散逆上之水，人参助土中阴液，此天气不清降，故去之；加栝楼实，甘寒清润，复天气清降，阖阳于午，阳得阴阖，而胸次气清，自不烦也。

若渴者[①]，去半夏，加人参合前成四两半、瓜蒌根

---

① 者：宋本《伤寒论》无"者"字。

四两。

若渴者，证半里上无水逆，半表上阳土气燥，故去半夏五两，加人参一两半，合前成四两半，瓜蒌根四两，酸甘化阴，起津液于脉中，上润胃土气燥。

若腹中痛者，去黄芩，加芍药三两。

如腹中土气不疏而痛，去黄芩苦降，加芍药苦平，疏泄半里土气。

若胁下痞硬，去大枣，加牡蛎四两。

如两旁枢滞，则液停胁下，去大枣汁多气浓，加牡蛎咸平，软其坚结，使枢机气利，阴液流通，痞解硬除矣。

若心下悸、小便不利者，去黄芩，加茯苓四两。

心下，脾土也。小便，半里也。如阳气虚中而悸，半里之阴不利半表者，去黄芩苦寒，加茯苓四两，淡通阴土之阴，阴土气灵，阳气内伏，阴液左行。

若不渴、外有微热者，去人参，加桂枝三两，温覆取①微似汗愈。

阳气浮外，阴精亦浮于外，故不渴。有，质也。微，无也。质无阳气往于里，半里下经脉不温，去人参甘寒，加桂枝三两，温覆取微似汗愈。温，暖也。覆，复也。取，收也。愈，进也。加桂枝三两，以气浓下行，内温半里下经脉之阴，半里下经脉阴暖，半表上阳

---

① 取：宋本《伤寒论》无"取"字。

气来复，浮上之阴精，亦和阳气内收，前进半里也。

若咳者，去人参、大枣、生姜，加五味子半升，干姜二两。

如液停为饮，阻碍气道而致咳者，去人参、大枣汁多气浓，生姜辛温，化气横行。加五味子、干姜，酸温气味，敛阳气归根，助木气发荣，今表里阴阳气和，津液流通，气道中痰饮除，而咳自解。

血弱气尽，腠理开，邪气因入，与正气相搏，结于胁下。正邪分争，往来寒热，休作有时，默默不欲饮食。脏腑相连，其痛必下，邪高痛下，故使呕也，小柴胡汤主之。服柴胡汤已，渴者，属阳明也①，以法治之。

弱，不强也。尽，极也。血弱，是阴液不强于半里下。气尽，是阳气极于半表上。曰：血弱气尽。腠者，三焦通会元真之处。理者，皮肤脏腑之文理也。邪气，体中阴气也。入，得也。正气，体中阳气也。分，半表半里也。争，持也。作，兴起也。元阳开，阳气极于半表上，不回还半里，半里体中阴气，因得与阳气相搏，结于胁下。曰：腠理开，邪气因入，与正气相搏，结于胁下。阳气应阖之时，枢机不利，阳与阴争持半表半里上下之中。阳气往于午，不来于子，半里下阴失阳温而恶寒。阳气来于午，不往于子，半表上阳失阴固而发热。寒热休息兴起，质乎其时。曰：正邪分争，往来寒

---

① 也：宋本《伤寒论》无"也"字。

太阳篇

热，休作有时。默默，静也，不语也。阳气往而不来，来而不往，阴阳气液不交蒸于午，其人喜静不语，不欲食。曰：默默不欲饮食。脏，阴也。腑，阳也。连，接续也。人身阴阳气液转运表里，自相接续。曰：脏腑相连。痛，不通也。必，表识也。下，半里下也。表识半里下阴液不交通于上。曰：其痛必下。邪高，谓阳气偏胜半表上。痛下，谓阴气不通半里下。曰：邪高痛下。使，令也。呕，吐也。水逆半里上，阳胜半表上，阳无阴和，主小柴胡汤，益半表上阴液，固阳阖午，回还半里，顺收藏之令。曰：故使呕也，小柴胡汤主之。阳得阴则明，以，用也。服柴胡汤已，半里下脾土阴液，不足以上润胃土之燥，而口渴者，属阳失阴和，其阴不明半表地支之六数。用前加减法：去半夏五两，加人参一两半，合前成四两半，瓜蒌根四两之法治之。曰：服柴胡汤已，渴者属阳明也，以法治之。

伤寒，阳脉涩，阴脉弦，法当腹中急痛者，先与小建中汤；不差者，与小柴胡汤主之。

阳，半表也。涩，不滑也。阳不内藏于酉，半表下脉中之阴，失其阳温，涩而不滑。曰：伤寒，阳脉涩。阴，半里也。弦，数也。阳不内藏于酉，半里上脉中之阳，失其阴固，数而不和。曰：阴脉弦。法，象也。急，窘也，迫也。痛，不通也。者，如彼也。病象是阳不内藏于酉，半表下脉中之阴，失其阳温而涩，半里上脉中之阳，失其阴固而数，中土气液空虚，窘迫不通而痛，如彼之阳气不藏于酉，中土气液空虚，窘迫不通而痛者，先与小建中汤，建立中气，疏其土气，中土建，阳内藏。曰：法当腹中急痛者，先与小建中汤。桂枝辛温，温表里脉中之阴；生姜辛温，化气横行，温通左右络道之阴；阳不藏酉，半里下土气不疏，重用芍药，苦平气味，疏泄半里下土气；阳不藏酉，土味不足于中，气液窘迫，以甘草极甘，助土之味；以大枣、胶饴之甘，汁多气浓，助土之液。上六味，象半里阴数得阳气变于六；以水七升，象半表阳数得阴液复于七；胶饴，形怡怡然也，怡怡，和悦貌；煮取三升，去滓，内胶饴，更上微火消解，象阳气内藏于酉，半里上阳得阴固，半表下阴得阳温，阴阳气液，和悦中土；温服一升，象阴数得阳开子；日三服，象阳数得阴阖午；呕家，是土气逆半里上，不可再以甜味，助逆半里上之土气。曰：呕家不可用建中汤，以甜故也。差，不齐也。者，如此也。如此阴阳气液不齐于午，与小柴胡汤益半表上阴液，固阳阖午。曰：不差者，与小柴胡汤主之。

小建中汤方

桂枝三两，去皮　芍药六两　甘草二两，炙　大枣十二枚，擘　生姜三两，切　胶饴一升

上六味，以水七升，煮取三升，去滓；内胶饴，更上微火消解，温服一升，日三服。呕家不可用建中汤，以甜故也。

伤寒中风，有柴胡证，但见一证便是，不必悉具。中，读作得。伤寒，是阳气浮半里上；中风，是阳气

太阳篇

浮半表上。有，得也。得柴胡证，但见一证便是，不必悉具。曰：伤寒中风，有柴胡证，但见一证便是，不必悉具。

凡柴胡汤病证而下之，若柴胡证不罢者，复与柴胡汤，必蒸蒸而振，却①发热汗出而解。

凡病，病一阳阳气，不内固于土也。证，质也。下之，指半里下阴液也。质阳气浮半表上，而半里下阴液不足以上和阳气交蒸于午。服小柴胡汤，益半表上阴液，固阳阖午。复，再也。蒸蒸，热气也。若小柴胡证不罢，再与小柴胡汤，益半表上阴液，阳得阴助，交蒸于午，必有一番振动，却发热汗出而解。曰：凡柴胡汤病证而下之，若柴胡证不罢者，复于柴胡汤，必蒸蒸而振，却发热汗出而解。

太阳病，过经十余日，心下温温欲吐，而胸中痛，大便反溏，腹微满，郁郁微烦，先此时自极吐下者；与调胃承气汤。若不尔者，不可与。但欲呕，胸中痛，微溏者，此非柴胡②证。以呕，故知极吐下也。

过，失也。经，常也。十余日，酉戌时也。心下，半里下也。温温，阳气也。欲之为言，续也。胸中，半里上也。痛，不通也。太阳开，病一阳阳气外浮，至午时阳不内阖而失常，至酉戌时，半里下脾土之阴，失阳气温温接续，从子上吐。半里上胸中之阴失阳气阖午，气滞不通也而痛。曰：太阳病，过经十余日，心下温温

---

① 却：宋本《伤寒论》"却"后有"复"字。
② 柴胡：宋本《伤寒论》作"柴胡汤"。

欲吐，而胸中痛。大，半表也。便，顺利也。溏，水气濡滞也。微，幽微处也。满，闷也。阳阖失常，半表上阳气不顺利半里下，幽微处水气濡滞腹里而闷。曰：大便反溏，腹微满。微，无也。阳阖失常，阳气郁蒸于午，无阴液上承半表，和阳气阖午而作烦。曰：郁郁微烦。先，前进也。此，期也。时，午时也。自，从也。吐，舒也。下，半里下也。阳气前进半表，当期其时，内阖半里，从阳极于午，不内阖半里，温舒半里下之阴者，可与调胃承气汤，咸苦甘气味，调和半表上阳气，内阖半里，其阴始能上承半表也。曰：先此时，自极吐下者，可与调胃承气汤。若半里下阴土液少，不足以和半表上阳气前进阖午，不可与调胃承气汤。当与小柴胡汤，益半表上阴液，固阳前进阖午。曰：若不尔者，不可与。呕，吐也。凡半里脾土之阴，失阳气温温接续，从子上吐，半里上气滞不通而痛，半里下水气濡滞腹里而满，此胸痛腹满，是阳气极于午，不内阖半里，温舒其阴，调胃承气证，非柴胡证也。曰：但欲呕，胸中痛，微溏，此非柴胡证。以，因也。其故，因阳气吐出极于午，不内阖半里下，蒸阴土之阴，上承半表也。曰：以呕，故知极吐下也。

得病六七日，脉迟浮弱，恶风寒，手足温，医二三下之，不能食，而胁下满痛，面目及身黄，颈项强，小便难者，与柴胡汤，后必下重。本渴而饮水[①]呕者，柴

① 而饮水：宋本《伤寒论》作"饮水而"字。

太阳篇

胡汤不中与也，食谷者哕。

病字从丙。凡病，病一阳阳气不内固于土而外浮。六七日，巳午时也。午时阴阳气液极于上，至其时，得阳极于上，而脉中阴液迟滞，不和阳气极于上，则阳浮气弱，恶风寒。曰：得病六七日，脉迟浮弱，恶风寒。手足，内应脾土。温，阳气也。医之为言，意也。二三，丑寅时也。下，半里下也。阴得阳则生，脾土阳气外浮，阴液不生，以意会之，半里下液少，不足以和阳气交纽丑土，引达于寅，得阳气浮半表上，故不能食。不有半里下阴液上和阳气，交蒸巳午，阳枢气滞，故胁下满痛。曰：手足温，医二三下之，不能食，而胁下满痛。气液不交蒸巳午，土失水荣。曰：面目及身黄。气液不交蒸巳午，少阳经脉之筋，失其柔和。曰：颈项强。小便，半里也。难，患也。者，此个也。此个阴阳气液不交蒸巳午，是半里下阴液患少，与小柴胡汤，益半表上阴液，固阳阖午，回还半里，顺收藏之令也。曰：小便难者，与柴胡汤。后，半里也。必，表识也。下，半里下也。重，浊也。本，始也。渴是半里下阴液，不左运半表上济于口也；呕是所饮之水，无所区别，逆半里上从口窍出也，表识半里阴液重浊于下，不左运半表，上济于口始渴。所饮之水，无所区别，逆半里上而呕。如是，柴胡汤不合与之。曰：后必下重，本渴而饮水呕者，柴胡汤不中与也。食，阴也。谷，生也。哕，气逆也。阴土中之水，重浊于下，生阳之气，不足以转运其水，上和其阳者逆。曰：食谷者哕。

中风发热，六七日不解而烦，有表里证，渴欲饮水，水入则吐者，名曰水逆，五苓散主之。

六七日，巳午时也。得阳气浮半表上发热，至巳午时，未得半里下阴液上舒，以和其阳。曰：中风发热，六七日不解而烦。有，审也。表，半表也。里，半里也。证，质也。审半表上阳气，未得阴和而烦，质半里下阴液，未能和阳气上舒，胃土气燥。曰：有表里证，渴欲饮水。半里下阴液，未能和阳气上舒，水盛于里，故水入则吐，名为水逆也。曰：水入则吐者，名曰水逆。逆者，是半里下阴液未能和阳气上舒半表，主五苓散，输转脾土阴液，上和半表阳气，从午内阖为主。曰：五苓散主之。

太阳病，过经十余日，反二三下之，后四五日，柴胡证仍在者，先与小柴胡汤[①]；呕不止，心下急，郁郁微烦者，为未解也，与大柴胡汤，下之则愈。

过，失也。经，常也。十余日，酉戌时也。反，回还也。二三，丑寅时也。下，半表下也。之，往也。太阳开，病一阳阳气外浮，至午时，阳不内阖，按度数继续藏酉入戌而失其常度。阴得阳则生，阳阖失常，半里阴液，不足以回还半表下，前往丑寅。曰：太阳病，过经十余日，反二三下之。后，半里也。四五日，卯辰时也。仍，因也。半里下液少，半表上阳无阴和，至辰巳

① 汤：宋本《伤寒论》无"汤"字。

———— 117 ————

太
阳
篇

时，柴胡证因在，先与小柴胡汤，益半表上阴液，固阳阖午以生阴。曰：后四五日，柴胡证仍在者，先与小柴胡汤。呕，吐也。心下，脾土也。急，迫也。阴得阳则运，半里下脾土阴液，失阳气转运，外开半表，迫半里上，从口呕吐不止。曰：呕不止，心下急。下，指半里下阴液也。愈，进也。阳气郁蒸半表上，幽微处阴液不转运半表上，其阳失其阴和而烦，与大柴胡汤，疏泄半里土气，运半里下阴液，前进半表，和阳气阖午，向幽昧处去藏于酉。曰：郁郁微烦者，未解也，与大柴胡汤，下之则愈。柴胡，苦平味薄，能固阳转运枢机；黄芩，苦寒味薄，能坚肌表之阴以固阳；半夏辛平，能降水逆气结；枳实苦温，臭香形圆，臭香能化土之浊阴，形圆能转运土气升降；芍药苦平气泄，能疏土气；生姜辛温，化气横行，能通左右络道之阴；大枣甘平，用十二枚，取汁多气浓，能合阳气环转周身。上七味，象阳数得阴复于七；以水一斗二升，象地支十二数；煮取六升，象阴数得阳变于六；温服一升，日三服，象阴数得阳开子，阳数得阴阖午。

大柴胡汤方

柴胡半斤　黄芩三两　芍药三两，干，切　半夏半升，洗　枳实二两，炙　生姜五两，切　大枣十二枚，擘

上七味，以水一斗二升，煮取六升，去滓再煎，温服一升，日三服。一方，加大黄二两。若不加大黄，恐不为大柴胡汤。

大柴胡汤，拨转右枢，固阳气从子左开，来复于午，顺生长之令也，如半里下土气板实，枢机不灵，腹满胀痛，汤中芍药，虽能疏泄土气，枳实臭香形圆，能化土之浊阴，不能疏土之实，大黄臭香气浓，能疏土实，故加之。非谓加大黄，为大柴胡汤，不加大黄，不为大柴胡汤也。

伤寒二三日，心中悸而烦者，小建中汤主之。

二三日，丑寅时也。心，阳也。中，土也。阳能生阴，阴得阳则明，阳气浮半里上，不藏半里下，土中气液空虚，不能交纽丑土，引达于寅，明半表下，心中悸而生烦，主小建中汤。曰：伤寒二三日，心中悸而烦者，小建中汤主之。中气建，土气疏，阳来复，阴液生，心中自不悸而烦也。

伤寒四五日，身热恶风，颈项强，胁下满，手足温而渴者，小柴胡汤主之。

四五日，卯辰时也。身，可屈伸也。热，阳气也。阳不藏酉，阴土之液，不明于卯，震动于辰，阳气屈伸半表上，无阴固之而气浮。曰：伤寒四五日，身热。阳气屈伸半表而气浮，半里之阴，失其阳护。曰：恶风。阳气屈伸半表而气浮，阴土之液不足以和阳气温润半表，少阳经脉之筋，失其柔和。曰：颈项强。阳气屈伸半表而气浮，胁下之阴，滞而不舒。曰：胁下满。手足，内应脾土。温，阳气也。阳不藏酉，往来浮于半表半里。曰：手足温。而，如也。渴，欲饮也。阳不藏酉，脾土阴液不生，如阴土液少，不足以上润胃土之

— 119 —

燥，而口渴者，主小柴胡汤。小，半里也。小柴胡汤益半表上阴液，固阳阖午，回还半里，藏于酉也。曰：而渴者，小柴胡汤主之。

伤寒，发热汗出不解，心中痞硬，呕吐而下利者，大柴胡汤主之。

阳浮半里上，不藏于酉，阴液亦浮半里上，不藏于酉，其阴不能外缓其阳。曰：伤寒，发热汗出不解。心，阳也。中，土也。阳浮半里上，不藏于酉，地天气液不交，中土阴液坚结。曰：心中痞硬。阳不藏酉，水逆半里上则呕吐，水逆半表下则下利，主大柴胡汤。曰：呕吐而下利者，大柴胡汤主之。大柴胡汤，拨转右枢，固阳气从子左开，来复于午，顺生长之令也。

本以下之，故心下痞，与泻心汤。痞不解，其人渴而口燥烦，小便不利者，五苓散主之。

本，始也。以，因也。下之，指半里下也。心下，脾土也。痞，气隔不通也。始因半里下脾土阴液，不从子左舒半表，上交于天，心下气隔不通而痞。曰：本以下之，故心下痞。泻心汤，气味苦寒，能坚肌土之阴，固浮外阳藏。阳气藏，阴得阳运，地天气交，其痞自解。泻心汤，治阳不内藏之痞，若治半里下脾土阴液不从子左舒而痞者，其阴液得苦寒气味，更陷而不升。曰：与泻心汤，痞不解。小便，半里也。半里下阴液不从子左舒半表上，胃土气燥不润，而口渴燥烦，主五苓散，布半里下脾土水阴之精气，从子上舒。曰：其人渴而口燥烦，小便不利者，五苓散主之。

伤寒，汗出而渴者，五苓散主之。不渴者，茯苓甘草汤主之。

阳不藏酉，水之阴液亦不藏酉，浮半里上外出为汗。如半里下脾土阴液，不上润胃土之燥而口渴者，主五苓散，布半里下阴液从子左舒，上润胃燥。曰：伤寒，汗出而渴者，五苓散主之。汗出不渴者，此水气留连肌腠，阻阳气内藏于酉，主茯苓甘草汤。曰：不渴者，茯苓甘草汤主之。茯，伏也。苓，灵也。阳内伏，则阴土气灵。主茯苓淡甘，通阴土之阴，阳不内藏；土气浮上，不足于下，以甘草极甘培之；桂枝辛温，温通表里经脉之阴；生姜辛温，用三两之多，化气横行，疏泄肌腠左右之水，腠理水行，阳气内伏，脾土水治。仲圣治病，全以阴阳气液，和于中土表里为主。汗，本阴土之液，非谓水精之汗，主五苓散；血液之汗，主茯苓甘草汤。上四味，以水四升，象阴阳气液，转运八方；煮取二升，去滓，分温三服，象阳举得阴偶之，开于子也。

茯苓甘草汤方

茯苓二两　桂枝二两　甘草一两，炙　生姜三两，切

上四味，以水四升，煮取二升，去滓，分温三服。

伤寒，厥而心下悸者[①]，宜先治水，当服茯苓甘草汤，却治其厥。不尔，水渍入胃，必作利也。

厥，短也。心下，脾土也。阳不藏酉，短半里下，

---

① 者：宋本《伤寒论》无"者"字。

脾土阳虚而悸。曰：伤寒厥而心下悸者。当，主也。服，行也。阳短半里下，则脾土之水不治，主服茯苓甘草汤，行脾土水气。以茯苓淡甘，通阴土之阴，阴土气灵，阳内伏，水气行；阳不藏酉，土气浮上，不足于下，以甘草极甘培之；桂枝辛温，温通表里经脉之阴；生姜辛温，用三两之多，化气横行，疏泄肌腠左右之水气，阳气藏酉，不短半里下，脾土得阳而水治。曰：宜先治水，当服茯苓甘草汤，却治其厥。渍，浸渍也。入，逆也。胃，阳土也。利，私利也。若不先治其水，其水即逆，或浸渍阳土，必私利半表上，作大汗出；或私利半表下，作大下利。曰：不尔，水渍入胃，必作利也。

甘味包藏土中，至子时，随阳气从左，转运半表，充足于上，温养万物枝叶；至午时，随阳气从右，转运半里，充足于下，温养万物根核。甘味，随阳气转运半表半里，昼夜不停。病土味实半里上，不回还半表下，则甘味上溢于口，而口甜胸满；甘味实半里下，不回还半表上，则腹胀，屎尿有酸甜气。

发汗，病不解，反恶寒者，虚故也，芍药甘草附子汤主之。

发，起也。汗，阴土也。解，缓也。反，回还也。起阴土之液，外出毛窍，病阳气不有阴缓，回还于里，里之阴阳气液俱虚而恶寒，主芍药甘草附子汤。曰：发汗，病不解，反恶寒者，虚故也，芍药甘草附子汤主之。芍药苦平，疏泄半里下土气；甘草甘平，益其土气；取附子二枚，大辛大温，温子水中元阳，外卫肌表之阴。已上三味，以水五升，三，阳数也，五，土数也，象三阳阳气从中土生；煮取一升五合，去滓，分温服，象一阳阳气合五行从子左开，分温表里也。

芍药甘草附子汤方

芍药三两，干，切 甘草三两，炙 附子二枚，炮，去皮，破八片

已上三味，以水五升，煮取一升五合，去滓，分温服之。

发汗后，恶寒者，虚故也；不恶寒，但热者，实也，当和胃气，与调胃承气汤。

起阴土液后，恶寒者，是半里下阴阳气液俱虚，不能外温肌表之阴。曰：发汗后，恶寒者，虚故也。主芍药甘草附子汤，温子水中元阳，外卫肌表之阴。起阴土液后，不恶寒，但热者，是阳气充实半表上，不能和利半里，与调胃承气汤，咸苦甘气味，调和半表上阳气，阖午藏酉。曰：不恶寒，但热者，实也，当和胃气，与调胃承气汤。

伤寒十余日，热结在里，复往来寒热者，与大承气汤[1]；但结胸，无大热者，此为水结在胸胁也，但头微汗出者，大陷胸汤主之。

---

[1] 大承气汤：据宋本《伤寒论》原文及本条注释，当为"大柴胡汤"。

十余日，酉戌时也。热，阳气也。结，里也。里，半里上也。复，来复也。阳气里居半里上，不藏于酉。曰：伤寒十余日，热结在里。阳气往半里上，不来半表下，半表下阴失阳温而恶寒。阳气来半里上，不去藏于酉，半里上阳失阴固而发热，与大柴胡汤，疏其土气，拨转枢机，运半里气液从子外开。曰：复往来寒热者，与大柴胡汤。无，不有也。大，半表也。热，阳气也。胸胁，属半里上中也。凡结，不有半表上阳气，从半里下降者，此为水，结居半里之上中。曰：但结胸，无大热者，此为水，结在胸胁也。头，阳也。微，无也。但阳居半里上，无阴液转运半表为汗，其水结居半里之上中，主攻去胸胁中所结之水，使阳气去藏于酉，温运土之阴开于子也，主大陷胸汤。曰：但头微汗出者，大陷胸汤主之。

伤寒，十三日不解，胸胁满而呕，日晡所发潮热，已而微利。此本柴胡证，下之而不得利，今反利者，知医以丸药下之，非①其治也。潮热者，实也。先宜②小柴胡汤以解外，后以柴胡加芒硝汤主之。

解，缓也。胸胁，属半里之上中也。阳不内藏于酉，阳气往来，浮半表半里，环转一周，又至午中阳阖之时，不得阴液和缓阳气，阖午藏酉，半里之上中气满而呕。曰：伤寒十三日不解，胸胁满而呕。晡，未申时

---

① 非：宋本《伤寒论》"非"前有"此"字。
② 宜：宋本《伤寒论》"宜"后有"服"字。

也。所，处也。已而，逾时也。微，幽微处也。未申时
处，浮半里上之阳，失阴液和缓而发热。其热如江海潮
来，至其时，不失信也。逾时阳气回还入酉，向幽微处
内往。曰：日晡所发潮热，已而微利。下，半里下也。
之，往也。午中阳阖之时，其阳不得阴液，和缓半里下
前往，利于半表。曰：此本柴胡证，下之而不得利。
今，指日晡时也。知，主也。医，意也。丸，圆转也。
下，半里下也。日晡时，回还阳气利半里下，主意用员
转药拨转枢机，非此圆转法，阴阳气液，不治子午。
曰：今反利者，知医以丸药下之，非其治也。实，充实
也。阳气充实半里上发潮热者，先宜小柴胡汤，运气益
液，圆转枢机，缓半表上之阳，后以柴胡加芒硝汤主
之。加芒硝，咸寒气味，降半里上阳气，回还半里下，
由子上承半表为主也。曰：潮热者，实也。先宜小柴胡
汤以解外，后以柴胡加芒硝汤主之。上八味，象阴数得
阳正于八；以水四升，象阴阳气液环转八方；煮取二
升，去滓，内芒硝，更煮微沸，分温再服，象二阴偶
阳，分运表里也。

柴胡加芒硝汤方

柴胡二两六①铢　半夏二十铢　黄芩一两　甘草一两，
炙　人参一两　　生姜一两　　大枣四枚，擘　芒硝二两

　　上八味，以水四升，煮取二升，去滓，内芒硝，更

---

① 六：宋本《伤寒论》作"十六"。

煮微沸，分温再服。

伤寒，十三日不解①，过经谵语者，以有热也，当以汤下之。若小便利者，大便当硬，而反下利，脉调和者，知医以丸药下之，非其治也。若自下利者，脉当微厥；今反和者，此为内实也。调胃承气汤主之。

阳不阖午藏酉，阳气往来，浮半里，半里环转一周，又至午中阳阖之时，不得阴液，和缓阳气阖午。曰：伤寒，十三日不解。过，失也。经，常也。谵语者，多言也。以，为也。阳阖失常，多言者为有阳无阴也。曰：过经谵语者，以有热也。当，主也。以，用也。汤，小柴胡汤加芒硝也。下，降也。之，往也。主用小柴胡汤运气益液，加芒硝咸寒，降在上阳气阖午，回还阳气半里下往。曰：当以汤下之。小，半里也。便，顺利也，即也。大，半表也。硬，坚也。如阳气顺利半里，即利半表，半表阳气，不能顺利半里阖午藏酉，半里半表下阴气当坚。曰：若小便利者，大便当硬。而，能也。能拨转阳气阖午藏酉，使脉调和者，主意用圆转药，拨转阳气下往，非其法，阴阳气液不治子午。曰：而反下利，脉调和者，知医以丸药下之，非其治也。自，从也。下，半表下也。微，幽微处也。厥，短也。阳不阖午藏酉，阴液从半表下。下利者，脉中幽微处阳气当短。曰：若自下利者，脉当微厥。今，是时

---

① 不解：宋本《伤寒论》无"不解"二字。

也。是时阳气反其和，此为阳气不阖午藏酉，主调胃承气汤，调和半表上阳气，内实半里下，由子上承半表为主也。曰：今反和者，此为内实也，调胃承气汤主之。

太阳病不解，热结膀胱，其人如狂，血自下，下者愈。其外不解者，尚未可攻，当先解①外。外解已，但见②少腹急结者，乃可攻之，宜桃核承气汤方③。

解，缓也。热，阳气也。结，里结也。膀，四旁也。胱，光明也。太阳开，病阳气不有阴缓，阳气里结，浮在四旁作热。阳得阴则明，阳失阴缓，四旁失其光明，不能审得失之地，其人形志若狂。曰：太阳病不解，热结膀胱，其人如狂。自，从也。下，半表下也。血为阴，阴得阳则运，阳气里结四旁，阴土络中之血，失阳内运，其血能从半表下下者，则阴土之液，合一阳阳气，从子上承，光明四表。曰：血自下，下者愈。外，内之对也，表也。解，缓也。少腹，属半里下也。急结者，血结不舒也。之，指阴土络中血也。其内之瘀血不下，表阳无阴缓之，尚未可攻，当先缓其表阳，表阳得阴缓，但见半里下血结不舒者，乃可攻之。攻阴土络中瘀血，适桃核承气汤之理，逐少腹血结，使阴液和阳气从子上承。曰：其外不解者，尚未可攻，当先解外，外解已，但见少腹急结者，乃可攻之，宜桃核承气

太阳篇

① 解：宋本《伤寒论》"解"后有"其"字。
② 见：宋本《伤寒论》无"见"字。
③ 方：宋本《伤寒论》无"方"字。

汤方。凡果之生机，根于核也。桃，具十二个月而胎成核实。五，土数也。用五十枚者，象五行之精气，交运中土，不失一也。阴土络中血结之疾，非根核生气，不能流通，故取桃核之生气，散血之结，逐旧不伤新也。桂树得子水之阳气而冬荣，其枝色紫赤，气味辛温，辛之言新也，得子水阳化而日日新也，取其枝象经络之形，表里经络之阴不利，非此不能通。大黄色黄而臭香，得土之正气正色，合桃核散其血结，使木达土疏。阳气外浮，阴土气坚，取芒硝味咸，化阴土之坚，佐甘草极甘，培在中不足之土气以生木也。上五味，五，土数也，象阳气阴液从中土生；以水七升，象阳数得阴复于七；煮取二升半，象二阴偶阳，和半表半里也；去滓，内芒硝，更上火，微沸，下火，先食，温服五合，日三服，当微利。象一阳阳气，合五行从中土来复半表，回还半里，从子上承也。病在半里下，故在未食之前服也。

桃核承气汤方

桂枝二两，去皮　　大黄四两　　芒硝二两　　甘草二两，生　桃仁五十个，去皮尖

上五味，以水七升，煮取二升半，去滓，内芒硝，更上火微沸，下火，先食温服五合，日三服，当微利。

太阳病六七日，表证仍在，脉微而沉，反不结胸，其人发狂者，以热在。下焦小腹当硬满，小便自利者，下血乃愈。所以然者，以太阳随经，瘀热在里故也，抵

当汤主之。

六七日，巳午时也。证，质也。仍，因也。微，无
也。沉，里也。巳午时，阴阳气液表著于外，有形可
质。太阳病，阳气外浮，无阴液和阳气表著质于巳午，
因在半里下脉中无水气左行。曰：太阳病六七日，表证
仍在，脉微而沉。结，里结也。胸，半里上也。狂，阳
失阴和，神志昏乱不明也。热，阳气也。在，居也。无
半里下脉中水气左行，则无半表上金气右行，水不左
行，金不右行，阳气里结半表上，不从半里上下降，其
胸当结。反不结胸，其人发狂者，以阳居半表上，无阳
和之，神志昏乱不明而发狂。曰：反不结胸，其人发狂
者，以热在。下焦，属半里下也。小腹，半里下部署
也。硬，坚也。阳居半表上，半里下阴失阳温，阴失阳
运，其阴当坚结而满，半里阴液顺利于下为尿，其硬
满，非阴液内结，可知定是阴络中之血为瘀，而硬满
也。下阴土络中血瘀，半表上阳气，乃前进半里。曰：
下焦小腹当硬满，小便自利者，下血乃愈。随，从也。
抵，当也。当，任也。以太阳阳气从经道，瘀半表上作
热，阴土络中之血，居半里下硬满，如血瘀阴土络中，
其阳不回还于巳，内阖于午，非抵当不能胜其任也，故
主抵当汤之理。曰：所以然者，以太阳随经，瘀热在里
故也，抵当汤主之。水蛭，一名马蟥，处处河池中有之；
虻虫，暑日啮牛马之虫。二虫蠕动皆吮血之阴物，合之
能运阴土络中积血。大黄色黄臭香，得土之正气正色，
合桃仁，能运阴土络中血结。小腹至阴处之积血，得运

—— 129 ——

之而下行，阴阳气液自和表里。上四味，以水五升，象阴阳气液从中土生，分运八方也。煮取三升，温服一升，象阳数得阴阖午，阴数得阳开子，瘀血不下，再服之。

抵当汤方

水蛭三十个，熬　虻虫三十个，熬，去足翅　大黄三两，酒浸　桃仁三十个，去皮尖，炒

上四味，锉如麻豆，以水五升，煮取三升，去滓，温服一升。不下，再服。

太阳病，身黄，脉沉结，少腹硬，小便不利者，为无血也。小便自利，其人如狂者，血证谛也，抵当汤主之。

身，伸也，舒也。黄，土色也。太阳开，病阳气外浮，阴土之液不和阳气伸舒半表上，土失水荣，黄色外现。曰：太阳病，身黄。沉，里也。少腹，半里下也。阳开气浮，阴土络中阴失阳运，半里下阴液坚结。曰：脉沉结，少腹硬。半里阴液，不顺利于下为尿，是硬为无血，有水内结也。曰：小便不利者，为无血也。半里阴液，自利于下为尿，其人如狂者，是硬为有血，无水内结也。谛，详审也。半里下水结、血瘀二证，必须详明。半里阴液为尿，不为尿，故主抵当汤之理。曰：小便自利，其人如狂者，血证谛也，抵当汤主之。

伤寒有热，少腹满，应小便不利，今反利者，为有血也。当下之，不可余药，宜抵当丸。

有，质也。热，阳气也。之，指半里下阴络中血

—— 130 ——

也。余药，他药也。伤寒，质阳气不藏于酉，半里下阴失阳运而满，其水应不利下为尿，今反利下为尿者，此满非阴液内结，为有血也，当下之，不可他药，适抵当丸，圆转半里下阴络中血瘀也。曰：伤寒有热，少腹满，应小便不利，今反利者，为有血也，当下之，不可余药，宜抵当丸。上四味，捣分四丸，象阴阳血气圆转八方也。以水一升，煮一丸，取七合服之，象二阴偶一阳，从子左开阖午也。晬时，周十二时也。服一丸，环转一周，至半里下，当运其瘀。如少腹满，阳气不藏半里下者，再服。

抵当丸方

虻虫去足翅，熬　水蛭熬，各十二个　桃仁二十五个
大黄三两

上四味，捣分四丸，以水一升，煮一丸，取七合服之。晬时当下血，若不下者，更服。

太阳病，少腹硬满，其人发狂，乃瘀血坚结藏里，液不左行，阳不右阖，四肢九窍血脉相传，壅塞不通，为外皮肤所中也，故主抵当汤。汤，荡也。取速荡其瘀，使血液和阳气明半表上阖午，否则血气逆脏即死。伤寒，病少腹满，其人不狂，乃阳气浮半里上，半里下血瘀不运，非瘀血坚结于里，阴液不和阳气明半表上，阳不阖午，神志昏乱发狂可比也，故主抵当丸。丸，圆转也，取丸药圆转下行，运其血瘀，使阳气内藏，温通半里，回还半表，此二病用汤丸之不同也。

太
阳
篇

伤寒，八九日下之，胸满烦惊，小便不利，谵语，一身尽重，不可转侧者，柴胡加龙骨牡蛎汤主之。

八九日，未申时也。下，半里下也。之，往也。阳浮半里上，不内藏半里下前往，胸之阴失其阳运而满，心之阳失其阴清而烦惊。曰：伤寒，八九日下之，胸满烦惊。阴得阳则利，阳浮半里上，半里下之阴不利半表。曰：小便不利。阳得阴则固，阳浮半里上，无阴固之。曰：谵语。阴得阳则轻，阳浮半里上，肌体之阴重而不轻，左右枢机不灵，主柴胡加龙骨牡蛎汤。曰：一身尽重，不可转侧者，柴胡加龙骨牡蛎汤主之。柴胡，苦平味薄，能运气固阳；桂枝辛温，能温表里经道之阴；生姜辛温，化气横行，能温表里络道之阴；半夏辛平，能降半里上水逆气结；茯苓甘平，能通阴土之阴；龙骨味涩，牡蛎味咸，合之能敛浮外之阳；阴得阳则生，阳不藏酉，阴土之液不足，以人参、大枣多汁，益土之液；阳不藏酉，阴液随阳气浮半里上不降，易成痰涎，以铅丹重镇，下在上之痰涎；以大黄苦寒，切如棋子，煮一二沸，取其气，以固浮外之阳，不取其味，下趋肠中。上十一味，象天生地成来复之数也。以水八升，象阴数得阳正于八。煮取四升，内入大黄，切如棋子，更煮一二沸，象阴数得阳变于六。温服一升，象阳数得阴，从子左开也。

柴胡加龙骨牡蛎汤方

柴胡四两　桂枝一两半　生姜一两半　半夏二合，洗

茯苓一两半　龙骨一两半　牡蛎一两半　人参一两半　大
枣六枚，擘　铅丹一两半　大黄二两

上十一味，以水八升，煮取四升，内大黄，切如棋
子，更煮一二沸，去滓，温服一升。

伤寒，腹满谵语，寸口脉浮而紧，此肝乘脾也，名
曰纵，刺期门。

寸口，半里上也。浮，阳浮也。紧，不舒也。肝，
木气也。乘，胜也。脾，土也。纵，南北也。刺，责
也。期，复其时也。门，主开转也。阳浮半里上，不藏
于酉，中土失温而气滞，腹应之满。阳浮半里上，不藏
于酉，心阳失清，语应之谵。阳浮半里上，不藏于酉，
阴液不舒半表，脉应之紧。阳不能由南而北，木气自胜
于外，不回还于内，而土实不虚，此为肝乘脾也，名曰
纵。半里上阳气不内藏于酉，半里下阴液不从子左开。
其治法，当责其阳枢不阖，使阳气期复其时，阖午藏
酉。曰：伤寒，腹满谵语，寸口脉浮而紧，此肝乘脾
也，名曰纵，刺期门。

伤寒发热，啬啬恶寒，大渴欲饮水，其腹必满，自
汗出，小便利，其病欲解，此肝乘肺也，名曰横，刺
期门。

阳不藏酉，浮半里上。曰：伤寒发热。阳浮半里上，
吝啬闭藏，肌表之阴失阳温。曰：啬啬恶寒。阳浮半里
上，不藏于酉，半里下阴液不能上润胃土之燥。曰：大
渴欲饮水。阳浮半里上，不来复腹中，腹中阴失阳运。
曰：其腹必满。自，纵也。出，进也。如阳气从半里上，

133

内藏于酉，阴土之液前进半表为汗，半里阴利，得阴外和。曰：自汗出，小便利，其病欲解。肝，木气也。肺，金气也。木气胜外，金气固内，阴阳气液转运东西，期复其时。曰：此肝乘肺也，名曰横，刺期门。

太阳病，二日反躁，反[1]熨其背，而大汗出，火[2]热入胃，胃中水竭，躁烦，必发谵语。十余日振栗自下利者，此为欲解也。故其汗从腰以下不得汗，欲小便不得，反呕，欲失溲，足下恶风，大便硬，小便当数，而反不数及多。大便已，头卓然而痛，其人足心必热，谷气下流故也。

二日，丑时也。反，回还也。躁，躁疾也。太阳从子左开气浮，丑土之水未得阳气蒸化，回还上布，阳气躁疾，直上半表，覆热背部，背部阴液得阳气蒸泄，而大汗外出毛窍。曰：太阳病，二日反躁，反熨其背，而大汗出。入，逆也。胃，指半表上阳土也。火热之气逆阳土中，阳土液竭，其气躁疾而烦。阳无阴和，必发谵语。曰：火热入胃，胃中水竭，躁烦，必发谵语。十余日，酉戌时也。振栗，鼓动战栗也。下，半表下也。解，开也。酉戌时，阳气内藏，从子左达丑土中，未能上布之水拒格，阳气鼓动，其水战栗，从半表下下利，水得阳开。曰：十余日，振栗自下利者，此为欲解也。汗，指丑土之水也。腰以下，属半表下也。溲，尿也。

---

① 反：宋本《伤寒论》作"凡"字。
② 火：宋本《伤寒论》作"大"字。

其故是阳开气浮，丑土之水，未能得阳气蒸运，回还上布，半里下戌土之水，从左舒不得，其水无所区别，反逆半里上，从口呕吐，下欲遗尿。曰：故其汗，从腰以下不得汗，欲小便不得，反呕吐欲失溲。足下，属半里半表下也。水气拒格半里半表下，两足失阳温。曰：足下恶风。大，半表也。硬，坚也。阳气顺利直伸半表上，丑土之水，未能得阳气蒸运，回还上布，其水坚结半表下。曰：大便硬。小，半里也。数，烦数也。及，兼也。多，胜也。半里水气不能左舒半表，当烦数半里下为尿，而反不烦数为尿，兼胜半里半表下，此属水气不行。曰：小便当数，而反不数及多。大，半表也。已，退也。卓，高也。半表阳气顺利退藏半里下，头部高处之阴，尚失阳气温通而痛。曰：大便已，头卓然而痛。足心，属半里半表下之中也。热，暖也。谷气，生气也。流，通也。阳气退藏半里下，两足心必暖，生阳之气，下通半表。曰：其人足心必热，谷气下流也。

太阳病中风，以火劫发汗，邪风被火热，血气流溢，失其常度。两阳相熏灼，其身发黄，阳盛则欲衄，阴虚则①小便难，阴阳俱虚竭，身体则枯燥。但头汗出，剂颈而还，腹满微喘，口干咽烂，或不大便，久则谵语，甚者至哕，手足躁扰，捻衣摸床，小便利者，其人可治。

以，因也。火，阳气也。劫，夺也。发，起也。

① 则：宋本《伤寒论》无"则"字。

汗，阴土液也。因阳浮半表化热，劫夺阴土之液，外起半表为汗。曰：以火劫发汗。邪，偏也。风，阳气也。被，覆也，表也。偏于阳浮，无阴缓之，火热之气覆半表上，致血气流行盈溢，失其常度。曰：邪风被火热，血气流溢，失其常度。两阳，阳明也。灼，炙也。黄，土色也。阳明阳气交相熏炙半表上，土之阴液不荣肌表，黄色外现。曰：两阳相熏灼，其身发黄。阳盛半表上，半表络中之血，亦随阳气盛半表上，不回还半里，络中血逆，循鼻窍外出。曰：阳盛则欲衄。阴虚，阴中阳虚也。小，半里也。难，患也。阳盛半表上，半里下阴中阳虚，阴液不顺利半表，患于半里。曰：阴虚则小便难。半里下阴中阳虚，半表上阳中阴虚，表里阴阳气液俱虚竭，身体不润，则枯燥无汗。曰：阴阳俱虚竭，身体则枯燥。火热之气盛半表上，阴液亦随之盛半表上，不回还半里。曰：但头汗出，剂颈而还。阳盛半表上，不来复半里下，阴土气滞不左舒。曰：腹满微喘。口与咽，俱主脾土阴液上润，脾土阴液不左行，上润口咽。曰：口干咽烂。大，半表也。脾土阴液不左行，半表上阳气不右行。曰：或不大便。谵语，多言也。脾土阴液不左行，其阳气日盛半表上，阳无阴和则多言。曰：久则谵语。哕，呃逆也。脾土阴液不左行之至甚者，阳气逆半里上致呃。曰：甚者至哕。手足，四肢也。四肢内应脾土，脾土阴液不能灌溉肢末，则手足躁扰无宁。躁扰之象，阳求阴和，故着其衣而捻衣，着其床而摸床，形证属阴阳气液不能交互表里，欲脱之危候外现。曰：手足躁扰，捻衣摸床。小，半里也。半里阴液能利半表，能利下为尿，其人之阴阳可治子午。曰：小便利者，其人可治。

伤寒脉浮，医以火迫劫之，亡阳，必惊狂，起卧①不安者，桂枝去芍药加蜀漆牡蛎龙骨救逆汤主之。

浮，阳浮也。医，意也。阳能左右曰以。迫，急也。劫，夺也。之，指半里下也。亡，同无。阳不藏酉，浮半里上，无阴内固，谓之火。火急夺半里上，不以于右，从子而左，半里下无阳，意会半里下无阳开子明酉，神志昏乱不明，必惊狂起卧不安，主桂枝去芍药加蜀漆牡蛎龙骨救逆汤。曰：伤寒脉浮，医者以火迫劫之，亡阳，必惊狂，起卧不安者，桂枝去芍药加蜀漆牡蛎龙骨救逆汤主之。救逆者，救护逆半里上阳气来复半里下也。去芍药疏泄下行，取桂枝辛温，温表里经道之阴；生姜辛温，化气横行，温左右络道之阴；大枣甘平多汁，以十二枚，象地支十二数，资助土液，合辛温气味，环转周身也；阳逆半里上，土味不足半里半表下，以甘草极甘，培在下土气；阳逆半里上，阴液亦逆半里上，易成痰涎，加蜀漆辛平气味，逐在上痰涎；牡蛎、龙骨气味咸涩，能敛逆上阳气阴精，内固半里下，从子左开。上为末，末，散也；以水一斗二升，散行水气，环转周身也；减二升，象天生地成之足数也；取三升，

---

① 起卧：宋本《伤寒论》作"卧起"。

温服一升，象阳数得阴藏酉，阴数得阳开子也。

桂枝去芍药加蜀漆牡蛎龙骨救逆汤方

桂枝三两，去皮　甘草二两，炙　生姜三两，切　蜀漆四两，洗去腥　牡蛎五两　龙骨四两　大枣十二枚，擘

上为末，以水一斗二升，先煮蜀漆，减二升，内诸药，煮取三升，去滓，温服一升。原本为末，水煮必有其故，何故也？逆上之阳，不以于右从子而左。先煮蜀漆，使气浓直行经道，逐其痰涎，取龙骨牡蛎之末，敛涩之性，救固逆上之阳，此为末水煮之故也。

此条"亡阳"，亡，作无，读勿，作阳气亡出讲。汪苓友疑亡阳证，恐不胜蜀漆之暴悍。柯韵伯疑当时虽有蜀漆，非常山苗也。陈修园每以茯苓代之，热甚者，以白薇代之。愚按：蜀漆即常山苗，今名甜茶，治虐疾颇效。服之，或吐痰涎而愈，或不吐痰涎亦愈，所吐并无所苦。想此气味辛平，能逐半里上经道痰涎。夫阳气逆半里上，阴液亦随阳气逆半里上，易成痰涎，若以茯苓、白薇代之，恐经道痰涎不除，逆上阳气不复，圣人治方疗病，合乎天地阴阳自然之理，万不能以他药代之。

形作伤寒，其脉不弦紧而弱，弱者必渴，被火者[1]必谵语。弱者发热脉浮，解之当汗出愈。

形，有形象之异也。作，始也。其，指半里半表下也。弦，数也。紧，急也。弱，柔弱也，不强也。形象

---

① 者：宋本《伤寒论》无"者"字。

始阳气不藏于酉，半里半表下脉道之阴，失阳气温柔，当有数急之异，其脉不数，急而柔弱，非阳不内藏于酉，乃半里半表下阴阳气液不强。曰：形作伤寒，其脉不弦紧而弱。渴，欲饮水也。半里下阴液不强，不足以上润半表上胃土之燥。曰：弱者必渴。被，覆也。火，阳气也。阳气覆半表上，无阴和之，必多言。曰：被火者，必谵语。热，阳气也。浮，阳浮也。解，缓也。之，指半里下阴也。当，主也。汗，土之液也。出，生也。愈，进也。阴液不强半里下，脉道之阳浮半表上发热，缓半表上脉道阳浮，主益阳土阴液，阳土液生，阳得阴和，浮半表上阳气自进午藏酉。曰：弱者发热脉浮，解之当汗出愈。

太阳病，以火熏之，不得汗，其人必躁。到经不解，必清血，名为火邪。

阳无阴缓，谓之火。太阳开，病一阳阳气以于左，如火熏之，是阳气未得土之阴液和缓以于左，阳无阴缓，其气必躁。曰：太阳病，以火熏之，不得汗，其人必躁。到，至也。经，南北也。解，缓也。名，明也。邪，偏也。太阳阳气至南，未得阴液和缓至北，阴土络中之血，失其阳温而寒，阳土络中之血，失其阴清而热，此明阳气偏胜半表上，寒气偏胜半里下。曰：到经不解，必清血，名为火邪。

脉浮热甚，反①灸之，此为实。实以虚治，因火而动，必咽燥唾②血。

浮，阳浮也。热，阳气也。反，覆也。灸，灼也。阳浮半表上热甚，覆灼之如火，此为阳实半表上。曰：脉浮热甚，反灸之，此为实。阳实半表上，不以于右，而虚半里下，阴阳气液不治子午。曰：实以虚治。阴阳气液不治子午，因火无水济，而动半表上，半里下阴土之液不上润半表上胃土之燥，阳络之血随阳逆半表上，不还半里下，从咽唾出。曰：因火而动，必咽燥唾血。

微数之脉，慎不可灸。因火为邪，则为烦逆，追虚逐实，血散脉中，火气虽微，内攻有力，焦骨伤筋，血难复也。

微，幽微处也。数，阳气也。之，往也。脉，指半里脉中也。慎，禁戒词。灸，热药也。半里下幽微处阴液，不足以缓半表上阳气，往半里脉中，禁戒不可热药疗之。曰：微数之脉，慎不可灸。邪，偏也。烦，从火。逆，不顺也。阳无阴和，谓之火。因火偏，半表上无阴和之，则不顺利半里下。曰：因火为邪，则为烦逆。追，救也。血，阴也。散，布也。救半里下阴虚，逐半里上阳实，回还半里，半里下阴得阳助，阴液自布半表上脉中。曰：追虚逐实，血散脉中。火，阳气也。虽，设词也。攻，坚也。病甚曰力。半里阳气设微，阴

---

① 反：宋本《伤寒论》"反"前有"而"字。

② 唾：宋本《伤寒论》作"吐"字。

土之液内坚，其阳偏半表上更甚。曰：火气虽微，内攻有力。焦，阳也。血，阴也。骨从水，骨得水，则滑利而润；筋从力，筋得阳，则劲健而强。阳偏半表上，不顺利半里下，里阴无阳生表，阳无阴固，则骨不润而筋不强。曰：焦骨伤筋，血难得复也。

脉浮，宜以汗解，用火灸之，邪无从出，因火而盛。病从腰以下，必重而痹，名火逆也。欲自解者，必当先烦，乃[①]有汗而解。何以知之？脉浮，知汗出解也。

浮，阳浮也。汗，阴土液也。解，缓也。阳浮半表上，宜阴土之液以于左，缓半表上阳浮。曰：脉浮，宜以汗解。用，使也。阳无阴缓，谓之火。灸，灼也。之，指半表上也。阳无阴缓，使火灼半表上。曰：用火灸之。邪，偏也。出，进也。阳气偏胜半表上，不从午前进，半里因无阴缓而盛。曰：邪无从出，因火而盛。腰以下，属半表下。重，不轻也。痹，不通也。逆，不顺也。阳气偏胜半表上，不顺利半里下，半表下之阴，失阳气温运，重而不轻，不通而痹。曰：病从腰以下，必重而痹，名火逆也。凡火逆半表上，欲从半里下阴液上缓其阳者，必先烦热，乃得阴土之液，和阳气交蒸巳午。曰：欲自解者，必当先烦，乃有汗而解。何以知之有汗而解，验其脉浮烦热，故知其得半里下阴液欲和阳气交蒸巳午为汗，缓阳气顺利半里。曰：何以知之？脉浮，知汗出解也。

① 乃：宋本《伤寒论》"乃"前有"烦"字。

太阳篇

火逆下之，因烧针烦躁者，桂枝甘草龙骨牡蛎汤主之。

阳无阴缓，谓之火。逆，不顺也。下之，指半里下阴液也。因，犹依也。针，机缄也。火逆半表上，是半里下阴液不相依也，机缄中阳气逆半表上，失半里下阴液缓之而烦，阴居半里下，失阳气温之而躁，主桂枝甘草龙骨牡蛎汤。曰：火逆下之，因烧针烦躁者，桂枝甘草龙骨牡蛎汤主之。主桂枝，温表里经道之阴；桂枝少，甘草多，取味胜于气，易于下行；龙骨、牡蛎，气味咸涩，敛逆上阳气内固半里，阳气内固，阳秘阴平，而烦躁自解。上为末，末者，散也，阳气散外，不聚于中，以咸涩气味聚之；以水五升，五，土数也，象阴阳气液包藏土中；煮取二升半，象二阴偶阳，还半里也；温服八合，象阴数得阳正于八也；日三服，象三阳来复半里，回还半表也。

桂枝甘草龙骨牡蛎汤方

桂枝一两，去皮　甘草二两　龙骨二两　牡蛎二两

上为末，以水五升，煮取二升半，温服八合，日三服。

太阳伤寒者，加温针，必惊也。

加，重也。温，阳气也。针，机缄也。惊，骇也。太阳由子左开，气浮至半表上，不阖于午，至半里上，不藏于酉。阳重半表半里上，缄中之阳无阴固之，其神志必骇。曰：太阳伤寒者，加温针，必惊也。

太阳病，当恶寒发热，今自汗出，不①恶寒发热，关上脉细数者，以医吐之过也。一二日吐之者，腹中饥，口不能食；三四日吐之者，不喜糜粥，欲食冷食，朝食暮吐。以医吐之所致也，此为小逆。

太阳开，病一阳阳气浮半表下，半里上阴失阳温当恶寒，半表下阳失阴缓当发热。曰：太阳病，当恶寒发热。今，是时也。关上，指半表上也。细，不足也。数，阳也。以，因也。医，饮也。是时自汗出，不恶寒发热，此非太阳浮半表下，阴液阳气不足半表上者，因饮酒过度，酒气涌逆，吐伤之过也。曰：今自汗出，不恶寒发热，关上脉细数者，以医吐之过也。一二日，子丑时也。腹中，指半里下也。子丑时，半里下阴阳气液初开，腹中不应饥，半表上阴阳气液先受酒气涌逆吐伤，回还半里下不足，证是时腹中饥，口不通食。曰：一二日吐之者，腹中饥，口不能食。三四日，寅卯时也。寅卯时，阳开气明，半表上阴液阳气受酒气涌逆吐伤，阴土之液，不能应时上舒，以和其阳，证是时不喜糜粥之温通，而贪食冷食之清降。曰：三四日吐之者，不喜糜粥，欲食冷食，朝食暮吐。出因半表上阴液阳气先受酒气涌逆吐伤，回还半里下不足，其阳不能蒸化饮食所致。曰：朝食暮吐，以医吐之所致也。小，半里也。逆，不顺也。此半里之阳偶为酒气涌逆吐伤。曰：此为小逆。

---

① 不：宋本《伤寒论》"不"前有"反"字。

太阳篇

太阳病吐之，但太阳病当恶寒，今反不恶寒，不欲近衣者①，此为吐之内烦也。

吐，出也。之，指半表下也。太阳开，病一阳出半表下而气浮。曰：太阳病吐之。凡太阳开，病阳浮半表下，半里上阴失阳温当恶寒。曰：但太阳病当恶寒。今，是时也。内，指半里也。烦，阳失阴和也。是时阳开气浮，反不恶寒，不欲近衣者，此为阳气吐出，无半里下阴液和阳气阆午而烦。曰：今反不恶寒，不欲近衣者，此为吐之内烦也。

病人脉数，数为热，当消谷，引食而反吐者，此以发汗，令阳气微，膈中②虚，脉乃数也。数为客热，不能消谷，以胃中虚冷，故③也。

热，阳气也，病人脉中阳气数，外当消谷。曰：病人脉数，数为热，当消谷。引，进也。吐，呕也。以，因也。微，衰也。膈中，半里心脾之间也。进食而反呕者，此因阳气阴液浮半表上，令阳气阴液衰半里心脾之间，半里阴无阳化，食反呕。半表阳无阴和，脉乃数。曰：引食而反吐者，此以发汗，令阳气微，膈中虚，脉乃数也。客，寄也。热，阳气也。冷，寒也。因阳气寄外衰内，不能消谷，阳气寄外衰内，脾土阴中阳少，胃土阳虚气寒。曰：数为客热，不能消谷，以胃中虚冷故也。

---

① 者：宋本《伤寒论》无"者"字。
② 中：宋本《伤寒论》作"气"字。
③ 故：宋本《伤寒论》"故"后有"吐"字。

太阳病，小便利者，以饮水多，必心下悸；小便少者，必苦里急也。

太阳阳气病，先阴而开，半里之阴，顺利于下为尿而多者，因饮水多，阳气少，必心下悸。苦，患也。急，窘也。半里之阴，顺利于下为尿而少者，必患里之阳气窘也。曰：太阳病，小便利者，以饮水多，必心下悸；小便少者，必苦里急也。

问曰：病有结胸、脏结①，其状何如？答曰：按之痛，寸脉浮，关脉沉，名曰结胸也。

胸，属半里上，应天气主清降；按，止也。之，往也。痛，不通也。寸脉，主半表上也。浮，阳浮也。关，主半表半里之中也，应地气主温升。沉，浊默也。病一阳阳气，先阴而开，其阳外浮半表，脾土阴液未能和阳气外出为汗，其水止而不往留滞土中，重浊不起，不通而痛，地之水气不左行，天之金气不右行，半表阳气，不回还半里，脾土之水因之坚，胸中之阴因之结。曰：病有结胸、脏结，其状何如？答曰：按之痛，寸脉浮，关脉沉，名曰结胸也。

何谓脏结？答曰：如结胸状，饮食如故，时时下利，寸脉浮，关脉细小②沉紧，名曰脏结。舌上白苔滑者，难治。脏结无阳证，不往来寒热，其人反静，舌上苔滑者，不可攻也。

---

① 脏结：宋本《伤寒论》"脏结"前有"有"字。
② 细小：宋本《伤寒论》作"小细"。

145

脏，藏也，藏匿也。脏结，谓阳气匿内不左舒，半里上阴失阳化。曰：何谓脏结？答曰：如结胸状。阳气匿内不左舒，饮食自化。曰：饮食如故。阳气匿内不左舒，脾土阴液不得阳气蒸运外达半表，荣肌肉皮毛，其液从半表下下利。曰：时时下利。寸，主半表。关，主半表半里之中。细小，指半表上阳气浮而微也。沉紧，指半里下阳气匿内不左舒也。曰：寸脉浮，关脉细小沉紧，名曰脏结。阳气匿内不左舒，半里上阴失阳化，故舌上现白苔而滑。难，患也。阳气匿内不左舒，患阴阳气液不治子午。曰：舌上白苔滑者，难治。阳气匿内不左舒，外无阳气往而不来，寒热之证见。曰：脏结无阳证，不往来寒热，其人反静。攻，坚也。阳气匿内不左舒，半里上阴失阳化，切不可与寒凉气味坚之。曰：舌上苔滑者，不可攻也。

《易林》将戌击亥，阳藏不起，君子散乱，太上危殆。殆，音以。

病发于阳而反下之，热入因作结胸；病发于阴而反下之，因作痞①。所以成结胸者，以下之太早故也。结胸者，项亦强，如柔痉状，下之则和，宜大陷胸丸方②。

发，起也。阳，半表也。而，如也。下，降也。热，阳气也。入，逆也。病起于半表阳浮，开而未阖，如降之太早，天之金气不右行，阳逆半表上，不阖于

---

① 痞：宋本《伤寒论》"痞"后有"也"字。
② 方：宋本《伤寒论》无"方"字。

午，胸中之阴因之结，地之水气不左行，阴陷半里，脾土之水因之坚。曰：病发于阳而反下之，热入因作结胸。阴，半里也。病起于半里阳浮，阖而未藏，如降之太早，阳逆半里上，不藏于酉，地气不能左升，天气不能右降，地天不交，因作痞。曰：病发于阴而反下之，因作痞。所以成结胸者，以下之太早故也。金气不右行，阳逆半表，水气不左行，阴陷半里，半表上经道之阳失其柔润而强，形如柔痉状。曰：结胸者，项亦强，如柔痉状。下，半里下也。之，往也。和，顺也。半里下脾土阴液前往半表上，经道之阳得阴柔和，阳气则顺利半里，适大陷胸丸。曰：下之则和，宜大陷胸丸方。葶苈实成盛夏，气味甘寒滑润，能入土中，通利水道之滞；杏仁苦温柔润，能滑利关节之滞；芒硝、大黄气味咸寒，能坚金水表阴，固阳气阖午；甘遂能直达脾土，破水之坚；加蜜煮丸，蜜性缓，而遂性速，使甘遂勿速下行，圆转脾土坚结之水，土中水行，阳气内固，阴阳气液和利表里。

大陷胸丸方

大黄半斤　葶苈半升，熬　芒硝半升　杏仁半升，去皮尖，熬黑

上四味，捣筛二味，内杏仁、芒硝，合研如脂，和散。取如弹丸一枚，别捣甘遂末一钱匕，白蜜二合，水二升，煮取一升，温顿服之。一宿乃下，如不下，更服，取下为效。

太阳病，脉浮而动数，浮则为风，数则为热，动则为痛，数则为虚。头痛发热，微盗汗出，而反恶寒者，表未解也。医反下之，动数变迟，膈内拒痛，胃中空虚，客气动膈，短气烦躁①，心中懊侬，阳气内陷，心下因硬，则为结胸，大陷胸汤主之。若不结胸，但头汗出，余处无汗，剂颈而还，小便不利，身必发黄也②。

浮，阳浮也。风，阳气也。数，烦数也。热，亦阳气也。太阳开，病一阳阳气鼓动半表下，脉应之浮而数，浮则为之风，风甚则数，为之热。曰：太阳病，脉浮而动数，浮则为风，数则为热。阳浮半表下，不能动半里之阴，从左上吐，身体不通而痛。曰：动则为痛。阳气烦数半表下，虚半里上。曰：数则为虚。阳浮半表下，半里上头部之阴，失阳气温通。曰：头痛。半表下阳失阴固。曰：发热。幽微处阴液，不和阳气转运半表下，私利半里上。曰：微盗汗出。而，如也。解，缓也。半表下阳气未得阴缓阖午，向幽昧处去藏于酉，半里上阴失阳温恶寒。曰：而反恶寒者，表未解也。反，回还也。下，半表下也。之，往也。变，易也。迟，滞也。膈内，心脾间也。拒，格也。痛，不通也。以意会之，回还半表下阳气前往，动数之阳未能和阴交易半表，其阳迟滞脉中，其阴拒格心脾之间，不通而痛。曰：医反下之，动数变迟，膈内拒痛。半里阴液不从子

---

① 烦躁：宋本《伤寒论》作"躁烦"。
② 也：宋本《伤寒论》无"也"字。

上吐，半表阳气不从午下降，如是阴阳气液不足半表上。曰：胃中空虚。客，寄也。阳气寄半表上，不来复半里下，动于胸膈。曰：客气动膈。阳得阴则气不短，阳浮半表，阴坚半里。曰：短气。半表阳失阴固而烦，半里下阴失阳温而躁。曰：烦躁。阳气寄半表上不阖于午，心中恨乱难言。曰：心中懊憹。金气不左行右转，阳不内固于土，阴失阳运内陷脾土之水，因之坚胸中之阴，因之结，主大陷胸丸。曰：阳气内陷，心下因硬，则为结胸，大陷胸汤主之。主逐心脾间之水，固半表金气以阖阳。若，如也。如脾土无水气内坚，半里阴液不和阳气转运半表，流遍周身，其汗只从头上出，如是半里阴液不利半表，土失水荣，其身发黄。曰：若不结胸，但头汗出，余处无汗，剂颈而还，小便不利，身必发黄也。金气不右行半表，阳气不阖于午，阳不阖午，脾土水气不左行，主大黄六两，苦寒气味，固金气以阖阳，阳得阴则刚，阴得阳则健，阳固于土，刚健之气不息，阴土之水自不陷，胸中之阴自不结。芒硝咸寒，咸能软坚，寒从其类，水气坚结心脾间，得芒硝同类相从之气味，合甘遂直达水气坚结之处。甘遂专于行水攻决，生用研末内和，取其生性，达病所最速，毋使气味留连，再伤土之阴液。上三味，以水六升，三，阳数也，六，阴数也，象阳数得阴阖于午，阴数得阳变于六；先煮大黄，取二升，内芒硝，煮一两沸，内甘遂末，温服一升，二，阴数也，一，阳数也，象二阴偶一阳，从子左开；得快利，止后服，谓脾土所停之水下利，即止后服。

大陷胸汤方

大黄六两　芒硝一升　甘遂一钱匕

上三味，以水六升，先煮大黄，取二升，去滓，内芒硝，煮一两沸，内甘遂末，温服一升。得快利，止后服。

结胸证，其脉浮大者，不可下，下之则死。

浮则为风，大则为虚。下，降也。结胸证，其阳气浮外，阴液虚内，切不可降。降之，则中土阴液下陷，阳无所依，阳气上脱。曰：结胸证，其脉浮大者，不可下，下之则死。

结胸证悉，其烦躁者亦死。

证，质也。悉，详尽也。结胸质，阳浮半表，无阴和之而烦；水坚半里，无阳温之而躁。详尽结胸其烦躁之理，水气不左行，阴无阳运；金气不右行，阳无阴固。如烦躁之至甚者，无阴阳气液交易中土，开阖表里则死。曰：结胸证悉，其烦躁者亦死。

伤寒，六七日结胸，热实，脉沉而紧，心下痛，按之石硬者，大陷胸汤主之。

六七日，巳午时也。阳不藏酉，阳气往来，表里皆浮，至次日巳午时，金气不右行，阳不内阖半里，脾土之水因之坚，胸中之阴因之结。曰：伤寒六七日，结胸。热，阳气也。金气不右行，则阳盛半表上。曰：热实。沉，浊默也。紧，不舒也。心下，半里下脾土也。金气不右行，阳盛半表上，水气重浊半里下，不能从子上舒，不通而痛，痛处按之如石硬，主大陷胸汤。曰：脉沉而紧，心下痛，按之石硬者，大陷胸汤主之。

太阳病，重发汗，而复下之，不大便，五六日舌上燥而渴，日晡所小有潮热，从心下至少腹硬满而痛，不可近者，大陷胸汤主之。

重，尊也。发，起也。汗，阴土液也。复，反覆也。下之，指半里下阴液也。大，半表也。便，顺利也。五六日，辰巳时也。太阳开，病一阳阳气外浮，当尊起阴土之液，外和其阳，而阴液反覆半里下，不和阳气顺利半表上。至辰巳时，无阴液上济，舌上燥而渴。曰：太阳病，重发汗，而复下之，不大便，五六日舌上燥而渴。日晡，申时也。所，处也。小，半里也。有，质也。日申时处，阳至半里上，质无阴气固阳藏酉，其发热如江海潮来，不失信也。曰：日晡所小有潮热。阳不藏酉，脾土阴液不流通，其液坚结，自心下至少腹硬满不通而痛，其痛处手不可近，主大陷胸汤。曰：从心下至少腹硬满而痛，不可近者，大陷胸汤主之。主逐半里坚结之水，固阳气内藏酉也。

小结胸病，正在心下，按之则痛，脉浮滑者，小陷胸汤主之。

小，半里也。在，居也。心下，脾土也。按，止也。之，往也。病阳气正居半里上，不来复半里下，脾土之阴坚结，止而不往，不通则痛。曰：小结胸病，正在心下，按之则痛。浮，阳浮也。脉中阳浮，滑利半里上，不滑利半里下，主小陷胸汤。曰：脉浮滑者，小陷胸汤主之。主黄连苦寒，坚半里上土气；半夏辛平，解半里上气结；瓜蒌实甘寒滑润，复半里上天气，清降其阳。脾土之阴得阳气转运，滑利于里，则不痛。上三味，象三阳阳数得阴阖于右也；以水六升，象阴数得阳变于六也；先煮瓜蒌实，取三升，内诸药，煮取二升，去滓，分温三服，象二阴偶阳，藏酉开子也。

小陷胸汤方

黄连一两　半夏半升　瓜蒌实大者一枚

上三味，以水六升，先煮瓜蒌实，取三升，去滓，内诸药，煮取二升，去滓，分温三服。

太阳病，二三日不能卧，但欲起，心下必结，脉微弱者，此本有寒分也。反下之，若利止，必作结胸；未止者，四日复下之，此作协热利也。

二三日，丑寅时也。太阳病，阳气先阴而开，浮半表下。阳主动，阴主静，阳得阴则静，阳失阴和，其阳不静，而动半表下。至丑寅时，不能卧，但欲起。曰：太阳病，二三日不能卧，但欲起。心下，脾土也。弱，不强也。有，得也。阳气先阴而开，脾土阴失阳温，其阴必结，半表下阳失阴强，其脉不浮而微弱，此本得脾土气寒，阴液不和阳气分运，强于半表也。曰：心下必结，脉微弱者，此本有寒分也。反，回还也。止，留也。回还半里下阴液，前往半表，其液若利于里，不利于表，不左行，必留脾土。曰：反下之，若利止，必作结胸。未止者，谓阴液未留脾土也。四日，卯时也。

复，来复也。下之，指半里下阴液也。作，兴起也。协，合也。热，阳气也。阴液未留脾土，卯时阳开气明，来复半里下阴液，合阳气兴起，利于半表，则不作结胸。曰：未止者，四日复下之，此作协热利也。

太阳，病外证未除，而数下之，遂协热而利，利下不止，心下痞硬，表里不解者，桂枝人参汤主之。

外，表也。证，明也。除，易也。太阳，病阳气先阴而开，表明脾土阴液未能交易丑土。曰：太阳，病外证未除。而，如也。数，烦数也。下之，指半里下阴液也。协，合也。热，阳气也。阳气先阴而开，如阳气烦数半表下，脾土阴液逐合阳气外扬，而利半表上，内阖半里。曰：而数下之，遂协热而利。下，半表下也。心下，脾土也。痞，气隔不通也。脾土阴液不合阳气外扬半表上，其液利半表下不止者，半表上阳失阴缓，不阖于午。半里下脾土阴失阳化，气隔不通，痞而硬。曰：利下不止，心下痞硬。解，缓也，开也。其液利半表下，浮外阳气不得阴缓，还于半里，半里阴气不得阳开，还于半表，主桂枝人参汤。曰：表里不解者，桂枝人参汤主之。桂枝辛温，温表里经道之阴；干姜辛温，温半里下脾土之阴；以甘草极甘，和土之味；以参术多汁，助土之液，缓半表阳气内阖半里。上五味，象土之中数也；以水九升，象阳数得阴变于九也；先煮四味，取五升，象阴阳气液分别四方，藏于土也；内桂更煮取三升，温服一升，象三阳阳数来复半里，一阳开子也；日再服，夜一服，再，一举而二也，象一阳举二阴偶之，和表里也。

桂枝人参汤方

桂枝四两　甘草四两，炙　白术三两　人参三两　干姜三两

上五味，以水九升，先煮四味，取五升，内桂更煮取三升，温服一升，日再服，夜一服。

太阳病下之，其脉促，不结胸者，此为欲解也。脉浮者，必结胸也①。脉紧者，必咽痛。脉弦者，必两胁拘急。脉细数者，头痛未止。脉沉紧者，必欲呕。脉沉滑者，协热利。脉浮滑者，必下血。

下之，指半里下阴液也。促，数也。太阳开，病半里下阴液不和阳开，阳浮半表下，无阴缓之，其脉数。曰：太阳病下之，其脉促。此，彼之对。欲之为言，续也。解，缓也。阳数半表下，彼阴土之液不结心下，继续半表，缓其阳浮。曰：不结胸者，此为欲解也。浮，阳浮也。必，定辞也。阳浮半表下，彼阴土之液不继续去缓其阳，其液定结心下。曰：脉浮者，必结胸也。紧，不舒也。咽属胃，因地气以温通。阳浮半表下，半里脾土阴液不得阳气左舒，温通至咽。曰：脉紧者，必咽痛。弦，数也。两胁，少阳部署也。拘急，不舒也。阳得阴和，其气舒展，阳浮半表下，失阴和之，定两胁少阳枢机气滞。曰：脉弦者，必两胁拘急。细，指半里

---

① 也：宋本《伤寒论》无"也"字。

上阳气不足。数，指半表下阳失阴和。未，不也。止，足也。阳浮半表下，不足半里上，头部之阴，失其阳通则痛。曰：脉细数者，头痛未止。沉，里也。紧，不舒也。阳浮半表下，半里阴液不左舒，水气无所区别，定从半里上口窍逆出。曰：脉沉紧者，必欲呕。滑，水气也。协，合也。热，阳气也。半里水气合阳气滑利半表，内利半里。曰：脉沉滑者，协热利。其阳合水气滑利半表而上利，不滑利半里而下利，脾土络中之血，失其阳运，定从半表下下出。曰：脉浮滑者，必下血。

病在阳，应以汗解之，反以冷水潠之，若灌之，其热被却①，不得去，弥更益烦，肉上粟起，意欲饮水，反不渴者，服文蛤散；若不差者，与五苓散。寒实结胸，无热证者，与三物小陷胸汤，白散亦可服。

在，居也。阳，半表也。应，当也。解，缓也。之，指半表下阳也。潠，含水漱口也。灌，同盥，澡手也。热，阳气也。被，表也。却，退也。去，收藏也。病一阳阳气浮居半表，当以阴土之液以于左，而缓其阳。阳气浮居半表，反以冷水漱其口，或以冷水澡其手，半里土上气寒，其阳浮居半表，退而不得收藏。曰：病在阳，应以汗解之，反以冷水潠之，若灌之，其热被却，不得去。阳气浮居半表，不得流遍半里土上，散其水气，更加其烦。曰：弥更益烦。肉属土，水居土

---

① 却：宋本《伤寒论》作"劫"字。

上，不能外达毛窍，水气不行。曰：肉上粟起。半里下阴液，不得阳气蒸运半表，上润于口。曰：意欲饮水。半里土上水气不行。曰：反不渴者。溉灌之水气居半里土上，非发汗可解。文蛤，壳类，外有旋纹，象肉中纹理，气味咸平，主金水表气。研散沸汤和服，能收半里土上水气，象干土收水之法也，半里土上水除，阳气来复。曰：服文蛤散。差，不齐也。若阴阳气液不齐子午者，其治法与五苓散，布中土阴液从左上舒，半里土上水气下行，阳气来复，阖午藏酉。曰：若不差者，与五苓散。寒，水气也。热，阳气也。证，质也。水气充实半里土上，无阳气质复半里，胸中阴气里结，寒实结胸。无热证者，与三物白散辛热法，散其水结。热结胸，与小陷胸汤，汤中半夏，散半里土上水逆气结，黄连、瓜蒌实固半表上阳气，内阖半里。曰：寒实结胸，无热证者，与三物小陷胸汤，白散亦可服。

文蛤散

文蛤五两

上一味，为散，以沸汤，和一方寸匕服。

文蛤当煅用，恐非生用。若生研，用沸汤和服，毫无气味，明者知之。

白散方

桔梗三分　川贝母三分　巴豆一分，去心皮，熬黑，研如脂

上二味，为散，内巴豆入于臼中，杵之，以白饮和

服，强人半钱匕，羸者减之。病在膈上必吐，在膈下必利。不利进热粥一杯，利不止者，进冷粥一杯。身热皮粟不解，欲引衣自覆，若以冷水潠之、洗之，益令热却不得出，当汗而不汗则烦。假令汗出已，腹中痛，与芍药三两，如上法。

身热皮粟不解者，谓阳浮半表，阳失阴缓而发热，半里上阴失阳温，故欲引衣自覆。若以冷水漱口澡手，益令阳浮，退而不得收藏。烦，热也。当以汗解之，而不得汗，阳无阴缓则热，假令汗出已，腹中土气不疏而痛，与芍药三两，加于上法五苓散方中，布阴土水气，疏其土气。水气布，土气疏，阳来复，腹痛已。

张锡驹云：巴豆性大热，进热粥者，助其热性，以行之也；进冷粥者，制其热性，以止之也。

太阳与少阳并病，头项强痛，或眩冒，时如结胸，心下痞硬者，当刺大椎第一间、肺俞、肝俞，慎不可发汗。发汗则谵语，脉弦，五六①日谵语不止，当刺期门。

与，从也。并，屏蔽也。太阳阳气，从子之少阳枢开，从午之少阳枢阖。阳气从子先阴枢开，浮半表下，阴液屏蔽半里，半表上经道之阴，失阳气温通，强而痛。曰：太阳与少阳并病，头项强痛。阳得阴则明，阴液屏蔽半里，不能外致半表，阴阳气乱表里，地气昏冒其明。曰：或眩冒。半表上金气不右行，其阳不从午内

---

① 六：宋本《伤寒论》无"六"字。

阖，半里上阴失阳化，阴结胸中。曰：时如结胸。半里
下阴失阳化，脾土阴坚。曰：心下痞硬者。当，主也。
刺，讯决也。大，半表也。椎，进之也。第，次第也。
阴液屏蔽半里，阳气屏蔽半表，主讯决半表阳气进之，
不阖于午。表里阴阳次第一动一静，不顺乎天地间也。
曰：当刺大椎第一间。肺，金气也。俞，应也。肝，木
气也。天之金气应固其阳阖午，木随金气亦应之阖午，
下荣根核。人身水土金木四气，应乎天地五行，合一阳
阳气转运表里不息。曰：肺俞、肝俞。慎，禁戒词。谵
语，多言也。弦，数也。阳居半表上，禁戒不可发汗。
如汗之，阴液不起，其辛热之性，反助其阳，阳无阴
缓，则多言脉数。曰：慎不可发汗，发汗则谵语，脉
弦。五六日，辰巳时也。当，主也。刺，讯决也。期，
复其时也。门，主开阖也。辰巳时，半表上阳无阴缓，
则谵语不止，主讯决阳气期复其时，内阖于午。如此当
益半表上阴液，转运枢机，使开阖期复其时。曰：五六
日谵语不止，当刺期门。

太阳少阳并病，心下硬，颈项强而眩者，当刺大
椎、肺俞、肝俞，慎勿下之。

太阳从子之少阳先阴枢开，病阳气浮半表下，阴液
屏蔽半里，脾土阴失阳温而坚。曰：太阳少阳并病，心
下硬。阳得阴则柔，阳得阴静，太少二阳经道失阴柔
之，致颈项强，失阴静之，致目眩。曰：颈项强而眩
者。下，降也。之，指阴液也。主讯决半表上阳气，无
阴内阖，进之半里，金木之气，亦应之不内阖半里，禁

戒不可以苦寒气味降之。如降之，阴液从半表下下利，阳不阖午。曰：当刺大椎、肺俞、肝俞，慎勿下之。

太阳少阳并病，而反下之，成结胸，心下硬，下利不止，水浆不下，其人心烦。

而，如也。太阳阳气从子之少阳先阴枢开，阴液屏蔽半里。病阳浮半表，如反以苦寒药降之，半里上阴失阳化，阴结胸中；半里下阴失阳化，脾土阴坚；半里阴无阳运，阴液下利不止。曰：太阳少阳并病，而反下之，成结胸，心下硬，下利不止。阳浮半表，阴陷半里，升降气逆，水浆不能下咽，其人阳无阴和，阴无阳举，心烦不已。曰：水浆不下，其人心烦。

妇人中风，发热恶寒，经水适来，得之七八日，热除而脉迟身凉，胸胁下满，如结胸状，谵语者，此为热入血室也。当刺期门，随其实而写①之。

经，常也。水，谓人身有血，如地之有水，应阳气转运表里，不失常也。得阳浮半表，适半里经血下行失常，不和阳气转运表里，表阳失阴缓发热，里阴失阳温恶寒。曰：妇人中风，发热恶寒，经水适来。得，相得也。之，至也。七八日，午未时也。热，阳气也。除，去也。阴阳相得至午未时，阳得阴缓，内阖于午，去幽昧处藏酉。曰：得之七八日，热除。而，如也。迟，不足也。身，伸也、舒也。满，闷也。如半表脉中阴血不

太
阳
篇

---

① 写：宋本《伤寒论》作"取"字。

足，阳失阴缓，不能伸舒，阖午藏酉。半里阴失阳温而身寒，胸胁气闷，形似结胸。曰：而脉迟身凉，胸胁下满，如结胸状。谵语者，病人寐而自语也。入，逆也。血室，人之躯壳也。阳得阴则明，阳气逆于躯壳半表上，阳失阴缓，神志迷而不明，寐而自语，主讯决阳气，不能期复其时阖午藏酉。曰：谵语者，此为热入血室也，当刺期门。随，从也。写，输也。之，指半表上阳气也。阳气有余而往，阴血不足从之，阳气充实半表上，如输转其阳，当益半表上阴液，阳得阴和，阳气从午枢阖。曰：随其实而写之。

妇人伤寒，发热，经水适来，昼日明了，暮则谵语，如见鬼状者，此为热入血室。无犯胃气及上二焦，必自愈。

阳不藏酉，浮半里上发热，适经脉中血来半里下行。曰：妇人伤寒，发热，经水适来。日之出入，与夜为界，昼为阳。日，主阳气外出，明于酉。阳明半表，无扰乎半里，故昼日明了。暮为阴，主阳气内入，藏于酉，阳得阴则固，经血行半里下，阳气逆于躯壳半里上，无阴内固，故暮则谵语，如见鬼状者，此为热入血也。曰：昼日明了，暮则谵语，如见鬼状者，此为热入血室。犯，侵也。胃，指半表上土气也。及，至也。二，阴也。焦，阳也。自，从也。愈，进也。阳气逆于躯壳半里上，无侵半表上土气，至午时，二阴偶阳，定从半里上，进半里下。治之，主小柴胡汤，益半表上阴液，缓阳气入夜为界。曰：无犯胃气及上二焦，必自愈。

妇人中风，七八日续得，寒热发作有时，经水适断者，此为热入血室。其血必结，故使如疟状，发作有时，小柴胡汤主之。

七八日，午未时也，得阳气浮半表下。午未时，半表之阳，内阖半里，阴阳继续相得。曰：妇人中风，七八日续得。至午未时，表里阴阳不相得，半里下阴失阳温而恶寒，半表上阳失阴缓而发热。曰：寒热，发作有时。断，止也。半里经脉中血，不合一阳阳气往来表里，得阳浮半表，而半里经血下行息止。至午未时，阳失阴缓，阳气逆于躯壳半表上。曰：经水适断者，此为热入血室。阳气逆于躯壳半表上，不阖于午，其半里脉中之血，失阳气转运，定里结不舒。曰：其血必结。半表阳失阴缓，半里阴失阳运，表里阴阳不相得，而相陵虐，寒热依时而作，主小柴胡汤。曰：故使如疟状，发作有时，小柴胡汤主之。小柴胡汤，益半表上阴液，缓阳气阖午。半里阴得阳运，半表阳得阴缓，表里阴阳相得，疟状自除。

伤寒六七日，发热，微恶寒，支节疼痛①，微呕，心下支结，外证未去者，柴胡桂枝汤主之。

六七日，巳午时也。阴得阳则生，阳不藏酉，阴液不生，阳气往来，浮于表里，至次日巳午时，阳浮半表上，无阴缓之。曰：伤寒六七日，发热。半里下幽微处之阴，无阳温之。曰：微恶寒。支，与肢通。阳浮半表

---

① 疼痛：宋本《伤寒论》作"烦疼"字。

上，肢节之阴，失阳气温通。曰：肢节疼痛。呕，吐也。心下，脾土也。支，分也。阳不藏酉，脾部幽微处之阴，不能分运从子左吐，阴液里结不行。曰：微呕，心下支结。外，表也。证，验也，明也。阳浮半表上，验明未阖于午，去藏于酉者，主小柴胡汤，益半表上阴液，缓阳气阖午；桂枝汤温半里上之阴，疏泄半里上土气，半里上阴温土疏，阳气去藏于酉，以生其阴。曰：外证未去者，柴胡桂枝汤主之。上九味，象阳数得阴变于九；以水七升，象阳数得阴复于七；煮取三升，去滓，温服，象阳数得阴来复半里，阴数得阳来复半表。

柴胡桂枝汤方

柴胡四两　黄芩一两　人参一两　甘草一两，炙　半夏二合，洗　桂枝一两，去皮　芍药一两半　大枣六枚，擘　生姜一两半

上九味，以水七升，煮取三升，去滓，温服。

伤寒五六日，已①发汗而复下之，胸胁满微结，小便不利，渴而不呕，但头汗出，往来寒热，心烦者，此为未解也，柴胡桂枝干姜汤主之。

五六日，辰巳时也。已，己土也。汗，己土阴液也。复，反覆也。下，半里下也。之，往也。阳不藏酉，至次日辰巳时，己土阴液而反覆半里下，不前往半表，震动于辰，回还于巳，交蒸于午。曰：伤寒，五六

---

① 已：宋本《伤寒论》作"已"字。

日，已发汗而复下之。微，幽微处也。结，里也。阳不阖午，半里上下失其阳运，幽微处木气里结不行。曰：胸胁满微结，小便不利。渴，欲饮也。至辰巳时，无己土阴液区别半表，上润胃土之燥。曰：渴而不呕。阳不藏酉，己土阴液，不能留遍周身。曰：但头汗出。阳往于午，不来于子，半里下阴失阳温而恶寒。阳来于午，不往于子，半表上阳失阴固而发热。心之阳失其阴和而烦。此，彼之对。此阳气不藏，为彼之己土不温，阴液未足以和缓半表之阳，向幽昧处去藏于酉，主柴胡桂枝干姜汤。曰：往来寒热，心烦者，此为未解也，柴胡桂枝干姜汤主之。柴胡，苦平气轻，达表里经枢机滞；桂枝辛温，温表里经道之阴；瓜蒌根苦甘，起脉中阴津，上和半表之阳；黄芩苦寒，固半表上阳气，回还半里；甘草甘平，干姜辛温，温半里下己土之阴；牡蛎咸平，固金水表气。半里阴温，表气固坚，阳气内藏。上七味，象阳数得阴复于七也；以水一斗二升，象地支十二数也；煮取六升，象阴数得阳变于六也；去滓再煎，取三升，温服一升，日三服，象阳数得阴阖午，阴数得阳开子也；初服微烦，谓幽微处之阴未温，阳气未固也；复服，汗出便愈，谓阳气来复半里，阴土气温液生，其阴得阳，便进半表也。

柴胡桂枝干姜汤方

柴胡半斤　桂枝三两　干姜二两　瓜蒌根四两　黄芩三两　牡蛎二两　甘草二两，炙

163

上七味，以水一斗二升，煮取六升，去滓再煎，取三升，温服一升，日三服。初服微烦，复服，汗出便愈。

伤寒五六日，头汗出，微恶寒，手足冷，心下满，口不欲食，大便硬，脉细者，此为阳微结，必有表，复有里也。脉沉亦在里也，汗出为阳微。假令纯阴结，不得复有外证，悉入在里，此为半在里半在外也。脉虽沉紧，不得为少阴病，所以然者，阴不得有汗。今头汗出，故知非少阴也，可与小柴胡汤。设不了了者，得屎而解。

五六日，辰巳时也。阴得阳则生，阳不藏酉，阴土之液不生，其阳气往来表里皆浮。至次日辰巳时，阳往半表上，而气浮半里下，阴液不足以和阳气，交蒸于午，流遍周身。曰：伤寒五六日，头汗出。微，无也。手足，应乎表里。阳往半表上而气浮，阳无阴助，则两手不温；半里下阴无阳助，则两足不温。曰：微恶寒，手足冷。心下，脾土也。口，亦属脾土。满，闷也。阳往半表上而气浮，脾土之阴，失其阳运而满，失其阳化而不欲食。曰：心下满，口不欲食。大便，半表也。硬，坚也。阳往半表上而气浮，半里阴失阳温而坚。曰：大便硬。细，不足也。阳得阴助，交蒸于午，不曰微，不曰结。阴得阳助，交蒸于子，不曰微，不曰结。阳往半表上，不内阖于午，藏于酉，脉中营运之阴阳气液不足，其脉细。阳往半表上气浮，不得半里阴液和阳气交蒸于午，其阳微。曰：脉细者，此为阳微结。必，分极也。分极，犹疆界也。有，质也。复，来复也。质阳往半表上之疆界，无阴液和阳气阖午，来复半里下之疆界。曰：必有表，复有里也。沉，浊默也，亦象人左右两腋形。在，居也。里，半里下也。阳居半表上，不旋转于右；半里下阴气重浊，不旋转于左。曰：脉沉亦在里也。汗出于头，明半里下阴液不足以助阳气交蒸于午，其阳微。曰：汗出为阳微。假，因也。令，告戒也。纯阴，太阴也。外，表也。证，明也。悉，知也。入，逆也。因告戒后学，知太阴结，阴液逆在半里下，不得复有阴液，质半表上头汗出，此明阴在里，阳在表也。曰：假令纯阴结，不得复有外证，悉入在里，此为半在里半在外也。虽，设也。沉，里也。紧，不舒也。阳往半表上而气浮，脉设沉紧，为半里下脉中阴失阳舒，不得谓少阴液于里。曰：脉虽沉紧，不得为少阴病。今，是时也。非，不是也。太阴结，不得有半里下阴液，来复半表上，是时头汗出，故知不是太阴结，乃阴液少于里也。曰：所以然者，阴不得有汗，今头汗出，故知非少阴也。阳往半表上而气浮，半里阴液不足以和阳气交蒸于午，可与小柴胡汤，益半表上阴液，阖阳于午。了了者，令治之得法也。屎，阴也。设治之不得其法，阴阳气液焉能转运表里，自然而解。曰：可与小柴胡汤，设不了了者，得屎而解。

伤寒五六日，呕而发热者，柴胡汤证具。而以他药下之，柴胡证仍在者，复与柴胡汤。此虽已下之，不为逆，必蒸蒸而振，却发热汗出而解。若心下满而硬痛者，此为结胸也，大陷胸汤主之；但满而不痛者，此为痞，柴胡不中与之，宜半夏泻心汤。

五六日，辰巳时也。他，彼之对也。阳浮半里上，不内藏半里下从子左开。至辰巳时，半里上水气，无所区别，逆而呕。半表上阳无阴缓，逆而热。而以彼柴胡药，降半里上水逆，缓半表上阳气，回还于巳，内阖于午，藏半里下。曰：伤寒五六日，呕而发热者，柴胡汤证具，而以他药下之。仍，因也。在，察也。柴胡证因察半表上阳失阴缓，其阳不回还于巳，内阖于午，与小柴胡汤，运气益液，和利枢机。曰：柴胡证仍在者，复于柴胡汤。下之，指半里下也。却，退也。此虽属阳气已藏半里下，不为逆，必须阴土之阴，得阳气交蒸于子，枢机振动，其液上达，却退半表上阳浮，发热汗出而解。曰：此虽已下之，不为逆，必蒸蒸而振，却发热汗出而解。若，如也。心下，脾土也。满，闷也。硬，坚也。痛，不通也。如阳气浮半表上，脾土之水，失其阳运闷而坚，不通而痛，脾土水坚不左行，肺金气结不右降，主大陷胸汤。曰：若心下满而硬痛者，此为结胸也，大陷胸汤主之。大陷胸汤，固金气以阖阳，阳得阴则刚，阴得阳则健，阳固中土，刚健之气不息，脾土之水，自不陷而坚，胸中之阴，自运而不结。脾土无水气坚结，只满而不痛，此为痞。柴胡汤不中与之，宜半夏泻心汤。泻，降也。心，阳也。阳不阖午藏酉，地天之气不交，宜半夏辛平，降逆散结；芩、连苦寒，坚金水表阴，固阳阖午藏酉；阳不阖午藏酉，半里下土味不足，以甘草极甘培之；阳不阖午藏酉，半里下土冷气寒，以干姜辛温，温在下之阴；阳不阖午藏酉，半里下阴液不足，以人参、大枣多汁，助土之液，以和其阳，内固中土。阴阳气液上下交通，其痞自解。曰：但满而不痛者，此为痞，柴胡不中与之，宜半夏泻心汤。上七味，象阳数得阴复于七；以水一斗，象地天生成十数；煮取六升，象阴数得阳变于六；去滓再煎，取三升，温服一升，日三服，象阳数得阴阖午，阴数得阳开子。

半夏泻心汤方

半夏半升，洗　黄芩三两　干姜三两　甘草三两　人参三两　黄连一两　大枣十二枚，擘

上七味，以水一斗，煮取六升，去滓再煎，煮取三升，温服一升，日三服。

太阳中风，下利呕逆，表解者，乃可攻之。其人漐漐汗出，发作有时，头痛，心下痞硬满，引胁下痛，干呕短气，汗出不恶寒者，此表解里未和也。十枣汤主之。

下，半里下也。利，和利也。呕，吐也。太阳开，得阳气浮半表下，半里下阴液，不和利于表，水气无从吐出，反逆于里。曰：太阳中风，下利呕逆。表，扬也。解，缓也。攻，治也。之，往也。半表下阳得阴缓，阴阳乃可治而前往。曰：表解者，乃可攻之。发，开也。作，兴起也。有，质也。时，日之是时也。于太阳开，阳浮半表下，阴液兴起半里上漐漐汗出，其汗出质乎是时，每至是时，其阳即浮半表下，半里上头部之阴，失阳气温通，则头痛。曰：其人漐漐汗出，发作有

时，头痛。心下，脾土也。阳浮半表下，脾土之阴不交于左，阴气坚结而满。曰：心下痞硬满。引，进也。胁下，人身左右枢机也。痛，不通也。脾土之阴，不和阳气前进，枢机气滞作痛。曰：引胁下痛。干，燥也。阳浮半表下，阴滞半里下，半表上土燥气寒。曰：干呕。短，少也。阳浮半表下，半里阴液不和阳气回还半表上，而气少。曰：短气。汗出不恶寒，明其阳气向外，和半表上胃土阴液，交蒸于午。曰：汗出不恶寒者。水停脾土中，其阳气向内，不和半里下阴液，交蒸于子，主十枣汤。曰：此表解里未和也，十枣汤主之。化生万物，皆主元阳，水停脾土中，元阳开则气浮，以芫花辛温气味，散脾土中所停之水；水停脾土中，土味不能转运四方，遂其生气，以甘遂辛甘气味，逐其水而遂其生；水停脾土中，以大戟苦寒气锐，逐其水，毋使稍停；脾土无停水，元阳开则不逆。一升，十合也。半，物中分也。上三味，等分，各别捣为散，以水一升半，象地天生成十数，从中土分运四方，复合为一也，水藏土中，逐其停水，恐伤土之真水；先煮大枣肥者十枚，意先取味厚气浓之物，培固四方土气，毋使真水下泄；取八合，象阴数得阳正于八；强人服一钱匕，羸人服半钱匕，平旦温服，平旦，晨明也，阳气引达半表，服此方，逐半里脾土停水，不伤其阳，故取平旦温服；若下少，病不除者，明日平旦，更加半钱匕，得快下利，毋使气味留连，后以糜粥自养，助胃中之阴，和阳气内阖午也。

十枣汤方

芫花熬　甘遂　大戟　大枣十枚，擘

上三味，等分，各别捣为散；以水一升半，先煮大枣肥者十枚，取八合，去滓，内诸末。强人服一钱匕，羸人服半钱匕。平旦温服。若下少，病不除者，明旦更加半钱匕，得快下利，糜粥自养。

脉浮而紧，而复下之，紧反入里，则作痞。按之自濡，但气痞耳。

浮，阳浮半表也。紧，阴紧半里也。阳浮半表，无阴缓之，阴紧半里，无阳舒之。曰：脉浮而紧。复，反也。下，降也。反，复也。入，逆也。阳浮半表，无阴缓之，阴紧半里，无阳舒之，如反以苦寒气味降之，阴液不复半表，逆于半里，地天之气不交，则作痞。曰：而复下之，紧反入里，则作痞。濡，软也。如痞而不硬，按之自软，证无水气坚结，但气痞耳。曰：按之自濡，但气痞耳。

太阳病，医发汗，遂发热恶寒，因复下之，心下痞，表里俱虚，阴阳气并竭。无阳则阴独，复加烧针，因胸烦。面色青黄，肤瞤者，难治。今色微黄，手足温者，易愈。

医之为言，意也。发，起也。汗，阴土液也。遂，因也。热，阳气也。太阳，病一阳阳气先阴而开，浮半表下。以意会之，起半里阴液，缓半表阳浮。半里阴液不起，半表阳无阴缓，因发热。半里阴无阳温，因恶寒。曰：太阳病，医发汗，遂发热恶寒。复，来复也。下之，指半里下阴液也。因半里下阴液，未和阳气来复于表，地天之气不交，脾土之阴因之结。曰：因复下之，心下痞。竭，败也。独，单也。地天气隔不通，表里气液俱虚，阴阳并败，半里无阳，则阴单不偶。曰：表里俱虚，阴阳气并竭，无阳则阴独。复，还也。加，上也。还半表上阳气来复半里，内暖机缄。曰：复加烧针。地之水气不左行，天之金气不右行，半里上胸次之阳不清，因之烦。曰：因胸烦。青，东方生气也。黄，土色也。生阳之气浮半表，不来复半里，内温阴土之阴，阴液不能外荣半表半里上，致面色青黄肤燥，阴阳气液难治表里。曰：面色青黄，肤瞤者，难治。今，是时也。微，幽微处也。手足，应乎表里。易，交易也。如幽微处生阳未绝，是时面色只黄，手足不冷，阴阳可交易表里。曰：今色微黄，手足温者，易愈。

肤瞤，瞤字，恐燥字讹。何也？肤浅，喻在皮肤之不深也，肤乃至浅之处，何能跳动，读者明之。

心下痞，按之濡，其脉关上浮者，大黄黄连泻心汤主之。

心下，脾土也。阳不阖午藏酉，脾土之阴不左行，地天气隔不通，则心下痞。濡，软也。心下按之软而不硬，明无水气坚结脾土中也。曰：心下痞，按之濡。阴阳出入，以关为界。上，指半表上也。浮，阳浮也。其阳从左出于关，不从右入于关，半表上天之金气不右行，阳不阖午，主大黄黄连泻心汤。曰：其脉关上浮者，大黄黄连泻心汤主之。大黄、黄连苦寒气味，坚金水表阴，固阳阖午，阳内阖，脾土阴液左行，其痞自解。上二味，象地数之始，即偶之；以麻沸汤二升，两而变之；渍之须臾，去滓，取味淡气轻，外坚金水表阴，固阳阖午，如味厚气浓，则直入肠中下泄，故以麻沸汤渍之；分温再服，再，一举而二也，象一阳举二阴偶之。

大黄黄连泻心汤方

大黄二两　黄连一两

上二味，以麻沸汤二升，渍之须臾，绞去滓，分温再服。

心下痞，而复恶寒汗出者，附子泻心汤主之。

而，如也。复，往来也。天之金气不右行，阳不往来半里下。阳不往来半里下，脾土之阴不左行，地天气隔不通，则心下痞。如阳不往来半里下，半里下阴失阳温则恶寒。阳不往来半里下，阴土之液出半里上为汗，主附子泻心汤。曰：心下痞而复恶寒汗出者，附子泻心汤主之。主附子，大辛大热，别煮汁，取味厚气浓，先入半里，助子水中元阳；大黄、黄连、黄芩，味苦气寒，用麻沸汤渍之须臾，取味淡气轻，坚金水表阴，固阳阖午。阳内阖，阴左行，地天气交，其痞自解。

附子泻心汤方

大黄二两　黄连一两　黄芩一两　附子一枚，炮，去皮，破八片，另煮汁

—171—

上四味，切三味，以麻沸汤二升，渍之须臾，绞去滓，内附子汁，分温再服。

伤寒，汗出解之后，胃中不和，心下痞硬，干噫食臭，胁下有水气，腹中雷鸣，下利者，生姜泻心汤主之。

解，缓也。之，往也。后，半里也。中，应也。和，顺也。阳不藏酉，浮半里上，阴液亦浮半里上，外出毛窍为汗，不缓经道阳气前往半里下，半表上胃气应降不顺。曰：伤寒，汗出不①解之后，胃中不和。心下，脾土也。阳不藏酉，地天气隔不通，脾土阴坚。曰：心下痞硬。干，燥也。噫，饱食息也。臭，败味也。食入于阴，长气于阳，阳不藏酉，脾土阴液不左行，半表上土燥，半里下土寒，食入，无阳蒸化。噫，败味也。曰：干噫食臭。胁下，属人身左右枢机也。有，质也。雷鸣，回转声也。阳不内藏于酉，外明于卯，左右枢滞，水不左行，聚于腹中，有回转声，下利半里，不上利半表，主生姜泻心汤。曰：胁下有水气，腹中雷鸣下利者，生姜泻心汤主之。生姜辛温，化气横行，疏泄半里肌土水气；半夏辛平，散半里上水逆气结；阳不藏酉，土味不足于下，以甘草极甘培之；阳不藏酉，半里下阴土不温，以干姜温在下之阴，以芩连苦寒，坚金水表阴，固在上之阳；阳不藏酉，脾土阴液不生，以人

---

① 不：据文意，当无"不"字。

参、大枣多汁，益土之液，和内固之阳。上八味，象阴数得阳正于八；以水一斗，象天地生成十数；煮取六升，象阴数得阳变于六；去滓再煎，取二升，再，一举而二也；温服一升，一，阳数也，象一阳举二阴偶之，藏半里也；日三服，象三阳来复半表也。

生姜泻心汤方

生姜四两，切　甘草三两，炙　人参三两　干姜一两　黄芩三两　半夏半升，洗　黄连一两　大枣十二枚，擘

上八味，以水一斗，煮取六升，去滓再煎，取二升，温服一升，日三服。

伤寒中风，医反下之，其人下利日数十行，谷不化，腹中雷鸣，心下痞硬而满，干呕，心烦不得安。医见心下痞，谓病不尽，复下之，其痞益甚。此非热结①，但以胃中虚，客气上逆，故使硬也。甘草泻心汤主之。

反，回还也。之，往也。阳不阖午藏酉，得浮半表上。以意会之，当回还半里下阴液前往半表，和阳阖午藏酉，其人之阴液不上利，而下利日数十行。曰：伤寒中风，医反下之，其人下利，日数十行。谷，生也。雷鸣，回转声也。阳不阖午藏酉，得浮半表上，半里下生阳不化，腹中之阴回转下利半里，不上利半表。曰：谷不化，腹中雷鸣。阳不阖午藏酉，脾土之阴不上交，阴气坚结痞闷。曰：心下痞硬而满。阳不阖午藏酉，脾土

---

① 热结：宋本《伤寒论》作"结热"字。

之阴不上交半表上，胃土无阴润，阳无阴和，致干呕心烦不安。曰：干呕心烦不得安。尽，极也。以意会之，视心下痞，谓阳气上极于午，下极于子，当复阳气阖午藏酉，运阴土之阴，前往半表。曰：医见心下痞，谓病不尽。复阳气半里下，运阴土之阴前往半表，其痞更甚。此非天之金气不右行，阳气里结不右降，但因胃中土味虚，阳寄半表上，不顺半里。阳不阖午藏酉，令脾土阴失阳温而气坚，主甘草泻心汤。曰：复下之，其痞益甚，此非热结，但以胃中虚，客气上逆，故使硬也，甘草泻心汤主之。甘草极甘，用四两之多，培半表上胃土味虚；以干姜辛温，温半里下脾土之阴；以半夏辛平，散半里上水逆气结；以芩连苦寒，坚半表上之阴，固阳阖午藏酉；以人参多汁，助土之液以和阳；以大枣十二枚，汁厚味浓，固四维土气。上六味，象阳数得阴还于巳；以水一斗，象地天生成十数；煮取六升，象阴数得阳变于亥；去滓再煎，取三升，温服一升，日三服，象阳数得阴阖午，阴数得阳开子。

甘草泻心汤方

甘草四两　黄芩三两　干姜三两　人参三两　半夏半升，洗　黄连一两　大枣十二枚，擘

上六味，以水一斗，煮取六升，去滓再煎，取三升，温服一升，日三服。

伤寒，服汤药，下利不止，心下痞硬。服泻心汤已，复以他药下之，利不止。医以理中与之，利益甚。

理中者，理中焦，此利在下焦，赤石脂禹余粮汤主之。复利①不止者，当利其小便。

汤，荡也。下，半表下也。心下，脾土也。阳不藏酉，服推荡药，阴液下利半表下不止，脾土之阴，不交半表上，地天气隔不通而痞硬。曰：伤寒，服汤药，下利不止，心下痞硬。已，止也。服泻心汤，苦寒气味，降半里上阳气，内藏于酉，阳内藏，阴得阳运，下利止。曰：服泻心汤已。复，再也。以，用也。他，彼之称。再用彼泻心汤，苦寒气味降之，阴液下利不止。意会用理中汤与之，其利益甚。理，正也。理中者，正中焦不足之阴阳。此利在下焦土气不固，阴液下利不止，主赤石脂禹余粮汤。石，禀火土之精气结成。赤石脂色赤脂润，气味甘平，合禹余粮甘寒，质类谷粉，入下焦培土气，以固其阴。曰：复以他药下之，利不止，医以理中与之，利益甚。理中者，理中焦，此利在下焦，赤石脂禹馀粮汤主之。复，再也。小便，半里也。再利不止者，主输转半里阴液，顺利半表。石脂、余粮只能培下焦土气，以固其阴，不能运气输转半里之阴。曰：复利不止者，当利其小便。已上②二味，象地数之始，即偶之；以水六升，象阴数得阳变于六；煮取二升，去滓，分三服，象二阴偶阳固于土，以生其阴也。

---

① 利：宋本《伤寒论》无"利"字。
② 已上：同"以上"。下同。

太阳篇

赤石脂禹余粮汤方

赤石脂一斤,碎　禹余粮一斤

已上二味,以水六升,煮取二升,去滓,分三服。

伤寒吐下后,发汗,虚烦,脉甚微,八九日心下痞硬,胁下痛,气上冲咽喉,眩冒,经脉动惕者,久而成痿。

后,半里也。阳不藏酉,水逆半里上则上吐,水逆半表下则下利,水逆肌表则汗出。中土气液俱虚而烦。曰:伤寒吐下后,发汗,虚烦。甚,深也。阳不藏酉,脉道阴深则阳气微。曰:脉甚微。八九日,未申时也。阳不藏酉,脾土阴液,不左交半表上,地天气隔不通而痞硬。曰:八九日心下痞硬。胁下,人身左右枢机也。阳不藏酉,左右机滞不通而痛。曰:胁下痛。阳不藏酉,其气不从子左舒,反逆半里上。曰:气上冲咽喉。目得阳而开,得阴而明,阳不藏酉,半里之阴不能外致半表,地气昏冒其明,如有物蔽目而眩。曰:眩冒。经,径也。动,作也。惕,疾也。痿,痹也。人身经脉,如地之路径相通,阳不藏酉则经脉作疾而成痹。曰:经脉动惕者,久而成痿。

伤寒发汗,若吐,若下,解后,心下痞硬,噯①气不除者,旋覆代赭石②汤主之。

---

① 噯:宋本《伤寒论》作"噫"字。

② 石:宋本《伤寒论》无"石"字。

解，止也。后，半里也。心下，脾土也。除，易也。阳气发扬半里上，不藏于酉，水气或逆半里上从毛窍外出为汗，或逆半里上从咽旁呕吐，或逆半表下从谷道旁下利。汗吐下止，水气滞半里上下之中，脾土之阴不从子左交，地天气隔不通而痞硬。脾土阴气爱舒于左，其阴气痞硬，不从左交易，反逆于右，从口而噫，不止者，主旋覆代赭石汤。曰：伤寒发汗，若吐，若下，解后，心下痞硬，噫气不除者，旋覆代赭石汤主之。旋覆花黄，味咸气温，黄属土色，咸禀冬令水气主藏，温禀春令木气主升。代赭石色赤，味苦气寒，赤属火色，苦为火味，寒为水气。旋，圆转也。合旋覆圆转其气，更于左而代于右。半夏辛平，散半里上水逆气结。生姜辛温，化气横行，疏泄半里土中水气。阳不藏酉，阴液不生，土味不足，以甘草极甘，培其土味；以人参、大枣多汁，助其土液。上七味，象阳数得阴复于七；煮取六升，象阴数得阳变于六；去滓再煎，取三升，温服一升，日三服，象阳数得阴藏酉，阴数得阳开子。

旋覆代赭石汤方

旋覆花三两　人参一两　半夏半升，洗　代赭石二两甘草三两，炙　生姜五两，切　大枣十二枚，擘

上七味，以水一斗，煮取六升，去滓再煎，取三升，温服一升，日三服。

伤寒大下后，复发汗，心下痞，恶寒者，表未解也，不可攻痞，当先解表，表解乃可攻痞。解表，宜桂

枝汤。攻痞，宜大黄黄连泻心汤。

大，半表也。下，半表下也。后，半里也。复，反也。发，起也。阳不藏酉，其阳气往来表里皆浮，阳浮半表下，脾土阴液反起半里上为汗。曰：伤寒大下后，复发汗。心下，脾土也。痞，气隔不通也。阳浮半表下，脾土阴液反起半里上为汗，不交于左，地天气隔不通而痞。曰：心下痞。攻，治也。半表下阳浮，未得阴缓，半里上肌土之阴未得阳温，恶寒者，不可以苦寒气味治其痞。曰：恶寒者，表未解也，不可攻痞。当，主也。主先缓半表下阳浮，表阳得缓，半里上阴得阳温，不恶寒者，乃可攻痞。曰：当先解表，表解乃可攻痞。缓半表下阳浮，宜桂枝汤，甘温气味，温半里上之阴，半里上阴温土疏，阳气来复于午藏酉。曰：解表，宜桂枝汤。治半里上阳气不降，宜大黄黄连泻心汤。苦寒气味，坚金水表阴，固阳藏酉，脾土之阴得阳左行，地天气交，其痞自解。曰：攻痞，宜大黄黄连泻心汤。

病如桂枝证，头不痛，项不强，寸脉微浮，胸中痞硬，气上冲咽喉[①]不得息者，此为胸有寒也。当吐之，宜瓜蒂散。

如，往也。证，质也。头项，半表经道也。寸脉，指半表也。微，无也。浮，阳浮也。病阳往半表上，质头项不痛不强，半表脉中无阳浮，质阳有阴固。曰：病

---

① 咽喉：宋本《伤寒论》作"喉咽"。

如桂枝证，头不痛，项不强，寸脉微浮。胸中，半里上也。硬，坚也。咽属胃，因地气以上通。喉属肺，候天气以下降。气从心下达于脾，曰息。寒，水气也。质半表上头项不强痛，脉中无阳浮，只半里上气隔不通而坚，是地气能左运，上通于咽，不能候天气下降，内达于脾，其气上冲半里上，不从心下达于脾，此为半里上有水也，主吐去胸中之水，适瓜蒂散。曰：胸中痞硬，气上冲咽喉不得息者，此为胸有寒也，当吐之，宜瓜蒂散。涌逆胸中之水从口吐出，胸中水除，其阳气来复半里上，回还半里下。瓜蒂苦寒气薄，浮而升；赤小豆甘平，体重沉而降。凡豆体皆重，取豆豉得蒸盒之气，易重从轻，宣发胸中壅塞之水。上二味，象地数之始即偶之；各别捣筛为散已，合治之，取一钱匕，散者，散也，象散而复合为一也；以香豉一合，热汤七合，象一阳合二阴来复于七也；煮作稀糜，去滓，取汁和散，温顿服之，顿服是一气服下，取其气易升而易吐也；服之不吐者，少少加，得快吐乃止，于亡血虚家，不可与瓜蒂散，何也？亡血虚家，土之液少，如误吐之，恐阴阳气液损而不复也。

瓜蒂散方

瓜蒂一分，熬黄　赤小豆一分

上二味，各别捣筛，为散已，合治之，取一钱匕；以香豉一合，用热汤七合，煮作稀糜，去滓；取汁和散，温顿服之。不吐者，少少加。得快吐，乃止。诸亡血虚家，不可与瓜蒂散。

病胁下素有痞，连在脐旁，痛引少腹，入阴筋者，此名脏结，死。

胁下，属人身两旁阴阳枢开枢阖之部署。病人胁下素有痞，连处脐旁，证阴阳开阖之生气，日衰于里，不能通其痞结。曰：病胁下素有痞，连在脐旁。痛，不通也。引，进也。筋，力也，肉中之力气之元也。脏，藏也。气之元阳，不能运动有形之阴，阴气日进少腹，少腹阴脏中不能藏其元阳，阳气不能内生，从子左开，阴气里结，其阳无则死。曰：痛引少腹，入阴筋者，此名脏结，死。

伤寒，病①若吐、若下，后七八日不解，热结在里，表里俱热，时时恶风，大渴，舌上干燥而烦，欲饮水数升者，白虎加人参汤主之。

阳不藏酉，病水逆半里，或从口吐出，或从谷道旁下出。曰：伤寒，病若吐、若下。后，半里也。七八日，午未时也。解，缓也。热，阳气也。在，居也。或吐、或下，半里液少，至午未时，不有阴液从子上缓其阳，阳气结居半里上，表阳不有阴缓，里阴不有阳藏。曰：后七八日不解，热结在里，表里俱热。风，阳气也。时时恶风，谓时时恶热，非谓外恶风之凉气也。曰：时时恶风。半里下液少，不能上润胃土之燥，欲饮

---

① 病：宋本《伤寒论》无"病"字。

水数升，以上济其阳，主白虎加人参汤。曰：大渴，舌上干燥而烦，欲饮水数升者，白虎加人参汤主之。主白虎复天气清降，固阳藏酉，加人参甘寒多汁，助土之液，和内藏之阳。

伤寒，无大热，口燥渴，心烦，背微恶寒者，白虎加人参汤主之。

阳得阴固，则藏于酉，阴得阳生，则开于子。大，半表也。热，阳气也。阳不藏酉，无半表阳气藏半里下以生阴。曰：伤寒，无大热。口，属半里上也。心，阳也。无半里下阴液从子左开，上润胃土之燥，回还半里上，以和其阳。曰：口燥渴，心烦。背，属半表上也。微，无也。阳不藏酉，其阳气往来表里皆浮，无阳浮半表下，半表上经道失温，恶寒之证者，主白虎加人参汤，肃半里上阳气，内藏于酉；加人参甘寒多汁，益土之液，以配内藏之阳。曰：背微恶寒者，白虎加人参汤主之。

伤寒，脉浮，发热无汗，其表不解者①，不可与白虎汤。渴欲饮水，无表证者，白虎加人参汤主之。

浮，阳浮也。热，阳气也。汗，阴土液也。阳不藏酉，阴土之液不生，其阳气往来皆浮。曰：伤寒，脉浮，发热无汗。表，半表也。解，开也。其阳浮半表下，不上开者，不可与白虎汤肃降天气。曰：其表不解者，不可与白虎汤。证，见也。阳不藏酉，阴土之液不

① 者：宋本《伤寒论》无"者"字。

太阳篇

生，无半里阴液上润半表上胃土之燥，无见太阳阳浮半表下之证者，主白虎加人参汤。曰：渴欲饮水，无表证者，白虎加人参汤主之。主白虎汤肃降半里上阳气，内藏于酉；加人参多汁，益土之液，配内藏之阳。

太阳与少阳合病，自下利者，与黄芩汤；若呕者，黄芩加半夏生姜汤主之。

与，从也。合，聚也。自，由也。下，半表下也。太阳从少阳聚半表上，不内于午，阴液由半表下下利，不利半表上，以固其阳者，与黄芩汤。曰：太阳与少阳合病，自下利者，与黄芩汤。黄芩苦寒，甘草极甘，大枣甘平多汁，取苦甘气味，合化其阴，固阳内午。阳不内午，半里下土气不疏，以芍药苦平气味疏泄土气。上四味，象阴阳气液分别四方；以水一斗，象地天生成十数；煮取三升，象阳数内午；去滓，温服一升，象阳数开子；日再夜一服，再，一举而二也，象一阳举二阴偶之。若水逆半里上从口呕者，主黄芩加半夏生姜汤。加半夏辛平气味，降半里上水逆气结；加生姜辛温气味，化气横行，疏泄左右络道之阴，水不逆半里上，其阳内阖无阻。曰：若呕者，黄芩加半夏生姜汤主之。

黄芩汤方

黄芩三两　甘草二两，炙　芍药二两　大枣十二枚，擘

上四味，以水一斗，煮取三升，去滓，温服一升，日再夜一服。若呕者，加半夏半升，生姜三两。

伤寒，胸中有热，胃中有邪气，腹中痛，欲呕①者，黄连汤主之。

胸中，指半里上也。有，得也。热，阳气也。冬寒损去，半里上得阳气不藏于酉。曰：伤寒，胸中有热。胃中，指半表上也。邪，不正也。阳气应藏则藏，谓之正气；应藏不藏，谓之邪气。阳不藏酉，半表阳气不降而有偏。曰：胃中有邪气。腹中，指半里下也。阳不藏酉，半里下阴失阳温不通而痛。曰：腹中痛。阳不藏酉，半里下水气不左舒，逆半里上欲呕者，主黄连汤。曰：欲呕吐者，黄连汤主之。黄连苦寒，坚半里金水表阴，固阳气藏酉；干姜辛温，温半里下阴土之液；桂枝辛温，温表里经道之阴；半夏辛平，解半里上水逆气结；阳不藏酉，土味不足，土之液少，以甘草极甘，人参、大枣多汁，培土之气，益土之液，配内藏之阳。上七味，象阳数得阴复于七；以水一斗，象地天生成十数；煮取六升，象阴数得阳变于六；去滓，温服一升，日一服，夜二服，象一阳举二阴偶之。

黄连汤方

黄连三两　甘草三两　干姜三两　桂枝三两，去皮
人参二两　半夏半升，洗　大枣十二枚，擘

上七味，以水一斗，煮取六升，去滓，温服一升。日一服，夜二服。

---

① 呕：宋本《伤寒论》"呕"后有"吐"字。

伤寒八九日，风湿相搏，身体疼烦，不能自转侧，不呕不渴，脉浮虚而涩者，桂枝附子汤主之。若其人大便硬，小便自利者，去桂枝①加白术汤主之。

八九日，未申时也。风，阳气也。湿，阴气也。身，可屈伸也。体，第也。阳不藏酉，其气往来表里皆浮。至未申时，阳浮半里上，阴塞半里下，阳与阴相搏半里，阴阳屈伸次第不通。曰：伤寒八九日，风湿相搏，身体疼烦，不能自转侧。渴，水涸也。水不逆半里上。曰：不呕。水不涸半里下。曰：不渴。阳浮半里上，虚半里下，阴气涩而不滑者，主桂枝附子汤。曰：脉浮虚而涩者，桂枝附子汤主之。桂枝辛温，温表里经道之阴；附子辛热，助子水中元阳；生姜辛温，化气横行，疏泄表里络道之阴；甘草极甘，大枣甘平，取汁厚气浓，固四维土气。上五味，象土之中数也；以水六升，象阴数得阳变于六也；煮取二升，二，阴数也；去滓，分温三服，三，阳数也，象阴阳气液次第前进，开子阖午也。若，不定之辞。大，半表也。小，半里也。或其人半表阳气不顺利半里，半里阴失阳温而气坚，或半里阴液从半表下下利。如斯，半表之阳无阴内固半里，半里之阴无阳气上举半表，主去桂枝加白术汤。曰：若其人大便硬，小便自利者，去桂枝加白术汤主之。去桂枝辛温，温半表经道之阴；加白术四两，甘温多汁，培

---

① 枝：宋本《伤寒论》无"枝"字。

土气益土之液。合前四味，象土数也。上五味，以水七升，象阳数得阴变于七也；煮取三升，去滓，分温三服，象阳数得阴，阖午开子也；初服，其人身如痹，半日许复服之，三服尽，其人如冒状，勿怪此，因附子、白术之气味，合走皮肉，逐水气未得除，故使之尔。当加桂枝四两，通经道之阴。经道阴通，水气自不走皮肉，阴阳气液自循经道左旋右转，此本一方二法也。

桂枝附子汤方

桂枝四两　生姜三两，切　附子三枚，去皮，炮，破八片　甘草二两，炙　大枣十二枚，擘

上五味，以水六升，煮取二升，分温三服。

桂枝①去桂加白术汤方

白术四两　甘草二两，炙　附子三枚，炮　生姜三两　大枣十二枚，擘

上五味，以水七②升，煮取三升，去滓，分温三服。初服，其人身如痹，半日许复服之，三服尽，其人如冒状，勿怪。此以附子、白术并走皮肉③，逐水气未得除，故使之耳，当加桂枝四两。此本一方二法也。

风湿相搏，骨节疼烦，掣痛不得屈伸，近之则痛

---

① 桂枝：宋本《伤寒论》无"桂枝"二字。
② 七：宋本《伤寒论》作"大"字。
③ 肉：宋本《伤寒论》作"内"字。

太阳篇

剧，汗出气短①，小便不利，恶风不欲去衣，或身微肿者，甘草附子汤主之。

风，阳气也。湿，阴气也。骨节主里。阳与阴相搏半里上，不能次第前进，温通骨节之阴。曰：风湿相搏，骨节疼烦，掣痛不得屈伸。近，迫也。剧，甚也。骨节之阴不通，阴气迫之则痛甚。曰：近之则痛剧。汗，阴土液也。小便，半里也。阴液出半里上，故气短则不顺利半里下，回还于左。曰：汗出气短，小便不利。风，阳气也，热气也。阳与阴相搏半里上，恶其热，而又恶其风。毛窍开，喜外有所卫。曰：恶风不欲去衣。或，乱也。身，可屈伸也。微，幽微处也。阳与阴相搏半里上，气液内乱，不能屈伸向半里下幽微处内运，滞于肌腠而肿者，主甘草附子汤。曰：或身微肿者，甘草附子汤主之。阳不藏酉，土味不足于下，主甘草极甘培之；附子辛热，助子水中元阳；白术甘温多汁，益土之液；桂枝辛温，用四两之多，温通表里关节经道之阴。上四味，象阴阳气液分运四方也；以水七升，象阳数得阴变于七也；煮取三升，去滓，温服一升，日三服，象阳数得阴藏酉开子也。微，幽微处也。汗，阴土液也。解，开也。初服，得半里下阴温，阳气藏酉，合幽微处阴液和阳气开子。曰：初服得微汗则解，能食，汗止复烦者，服五合，恐一升多者。多，胜

---

① 气短：宋本《伤寒论》作"短气"。

也。恐阳胜于阴。曰：宜服六七合为始。

甘草附子汤方

甘草二两，炙　附子二枚，炮，去皮，破八片　白术二两　桂枝四两，去皮

上四味，以水七升，煮取三升，去滓，温服一升，日三服。初服得微汗则解。能食，汗止复烦者，服五合。恐一升多者，宜服六七合为始。

伤寒，脉浮滑，此①表有热，里有寒，白虎汤主之。

表，半表也。热，阳气也。其阳应天之阴气，从午右降。里，半里也。寒，水气也。其水应地之阳气，从子左升。天之阴气不右降，阳不藏酉。阳不藏酉，地之水气不从子左升，脉道中阴阳气液浮滑半里上，不滑利半里下，主白虎汤。曰：伤寒，脉浮滑，此表有热，里有寒，白虎汤主之。阴阳相交为知，相生为母，主知母六两，苦寒气味，交阳气于酉，入里以生阴；石膏一斤，气寒味淡，肃天之金气以藏阳；阳不藏酉，土之气味不足于里，以甘草甘味培之；阳不藏酉，土之阴液外出肌表太多，腠理空疏不固，以粳米六合，甘平汁黏，益土。上四味，以水一斗，象阴阳气液转运四方，合地天生成十数；煮米熟汤成，去滓，温服一升，日三服，象阳数得阴藏酉，阴数得阳开子。

____

① 此：宋本《伤寒论》"此"后有"以"字。

白虎汤方

知母六两　石膏一斤　甘草二两　粳米六合

上四味，以水一斗，煮米熟汤成，去滓，温服一升，日三服。

伤寒，脉结代，心动悸，炙甘草汤主之。

脉，血理也。血理，分邪行体中，如水在地，得阳气转运，百川不息，谓之脉也。结，里结也。代，不还也，更也。心，阳也。动，静之对也。阳不藏酉，半里下脉道中阴气里结，地之阴液不还于左更于右，阳失阴静而动悸，主炙甘草汤。曰：伤寒，脉结代，心动悸，炙甘草汤主之。阳不藏酉，土味不足于下，以甘草极甘培之；以生姜辛温化气横行，疏泄表里土气；以桂枝辛温，温通表里经道之阴；阿胶甘平，与血脉相宜；合人参、地黄、大枣，甘寒气味，益土之阴液，配来复之阳；血液复于中土，恐关节之气不利，取麻子仁，性滑流通；冬主闭藏，门主开转，取门冬开转关门，固其阳气，门冬根颗连络不断，能通上下四旁，令结者解，绝者续；酒乃谷之精华酿成，以清酒，和水煮，使脉中气血营内荣外，不失表里生生气化之机。上九味，以清酒七升，象阳数得阴变于九，复于七；以水八升，先煮八味，象阴数得阳正于八也；煮取三升，去滓，内胶烊消尽，温服一升，日三服，象阳数得阴阖午，阴数得阳开子。

炙甘草汤方

甘草四两，炙　生姜三两，切　干地黄一斤　桂枝三

两，去皮　人参二两　麦门冬半斤　阿胶二两　大枣十二枚，擘　麻仁半升

上九味，以清酒七升，水八升，先煮八味，取三升，去滓，内胶烊消尽，温服一升，日三服。一名复脉汤。

或曰：炙甘草汤又名复脉汤，何也？答曰：土得火而生，阳不藏酉，土味不足于下，以甘草极甘培之，故名炙甘草汤。人身肌肉象地之土，地脉中阴阳气液流通，草木皆受其益，人身亦然。阳不藏酉，脉道中阴液不复，此汤能复脉中阴阳气液，故又名复脉汤。

脉按之来缓，而①时一止复来者，名曰结。又脉来动而中止，更来小数，中有还者反动，名曰结，阴也。脉来动而中止，不能自还，因而复动者，名曰代，阴也。得此脉者，必难治。

按，验也。缓，迟缓也。时，指午时中也。复，反也。名，明也。结，里结也。血理，分邪行体中，如地之水，得阳气转运表里不息。脉道中阴液阳气，由子左运半表，验之来迟，而午中一止，反来半表上者，明其阳气浮半里上，不还半里下，半里下阴数里结。曰：脉按之来缓，而时一止，复来者，名曰结。动，出也。中，午时中也。更，变更也，易也。小，半里也。数，阴数也。又脉道阳气来出，能于午时还于里，因时变易基于戌亥，成半里地支之六数，午中有还者，反出半表

太阳篇

---

① 而：宋本《伤寒论》无"而"字。

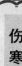

上，明结阴半里下。曰：又脉来动而中止，更来小数，中有还者反动，名曰结，阴也。代，不还也。脉道中阳气来出而午中止，阳气不能从半里上，还半里下，因而反出半表上者，明半里下阴气里结，不从子还半表上。曰：脉来动而中止，不能自还，因而复动者，名曰代，阴也。必，表识也。难，患也。得此脉者，表识患阴阳气液不治子午。曰：得此脉者，必难治。

阳 明 篇

问曰：病有太阳阳明，有正阳阳明，有少阳阳明，何谓也？答曰：太阳阳明者，脾约是也；正阳阳明者，胃家实是也；少阳阳明者，发汗利小便[1]，胃中燥烦实，大便难是也。

脾，阴土也。约，束也。土主信，阴液包藏土中，应太阳阳气开阖，共相约束，不失信也。病得太阳阳气先阴而开，浮半表下，阴土之液不和阳气共相约束，往来表里，土失信也。曰：太阳阳明者，脾约是也。胃，阳土也；实，虚之对也。阳得阴则土虚不实，阳正于巳，无半里下阴土之液以和其阳，阳土实而不虚。曰：正阳阳明者，胃家实是也。发，见也。汗，阴土液也。利，宜也。小，半里也。便，利也。胃中，半表上土也。燥，不润也。烦，阳失阴和也。实，虚之对也。大，半表也。难，患也。少阳阳明，从子枢开，从午枢阖，见半里下，阴土之液不和阳气开于子，阖于午，宜半里下阴土之液利于半表，以和其阳，半里下阴土之液不左行，半表上土燥不润，阳失阴和而烦，阳土气实不虚，其阳不利半里，患于半表。曰：少阳阳明者，发汗

---

① 小便：宋本《伤寒论》"小便"后有"已"字。

利小便，胃中燥烦实，大便难是也。

阳明之为病，胃家实①也。

阳明之为，指阳正于巳，无半里下阴土之液和阳气回还于巳，内阖于午，病阳土气实不虚。曰：阳明之为病，胃家实也。非谓以手按胃中实硬，为胃家实也。

问曰：何缘得阳明病？答曰：太阳病，若发汗，若下，若利小便，此亡津液，胃中干燥，因转属阳明。不更衣，内实，大便难者，此名阳明也。

若，不定之辞。发，越也。汗，阴土液也。下，半表下也。小，半里也。便，利也。此，彼之对。亡，同无。胃中，半表上土也。属，系也。更，迭也。衣，依也。实，虚之对也。大，半表也。难，患也。太阳病，阳气先阴而开，浮半表下，阴土之液或从半表下毛窍越出为汗，或阴液只利半里，彼无阴液来复半表，半表上土干气燥，其阳因无阴和，转系半表上，不能迭运依附经道阖午，半表上土实不虚，阳无阴和，不顺利半里，患于半表，此名阳明也。问曰：何缘得阳明病？答曰：太阳病，若发汗，若下，若利小便，此亡津液，胃中干燥，因转属阳明。不更衣，内实，大便难者，此名阳明也。

问曰：阳明病外证云何？答曰：身热，汗自出，不恶寒，反恶热也。

身，伸也，舒也。热，阳气也。汗，阴土液也。

---

① 胃家实：宋本《伤寒论》"实"后有"是"字。

自，从也。反，复也。阳气伸舒半表上，无阴固之，浮而发热。阴土之液从阳气交蒸半表上，不有天气肃降其阳，来复于午，证不恶寒，反恶热象。曰：阳明病外证云何？答曰：身热，汗自出，不恶寒，反恶热也。

问曰：病有得之一日，不发热而恶寒者，何也？答曰：虽得之一日，恶寒将自罢，即自汗出而恶热也。

一日，子时也。一阳阳气，从子初开，少而未壮，不能卫护半表半里上肌土之阴，故不发热而恶寒。将，壮也。自子至午，其阳壮，其寒自罢。天之金气不右行，其阳不复于午，阴土之液从阳气交蒸半表上，即自汗出而恶热。问曰：病有得之一日，不发热而恶寒者，何也？答曰：虽得之一日，恶寒将自罢，即自汗出而恶热也。

问曰：恶寒何故自罢？答曰：阳明居中，土也①，万物所归，无所复传，始虽恶寒，二日自止，此为阳明病也。

一阳阳气初开，恶寒何故自已？中，表里上下左右之中也。土为万物之母，归藏也。无生于有，有生于无。所，处也。传，转也。阴阳气液居半表上辰土中，万物生长，还半里下戌土中，万物收藏至戌亥处。万物从有生于无，戌土阴阳气液复转于子，交纽丑土，万物从无生于有。问曰：恶寒何故自罢？答曰：阳明居中，

————

① 土也：宋本《伤寒论》"也"后有"主"字。

土也，万物所归，无所复传。始，初也。二日，丑时也。一阳阳气，从子先阴初开而气浮，其阳少而未壮，半表半里上肌土之阴失其阳护，故恶寒。阴土之液不和一阳阳气交纽丑土，引达于寅，明于卯，震动于辰，其阳气从半表上止，不能还巳阖午。曰：始虽恶寒，二日自止，此为阳明病也。

本太阳病[①]，初得病时，发其汗，汗先出不彻，因转属阳明也。伤寒，发热无汗，呕不能食，而反汗出濈濈然者，是转属阳明也。

初，始也。发，舒也。汗，阴土液也。先，前也。出，进也。彻，透也。本太阳病，阳气始开，得浮半表下时，当舒阴土之液，和阳气转运半表。阴土之液前进，外达毛窍未透，不足以和缓其阳，阳气自盛于上，因转系阳明也。曰：本太阳病，初得病时，发其汗，汗先出不彻，因转属阳明也。阴土之液不和阳气还巳阖午藏酉，阳浮半里上，无阴固之。曰：伤寒发热无汗。半里下阴土之液不还半表，水谷无阳蒸化，水气无所区别，逆半里上而呕。曰：呕不能食。而，如也。反，回还也。濈，疾也。然，烧也。如回还半里下阴液，上半表上为汗，疾如火烧者，此是天之金气右行不及，阳气转系半里上，不藏酉也。曰：而反汗出濈濈然者，是转属阳明也。

伤寒转系阳明者，其人濈然微汗出也。

---

① 本太阳病：宋本《伤寒论》无"病"字。

微，无也。阳不藏酉，阴土之液，失其生化，阳气往来转于半里，系于半表，其人发热，疾如火烧，无阴液外出，和阳气阖午藏酉。曰：伤寒转系阳明者，其人濈然微汗出也。

伤寒三日，阳明脉大。

三日，寅时也。阳明，谓寅时阳开，得阴气明也。脉，血理也。大则为虚。阳不藏酉，阴土之液，失其生化，至次日寅时，阳气上达，血理之阴内虚，不能和缓阳气明卯阖午，向幽昧处去藏于酉。曰：伤寒三日，阳明脉大。

伤寒脉浮而缓，手足自温①，是为系在太阴。太阴者，身当发黄，若小便自利者，不能发黄。至七八日，大便硬者，为阳明②也。

浮，阳浮也。缓，迟缓也。阳不藏酉，脉道中阳浮，迟缓半里上，不藏于内。曰：伤寒脉浮而缓。手足，内应脾土。太阴，脾土也。阳气迟缓半里上，不藏于内，手足从之温，此为阳气系在太阴。脾土之阴不疏，其液不能屈伸半表，土失水荣，黄色外现。曰：手足自温，是为系在太阴。太阴者，身当发黄。如半里下阴土之液，从阳气利半表上者，土得水荣。曰：若小便自利者，不能发黄。七八日，午未时也。大便，半表也。硬，坚也。半表阳气至午未时，不能阖午，向幽昧

---

① 手足自温：宋本《伤寒论》"温"后有"者"字。
② 阳明：宋本《伤寒论》作"阳明病"。

处入申藏酉。半里下脾土之阴，失其阳温而坚，为阳气系在阳明也。曰：至七八日，大便硬者，为阳明也。

阳明中风，口苦咽干，腹满微喘，发热恶寒，脉浮而紧。若下之，则腹满，小便难也。

风，阳气也。咽，属胃。阳气得炎半表上，无半里下阴土之液上润胃土之燥，以和其阳。曰：阳明中风，口苦咽干。阳气得炎半表上，不阖于午，半里下阴土之液失其阳运而满，幽微处之阴气不还半表，逆半里上，从口出而喘。曰：腹满微喘。半表上阳无阴固而发热，半里下阴无阳温而恶寒，阳无阴固而气浮半表上，阴无阳温而气紧半里下。曰：发热恶寒，脉浮而紧。若，如也。下，降也。难，患也。如以苦寒气味降之，则腹中之阴不能转运半表，在半里为患。曰：若下之，则腹满，小便难也。

阳明病，若能食，名中风；不能食，名中寒。

食为阴。风，阳气也。阳气病浮半表上，若能食，得阳土中阴少阳多，能分别水谷。曰：阳明病，若能食，名中风。寒，阴气也。阳气病浮半表上，不阖午藏酉，半里下阴液阳气渐少，得阳土气寒，不能分别水谷。曰：不能食，名中寒。

阳明病，若中寒①，不能食，小便不利，手足濈然汗出，此欲作固瘕，必大便初硬后溏。所以然者，以胃

---

① 中寒：宋本《伤寒论》"寒"后有"者"字。

中冷，水谷不别故也。

阳明阳气，病浮半表上，不阖午藏酉，半里下水气不能蒸运分别半表上，得阳土气寒。曰：阳明病，若中寒，不能食。小便，半里也。溅，疾也。然，烧也。此，彼之对。欲之为言，续也。作，动也。固，四塞也。瘕，假也。半里阴土之液，不得阳气利于半表，从四肢疾如火烧，外出为汗。彼阴土之液动于手足，四维假阴气闭塞其液，不能假阳气转运经道，行于表里。曰：小便不利，手足溅然汗出，此欲作固瘕。必，表识也。大便，半表也。初，始也。硬，坚也。后，半里也。溏，水气濡滞也。表识阳气浮半表上，不阖午藏酉，四维之阴始坚，半里下水气濡滞。曰：必大便初硬后溏。以，因也。所以然者，因阳气不阖午藏酉，半里下阴土中阳少，得阳土气寒，水谷不别。曰：所以然者，以胃中冷，水谷不别故也。

阳明病，欲食①，小便反不利，大便自调，其人骨节疼，翕翕然②如有热状，奄然发狂，溅然汗出而解者，此水不胜，谷气与汗共并，脉紧则愈。

欲，贪爱也。阳明阳气浮半表上，得阳土中阴少阳多，病贪爱饮食。曰：阳明病，欲食。小便，半里也。反，难也。阳气浮半表上，不利半里下，阴土之液难于右，不利于左。曰：小便反不利。大便，半表也。调，

---

① 欲食：宋本《伤寒论》作"初欲食"。
② 翕翕然：宋本《伤寒论》无"然"字。

和也。阳利半表自和，不阖午藏酉，其人半里下骨节之
阴，失阳气温通而疼。曰：大便自调，其人骨节疼。翕
翕，动也，炽也。有，得也。阳气浮半表上，不阖于午，
阳动热起，甚如火炽，如得热病状。曰：翕翕然如有热
状。奄然，忽然也。阳得阴则明，阳气浮半表上，半里
下阴液不从左上举，君主忽然失明，不能审得失之地。
曰：奄然发狂。濈，疾也。然，烧也。汗，阴土液也。
出，进也。而，作"能"读。解，缓也。其热疾如火烧，
阴土之液前进半表上，汗出能缓，阳气阖午。曰：濈然
汗出而解者。此，彼之对。胜，举也。阳气浮半表上，
不阖于午，此水气不从左上举。曰：此水不胜谷气生气
也。并，合也。紧，不舒也。半里下生阳阳气与阴土阴
液合而从左上举，半里不温之阴，得阳气左舒半表，不
阖之阳得阴液右缓半里。曰：谷气与汗共并，脉紧则愈。

　　阳明病，欲解时，从申至戌上。

　　阳得阴则明，得阴则固，阳得阴固，其阳阖午，从
申下降，内藏于酉，至戌上之亥时，蒸阴土之液，从子
左开。曰：阳明病，欲解时，从申至戌上。

　　阳明病，不能食，攻其热必哕。所以然者，胃中虚
冷故也。以其人本虚，故①攻其热必哕。

　　攻，坚也。热，阳气也。哕，气逆也。胃中，半表
上辰土也。阳明半表上病不能食，若以寒凉气味坚固半

---

① 故：宋本《伤寒论》无"故"字。

里之阴，半表上阳气必逆而不顺，半里下阴液阳气内少，不能蒸化辰土之阴，胃中气虚而寒。曰：阳明病，不能食，攻其热必哕。所以然者，胃中虚冷故也。以，因也。本，根核也。因其人半里下根核阳气不足之故，若坚固半里之阴，半表阳气必逆而不顺。曰：以其人本虚，故攻其热必哕。

阳明病，脉迟，食难用饱，饱则微烦头眩，必小便难，此欲作谷疸。虽下之，腹满如故。所以然者，脉迟故也。

迟，不足也。阳明半表，病半里脉中生阳不足。曰：阳明病，脉迟。食入于阴，长气于阳。食入，脾土之阳不能蒸化饮食之阴。曰：食难用饱。微，衰微也。烦，闷也。衰微之阳，不能疏通饮食之阴，而生烦闷。曰：饱则微烦。头为清阳之所，赖谷之阴精上济为之清，脾土气实不疏，谷之阴精不能转运半表，上济其阳，而头为之眩乱。曰：头眩。必，表识也。小便，半里也。难，患也。表识半里之阴不利半表，患于半里。曰：必小便难。此，彼之对。作，为也。谷，生气也。疸，阳旦也。彼半里脾土之阴为病，病阳旦之生气不能使阴液外荣半表，土之黄色外现。曰：此欲作谷疸。下之，指阴土液也。腹，复也。满，闷也。虽阳气来复半里下，不足以疏阴土之阴，而腹满如故。所以然者，生阳之气不足半里，脉中脾土阴气不疏。曰：虽下之，腹满如故，所以然者，脉迟故也。

阳明病，法多汗，反无汗，其身如虫行皮中状者，此以久虚故也。

法，象也。阴阳气液明半表上，天之金气不左固，阳不右行，病象多汗。曰：阳明病，法多汗。反，回还也。汗，阴土液也。身，可屈伸也。以，因也。久，常于中也。虚，不足也。阳气回还半表，无阴土之液和其阳气，屈伸表里，皮中如虫蠕动，此因脾土阴液常虚于中，不足半表。曰：反无汗，其身如虫行皮中状者，此以久虚故也。

阳明病，反无汗而小便不利①，二三日呕而咳，手足厥者，必苦头痛。若不咳，不呕，手足不厥②，头不痛。

反，回还也。汗，阴土液也。阳明半表，病阴土之液不和阳气回还半表。曰：阳明病，反无汗。而，如也。小，半里也。便，利也。二三日，丑寅时也。如半里阴液利右不利左，至丑寅时，阴液不和阳气交纽丑土，引达于寅，水气无所区别，逆半里上呕而咳。曰：而小便不利，二三日呕而咳。手足，应乎表里。阳往半表，无阴助之则两手不温；阴居半里，无阳助之则两足不温。阳往半表，水逆半里，阴阳气液不交蒸巳午，头部阴滞。曰：手足厥者，必苦头痛，若不咳，不呕，手足不厥者，头不痛。此明阴液阳气和于表里也。

---

① 小便不利：宋本《伤寒论》无"不"字。
② 手足不厥：宋本《伤寒论》"厥"后有"者"字。

阳明病，但头眩，不恶寒，故能食而咳，其人必咽痛①，若不咳者，咽不痛。

头为清阳之所，赖半里脾土阴精上济为之清。病半里脾土阴精不能转运半表，上济于头，而头为之眩乱。曰：阳明病，但头眩。故，承上起下之辞。阴阳气液承上回还于巳，起下内阖于午，半里下阴得阳温，阴得阳化。曰：不恶寒，故能食。而，如也。必，表识也。咽，因地液以温通。如阳不藏酉，阴液亦不藏酉，阻半里气道致咳。阳不藏酉，地之阴液不能蒸运半表，上通于咽。曰：而咳，其人必咽痛。若阴阳气液藏于酉，该于亥，开于子，地气温通于咽。曰：若不咳者，咽不痛。

阳明病无汗，小便不利，心中懊侬者，身必发黄。

阳明半表，病无阴土之液和阳气外明半表。曰：阳明病无汗。小便，半里也。半里阴液不利半表，和阳气明于卯，震动于辰，回还于巳，内阖于午。心之阳失其阴固，土之阴失其阳举，阴阳气液不交济子午。内证恨乱难言，阴液不和阳气屈伸半表，土失水荣，外现黄色。曰：小便不利，心中懊侬者，身必发黄。

阳明病，被火，额上微汗出，小便不利者②，必发黄。

被，表也。火，随也。额上，半里上也。微，无也。出，进也。阳明半表，病无脾土阴液随阳气外明半

---

① 必咽痛：宋本《伤寒论》作"咽必痛"。
② 小便不利者：宋本《伤寒论》"小便"前有"而"字。

表，进半里上。曰：阳明病，被火，额上微汗出。脾土阴液不利半表，土失水荣，外现黄色。曰：小便不利者，必发黄。

阳明病，脉浮而紧者，必潮热，发作有时，但浮者，必盗汗出。

浮，阳浮也。必，表识也。有，质也。阳明卯时，病阳浮半表脉中，阴紧半里脉中。阳浮半表，无阴固之，阳不阖午，浮半表上发热。表识其热发作如江海潮来，质乎是时，不失信也。曰：阳明病，脉浮而紧者，必潮热，发作有时。盗，私利也。阳气但浮半表脉中，阴液不紧半里脉中。表识阴液不和阳气行于半表经道，私利毛窍为汗出。曰：但浮者，必盗汗出。

阴液不和阳气利于半表经道，私利毛窍为汗出，明阴液不紧半里下而坚，毋用大承气汤，寒固半表上阳气，温疏半里下土气。

阳明病，口燥，但欲漱水不欲咽者，此必衄。

口，属半里上也。阳明半表，病阴土之液不能转运半表，以润其燥。曰：阳明病，口燥。半表上土燥，半里下水不左行，但爱水以漱其口，不能咽下。曰：但欲漱水，不欲咽者。彼半里下水不左行，此半表上阳不右阖，阳动于上，阳络不固，其血不能右行，必循鼻窍逆出。曰：此必衄。

得半表上土润，半里下土温，水液从子左行，阳气从午右行，阳络固，鼻自不衄。

阳明病，本自汗出，医更重发汗，病已差，尚微烦不了了者，此大便必①硬故也。以亡津液，胃中干燥，故令大便硬。当问其小便日几行，若本小便日三四行，今日再行，故知大便不久出。今为小便数少，以津液当还入胃中，故知不久必大便也。

　　本，底下也。自，从也。汗，阴土液也。阳明半表底下阴液，从毛窍外出为汗，不得天之金气左固，阖阳右行，阳明阳气，病不阖午。曰：阳明病，本自汗出。医，意也。更，复也。重，尊也。发，扬也。以意会之，复天之金气左固右行，尊阳气阴液发扬半里。曰：医更重发汗。已，止也。差，不齐也。病阳气止于午，不齐于子。曰：病已差。尚，上也。微，无也。不了了者，不明也。阳得阴则固，得阴则明。阳止于午，半表上阳无阴固而烦，阳失阴明。曰：尚微烦不了了者。大，半表也。便，顺利也。硬，坚也。彼半表阳气止于午，不顺利半里，半里之阴必坚。曰：此大便必硬故也。以，因也。亡，同"无"。胃中，半表上辰土也。令，使也。因半里无津液回还半表，辰土干燥不润，故使半表阳气不利半里，半里阴坚。曰：以亡津液，胃中干燥，故令大便硬。当，主也。小，半里也。本，始也。今，是时也。再，两也。故，使之知也。久，常于中也。出，进也。主问半里阴液外出为汗日几次，若始半里阴液外出为汗日三四次，是时只两次，使之知半表

---

① 必：宋本《伤寒论》无"必"字。

阳明篇

—— 203 ——

阳气可得半里之阴利右，不失其常，而前进戌土中也。曰：当问其小便日几行，若本小便日三四行，今日再行，故知大便不久出。入，进也。今为半里阴液外出为汗数少，以阴液当回还前进半表辰土上，使之知半表阳气得阴利右，不失其常，而前进戌土中也。曰：今为小便数少，以津液当还入胃中，故知不久必大便也。

伤寒呕多，虽有阳明证，不可攻之。

阳不藏酉，水亦不藏酉，逆半里上，从口呕多。曰：伤寒呕多。证，候也。攻，坚也。水逆半里上，虽有阳明阳气逆酉不藏之候，不可以寒凉气味坚天地金水表阴，以降其阳，何也？寒，阴气也。水，亦阴气也。水逆半里上，得天之金气凝肃，则水不行，留半里上为痰饮。曰：虽有阳明证，不可攻之。

阳明病，心下硬满者，不可攻之。攻之，利遂不止者死，利止者愈。

心下，脾土也。攻，坚也。阳明半表阴液，不随阳气明半表上，结于心下。不可以寒凉气味坚之，坚之致阴液下陷不举，半里阴无阳举，半表阳无阴固，利遂不止。曰：阳明病，心下硬满者，不可攻之，攻之利遂不止者死。利止，其阴液可以上固其阳。曰：利止者愈。

阳明病，面合赤色①，不可攻之；攻之②必发热，

---

① 面合赤色：宋本《伤寒论》"赤色"作"色赤"。

② 攻之：宋本《伤寒论》无"攻之"二字。

色黄①，小便不利也。

面，半里上也。合，聚也。赤，阳气也。攻，坚也。必，表识也。阳明半表，病阴气不和阳气明于半表，聚半里上，阳开气明，半里上阴气遏之，面现赤色。不可用寒凉气味坚半里之阴，坚之表识半表阳无阴和而发热；半里阴无阳运，土失水荣，而黄色外现。如斯，半里阴液不利半表。曰：阳明病，面合赤色，不可攻之；攻之必发热，色黄，小便不利也。

阳明病，不吐不下，心烦者，可与调胃承气汤。

吐，舒也。心，阳也。不吐，谓阳明半表上、半里下阴液，无阳气转运左舒。下，降也。不下，谓半表上阳气，无阴和之右降而烦。阳土化燥，可与调胃承气汤。咸苦甘气味，化在上之燥，固阳气阖午，使阴液阳气和于表里。曰：阳明病，不吐不下，心烦者，可与调胃承气汤。

圣人取药命名作方，命名皆有至理存焉。窃思大黄命名之义，大，象天地之大阴；黄，禀地之正色。地之大阴失阳气疏泄，半里阴土之液不能顺承半表，和阳气右降半里，故取大黄气味苦寒，固天之金气，阖阳右降，疏泄土气，使阴阳气液顺承半表，回还半里，此大黄命名之义也。凡阳气先阴而开，半里阴土之液不左行，阳气居半表上，不阖于午。阳不阖午，半里下土气

① 色黄：宋本《伤寒论》"黄"后有"者"字。

阳
明
篇

不疏，阴液不生，大地干燥不润，取芒硝咸寒，禀水阴之精气，化大地燥坚。取甘草极甘，培大地土味。右三味，以水三升，煮取一升，象阳数得阴复于七，阴数得阳变于六。去滓，内芒硝，更上微火煮，令沸，少少温服之。少少者，不多也。象阳气内半里，得阴和之左开。毋多服，令阴液下泄也。

调胃承气汤方

大黄四两，去皮，清酒浸　甘草二两，炙　芒硝半升

上三味，㕮咀，以水三升，煮取一升，去滓，内芒硝，更上火微煮，令沸，少少温服之。

阳明病，脉迟，虽汗出，不恶寒者，其身必重，短气，腹满而喘，有潮热者，此外欲解，可攻里也。手足濈然而①汗出者，此大便已硬也，大承气汤主之。若汗多，微发热恶寒者，外未解也，其热不潮，未可与承气汤。若腹大满不通者，可与小承气汤，微和胃气，勿令②大泄下。

迟，不足也。出，进也。身，可屈伸也。重，不轻也。阳明半表，病阴阳气液不足脉中，虽阴土之液前进半表，合阳气交蒸于午。不恶寒，其阴阳气液屈伸表里，不足以健运肌体之阴从轻。曰：阳明病，脉迟，虽汗出，不恶寒者，其身必重。脉中阴阳气液转运不足半

---

① 而：宋本《伤寒论》无"而"字。

② 勿令：宋本《伤寒论》"令"后有"至"字。

表上。曰：短气。脉中阴阳气液转运不足半里下。曰：腹满而喘。有，质也。热，阳气也。外，表也。欲之为言，续也。解，缓也。攻，治也。质阳气发扬半表上，无阴缓之，其热如江海潮来，不失信者。此半里下阴液，不足以继续半表上，缓其阳气，可益半表上阴液，治阳气阖午。曰：有潮热者，此外欲解，可攻里也。手足，内应脾土。濈，疾也。然，烧也。大，半表也。便，利也。己，己土也。硬，坚也。手足发热，疾如火烧，而汗出手足，此半表阳气利于半里，不足以温疏己土阴坚，其阴阳气液反逆于手足，主大承气汤。寒少温多气味，寒，外固四肢之阳；温，内疏己土阴坚。曰：手足濈然而汗出者，此大便已硬也，大承气汤主之。微，衰也。阳得阴则强，若阴土之液出毛窍多，阳无阴强，衰微之阳浮半表上发热，半里下阴失阳温恶寒者，此半表上阳气未能舒缓半里也。其液出毛窍多，无半里己土阴坚，衰微之阳浮外，无半表上潮热，不可与承气汤。曰：若汗多，微发热恶寒者，外未解也，其热不潮，未可与承气汤。腹，复也。令，使也。大，大承气也。下，半里下也。阳气发扬半表上，不来复半里下，腹中阴失阳温，而大满不通者，可与小承气汤，微和胃气。小承气汤，寒多温少，与微温气味和胃土之阴，重苦寒气味外固半表上阳气阖午，向幽昧处去藏于酉。阳得阴固，阴得阳温，其满自除，勿使大承气汤温多寒少气味，疏泄半里下己土阴坚。曰：若腹大满不通者，可与小承气汤，微和胃气，勿令大泄下。

大承气汤方

大黄四两，酒洗　厚朴半斤，炙香，去皮。去皮谓去外之粗皮　枳实五枚，炙　芒硝三合

上四味，以水一斗，先煮二物，取五升，去滓，内大黄，取二升，内芒硝，更上火微煮一两沸，分温再服。得下，余勿服。

上四味：四字从口，口，四方也。口中八字，象阴土之液，不可聚一方，当分别八方也。以水一斗：一斗，十升也。象天生地成十数具。先煮二物：倍厚朴，苦温气味，炙香，运土助脾。枳实，臭香形圆，香能化土之浊阴，圆能转运土气升降。取五升：五，土之中数也。象阴阳气液包藏土中，转运不息。去滓，内大黄，取二升：二，阴数也。大黄味苦气寒，外坚金水表阴，以固阳。阳内固，二阴偶之。内芒硝：咸寒气味，化阴土燥坚。更上火微煮一两沸，分温再服：再，一举而二也。象一阳举，二阴偶之。得下，余勿服：得下，下非谓肠中粪下，谓服汤后，得半里下土气温疏，阴阳气液从子左开，所余之汤即勿服。

人之躯壳，象地。百脉，象地之百川。百脉中阴液升降，应太阳阳气环抱八方。若天之太阳，阳开气浮，大地阴液不左行，其阴坚结地之半里下，阳不内固，其阴不温、不疏、不生，百川之流欲竭。人身象乎天地，太阳阳开气浮，躯壳中阴液不左行，其阴坚结半里下，阳不内固，其阴不温、不疏、不生，百脉之流亦竭。取

大承气汤，寒，固浮外之阳；温，疏己土阴坚。阳内固，土气疏，阴阳气液自不失表里生生气化之机。

小承气汤方

大黄四两，酒浸　厚朴二两，去外粗皮，切片，炙香
枳实三枚，大者

上三味，以水四升，煮取一升二合，去滓，分温二服。初服汤，当更衣。不尔者，尽饮之。若更衣者，勿服之。

上三味，以水四升：三，阳数也。四，四方也。象半表阳气来半里环转四方。煮取一升二合：一，阳数也。二，阴数也。象一阳复，二阴偶之。去滓，分温二服，初服汤当更衣：更，代也，还也。衣，依也。初服汤，其阳当还于右，其阴当依附阳气环转于左。不尔者：尔，谓进之也。阴阳气液不前进于子，环转于左者，尽饮之。若阴液依附阳气环转于左者，勿服之。

大，半表也。大承气汤，温多寒少，汤入胃中，其气蒸运，即从胃之津门蒸出，内温疏脾土坚结之阴。温生半里下阴液，和阳气环转半表上不已。小，半里也。小承气汤，寒多温少，汤入胃中，其气蒸运，从胃之津门蒸出，外固半表上胃土之阳。寒，固半表上阳气，和阴液环转半里下不已。此大、小承气二汤转运左右之理也。

阳明病，潮热，大便微硬者，可与大承气汤；不硬者，不①与之。若不大便六七日，恐有燥屎，欲知之法，

①　不：宋本《伤寒论》"不"后有"可"字。

少与小承气汤，汤入腹中，转矢气者，此有燥屎①，乃可攻之；若不转矢气者，此但初头硬，后必溏，不可攻之，攻之必胀满不能食也。欲饮水者，与水则哕。其后发热者，必大便复硬而少也，以小承气汤和之。不转矢气者，慎不可攻也。

　　阳气发扬半表上，无阴缓之，其热如江海潮来，不失信也。曰：阳明病，潮热。大，半表也。便，顺利也。微，幽微处也。硬，坚也。阳气发扬半表上，不顺利半里。半里下幽微处，己土之阴失阳气温疏坚结者，可与大承气汤，温多寒少气味。寒，固半表上阳气阖午；温，疏半里下己土阴坚。己土阴不坚结者，不与之。曰：大便微硬者，可与大承气汤。不硬者，不与之。六七日，巳午时也。恐，惊惶之意。有，得也。欲之为言，续也。知，阴阳相交为知。半表阳气旺于巳，阖于午。至其时，若半表阳气不还巳阖午，形志惊惶，得己土阴气燥坚，液不左行，阳不右阖。欲阳气继续右阖半里，阴液相交半表之法，少与小承气汤，寒多温少气味。汤入胃中，其气从胃之津门蒸出。寒固半表上阳气，其味下降，从胃之下口趋入肠中，转矢气者，此得阴土燥坚于里，液不左行，乃可用大承气汤，外治阳气内阖于午，内疏己土阴坚。曰：若不大便六七日，恐有燥屎，欲知之法，少与小承气汤，汤入腹中，转矢气

---

① 燥屎：宋本《伤寒论》"屎"后有"也"字。

者，此有燥屎，乃可攻之。初，始也。头，阳也。硬，强也。后，半里也。必，定辞也。溏，水气濡滞也。若不转矢气者，彼无半里下己土阴气燥坚，此但始开之阳，气浮半表下，半表上经道之阴，失阳气温疏，而项强。阳气浮半表下，半里阴失阳温，定有水气濡滞，不可以苦寒气味降之。如降之，阳气不上升，水气不左行，必胀满不能食。曰：若不转矢气者，此但初头硬，后必溏，不可攻之，攻之必胀满，不能食也。阳气上升，液不左行，阳气浮半表上，阳土气燥不润，爱饮水。水，阴气也。哕，气逆也，呕也。阳气浮半表上，半里阴失阳运，水气濡滞，无所区别，上逆于口而呕。曰：欲饮水者，与水则哕。其，指阳气也。后，半里也。指阳气不还半里，浮半表上发热，表识阳气浮半表上发热，不复半里，半里下己土阴坚而阳少。曰：其后发热者，必大便复硬而少也。以，用也。之，指己土阴也。慎，禁戒也。用小承气汤，不转矢气，知己土之阴不燥坚，禁戒不可用大承气汤治之。曰：以小承气汤知①之。不转矢气者，慎不可攻也。

大下后，六七日不大便，烦不解，腹满痛者，此有燥屎也。所以然者，本有宿食故也。宜大承气汤。

大，半表也。下，半里下也。后，半里也。六七日，巳午时也。燥屎，阴也。半表阳开，半里下阴液不

① 知：疑当作“和”字。

阳
明
篇

—— 211 ——

和阳气转运半表上。至巳午时，半表之阳不顺利半里，阳失阴和，烦而不解。解，缓也。不有半里下阴液，和缓半表上阳气阖午，腹中阴失阳通满痛者，此得己土阴气燥坚，液不左行。曰：大下后，六七日不大便，烦不解，腹满痛者，此有燥屎也。本，始也。宿，住也。食，伪也。宜，适理也。得己土阴气燥坚之，所以然者，始得阳气，先阴而开，阴液住半里下，不来复半表上，如人伪言爽约也。适大承气汤之理。温，疏半里下己土阴坚；寒，固半表上阳气阖午。曰：所以然者，本有宿食故也。宜大承气汤。

夫实则谵语，虚则郑声。郑声①，重语也。直视谵语，喘满者死，下利者亦死。

夫阳气实半表上，无阴和之，证语言多烦。曰：夫实则谵语。阴得阳健，则语声轻而不重。阴失阳健，则语声重而不轻。阳气实半表上，半里阴中阳虚，阴失阳健。曰：虚则郑声。郑声，重语也。阳气实半表上，无阴液上济于脑，目睛系直，不能转视而语烦。阳气实半表上，不还半里，里之浊阴不左行，逆半里上，从口出而喘。曰：直视谵语，喘满者死。阳气实半表上，不还半里下，阴液下利，不还半表上，阴阳气液不相交济。曰：下利者亦死。

发汗多，若重发汗者，亡其阳。谵语，脉短者死，

---

① 郑声：宋本《伤寒论》"声"后有"者"字。

脉自和者不死。

　　发，扬也。汗，阴土液也。若，如也。重，复也。亡，同无。阴土之液发扬半表多，如重复发扬多者，无阴缓其阳，则语言多烦。无阴缓其阳，阳气外泄，脉道之阳则短而不长。曰：发汗多，若重发汗者，亡其阳，谵语，脉短者死。自，从也。脉道之阳能得阴液从半表和缓半里。曰：脉自和者不死。

　　伤寒，若吐若下后，不解。不大便五六日，上至十余日，日晡所发潮热，不恶寒，独语如见鬼状。若剧者，发则不识人，循衣摸床，惕而不安，微喘直视，脉弦者生，涩者死。微者，但发热谵语者，大承气汤主之。若一服利，止后服①。

　　若，不定之辞，阳气不藏酉，阴液亦不藏酉。阴液，土之水也。水留连半里上，或从口吐出；水留连半里下，或从谷道旁下出。曰：伤寒，若吐若下。后，半里也。解，缓也。阳不藏酉，半里下阴液不左行，其阳气不有阴缓而藏。曰：后不解。五六日，辰巳时也。十余日，戌亥时也。阳不藏酉，不有半表阳气震动于辰，回还于巳，内阖于午，上至戌亥时，从子左开，每于日晡所，其阳气浮外发热，如江海潮来不失信也。曰：不大便五六日，上至十余日，日晡所发潮热。阳气独盛于外，故不恶寒。阳气独盛于外，阴气独盛于内，阴阳气

阳
明
篇

---

① 　止后服：宋本《伤寒论》"止"前有"则"字。

液不和表里，耳如有所闻，目如有所见，故独语如见鬼状。剧，甚也。发，明也。阳得阴则明，如阴盛于内，不外和其阳，其阳不明，其神则昏。曰：不恶寒，独语如见鬼状，若剧者，发则不识人。其阳不明，着其衣而循衣，着其床而摸床。曰：循衣摸床。惕，恐惧貌。阴阳气液不交易中土，神志恐惧。曰：惕而不安。微，幽微处也。幽微处阴气不转运半表，逆半里上从口出而喘，无阴液上济于脑，目睛系直，不能转视。曰：微喘直视。弦，数也，木之生气也。脉中之阴未见生阳气绝。曰：脉弦者生。涩，不滑也。脉中之阴失生阳之气滑利。曰：涩者死。微者，谓无以上之剧证。曰：微者。但见发热谵语，主大承气汤，温疏半里下脾土之阴，寒固半表上胃土之阳。若一服，阴液顺利半表，阳气顺利半里，发热谵语已，即止后服。曰：但发热谵语者，大承气汤主之。若一服利，止后服。

阳明病，其人多汗，以津液外出，胃中燥，大便必硬，硬则谵语，小承气汤主之。若一服谵语止①，更莫复服。

阳明半表，天之金气不左固右行，病其人阴液随阳气旺于半表多。曰：阳明病，其人多汗。以，因也。胃中，半表上土也。因阳旺半表，津液外出半表毛窍多，胃土气燥。曰：以津液外出，胃中燥。必，表识也。

---

① 谵语止：宋本《伤寒论》"止"后有"者"字。

硬，从革从更，革，改也。表识半表上阳气得天地金水表阴之气左固右行，可以改更；阴液外出半表毛窍多，天地金水表阴之气不可以改更。阳不阖午藏酉，则语言多烦。曰：大便必硬，硬则谵语。主小承气汤，重苦寒气味，固半表上阳气阖午；取微温气味，疏泄半里土气外开于子。曰：小承气汤主之。若一服阳气固，曰：谵语止，更莫复服。

阴液出半表毛窍多，无半里下阴土液坚，故不用大承气汤，芒硝软坚。主小承气汤，固阳疏土。

阳明病，谵语，发潮热，脉滑而疾者，小承气汤主之。因与承气汤一升，腹中转矢气①者，更服一升。若不转矢气②，勿更与之。明日③不大便，脉反微涩者，里虚也，为难治，不可更与承气汤也。

阳明半表，病天地金水表阴之气不左固右行，阖阳于午，则语言多烦。曰：阳明病，谵语。阳气发扬半表上，不阖于午，至其时发热，如江海潮来，不失信也。曰：发潮热。滑，从水，利也。疾，数也。阳气发扬半表上，脉中阴液随阳气利半表而数者，是阴阳气液利半表脉中，不利半里脉中，主小承气汤，重苦寒气味，固阳气阖午；取微温气味，疏泄半里土中之阴。曰：脉滑

---

① 转矢气：宋本《伤寒论》无"矢"字。

② 转矢气：宋本《伤寒论》无"矢"字。"气"后有"者"字。

③ 明日：宋本《伤寒论》"日"后有"又"字。

而疾者，小承气汤主之。因，从口，从大，会意大阴大阳气液旺半表脉中，不内阖半里脉中。与小承气汤一升，若腹中转矢气者，再服一升。不转矢气者，是己土之阴燥坚，勿更与之。曰：因与承气汤一升，腹中转矢气者，更服一升。若不转矢气，勿更与之。曰，是时也。微，细也。涩，不滑也。里，阴也。难，患也。明，是时。不有半表阳气顺半里，脉反细涩不滑，是阴中阳虚也。阴中阳虚为患，其阳不治于子，不可再与承气汤。曰：明日不大便，脉反微涩者，里虚也，为难治，不可更与承气汤也。

阳明病，谵语，有潮热，反不能食者，胃中必有燥屎五六枚也。若能食者，但硬尔，宜大承气汤下之。

阳明半表上，无阴和之，则语言多烦。曰：阳明病，谵语。有，质也。质阳明半表上，无阴和之阖午，至其时发热，如江海潮来，不失信也。曰：有潮热。反，回还也。胃中，指半表上辰土也。阳明半表，无阴内固回还半里，半里下阴液阳气渐少，不能蒸运半表上，辰土气寒。曰：反不能食者，胃中。必，表识也。燥屎，阴也。五，指半里下戊土也。枚，数也。六枚，指亥水阴数。表识阳明半表上，质无阴液和之阖午，半里下戊土阴燥，亥水阴数无阳变于六。曰：必有燥屎五六枚也。硬，坚也。尔，谓进之也。宜，适理也。下之，指半里下阴也。如半表上阴少阳多，能分别水谷，凡半里下阴失阳疏而气坚，阻阳前进于午，适大承气汤。温多寒少之理，温疏半里下坚结之阴，寒固半表上阳气阖午。曰：若能食者，但硬尔，宜大承气汤下之。

阳明病，下血谵语者，此为热入血室，但头汗出者，刺期门，随其实而写^①之，濈然汗出则愈。

阳明半表阴络中血，不随阳气转运半表上，故下血。血，阴也。谵语者，病人寐而自语也。阳得阴则明，阴血不随阳气转运半表上，其阳不明，寐而自语。曰：阳明病，下血谵语者。热，阳气也。入，逆也。血室，人之躯壳也。阳逆躯壳半表上，不右阖半里，血逆躯壳半里下，不左运半表，此为热入血室。曰：此为热入血室。头，阳也。汗，阴土液也。出，见也。阳逆躯壳半表上，阴土之液不流遍周身，但从头上出。刺，讯决也。期，复其时也。门，主开，转也。随，从也。写，输也。讯决阳气，逆躯壳半表上，阳气不能期复其时，开阖之门不利，从其阳实半表上而输转之，使阳阖午。曰：但头汗出者，刺期门，随其实而写之。濈，疾也。然，烧也。阳内阖，阴络中血得其阳举，阴土之液得其阳运，表里上下，阴阳血气相通，其液疾如火烧，流遍周身。曰：濈然汗出则愈。

汗出谵语者，以有燥屎在胃中，此为风也。须下之^②，过经乃可下之。下之若早，语言必乱，以表虚里实故也。下之则^③愈，宜大承气汤。

---

① 写：同"泻"。下同。
② 之：宋本《伤寒论》作"者"。
③ 则：宋本《伤寒论》无"则"字。

阳
明
篇

汗，阴土液也。以，因也。有，得也。燥屎，阴也。阴液外出毛窍，语言多烦者，因阳气浮半表上，不阖于午，得半里下阴土不温而燥。曰：汗出谵语者，以有燥屎。在，察也。胃中，半表上辰土也。风，阳气也。下之，指半里下阴气也。察阳气浮半表上，不阖于午，须温疏半里下阴气，寒固半表上阳气。曰：在胃中，此为风也，须下之。过，失也。经，常也。阳阖失常，乃可温疏半里下阴气，寒固半表上阳气；阳气尚未失常，温疏半里下阴气，寒固半表上阳气，若早，表里阴阳气液内乱，语言多错。曰：过经乃可下之。下之若早，语言必乱。以，用也，因也。用温疏半里下阴气，寒固半表上阳气之法，因半表上阳虚不阖于午，半里下阴实不开于子故也。曰：以表虚里实故也。愈，进也。温疏半里下阴气，前进半表；寒固半表上阳气，前进半里，适大承气汤之理。曰：下之则愈，宜大承气汤。

伤寒四五日，脉沉而喘满。沉为在里，而反发其汗，津液越出，大便为难。表虚里实，久则谵语。

四五日，卯辰时也。沉，里也。喘，阴逆半里上也。满，闷也。阳不藏酉，其阳气往来表里皆浮，至次日卯辰时，半里下阴液失阳气温疏震动半表经道，故脉沉。里阴失阳气温疏震动半表经道，其阴逆半里上，故喘而闷。曰：伤寒四五日，脉沉而喘满。发，越也。沉为在里之阴液失阳气温疏震动半表经道，而反越半里上，外出毛窍为汗，半表经道中阳气顺利半里为之难。曰：沉为在里。而反发其汗，津液越出，大便为难。

久，常于中也。半表阳气失其阴助而表虚，半里阴气失其阳疏而里实，表里阴阳升降失常，则语言多烦。曰：表虚里实，久则谵语。

三阳合病，腹满身重，难以转侧，口不仁而①面垢，谵语遗尿。发汗则谵语，下之，则额上生汗，手足逆冷。若自汗出者，白虎汤主之。

合，聚也。三阳阳气聚半表上，不来复半里下，阴土之阴失阳气温疏。曰：三阳合病，腹满身重，难以转侧。口与面，属半里上也。阳得阴则明，阴得阳则运。三阳阳气聚半表上，不来复半里下，阴土之阴失阳气转运半表，明半里上。曰：口不仁而面垢。三阳阳气聚半表上，不来复半里下，阳重于上则多言。在下之阴少，阳气上举，尿系松而遗尿。曰：谵语遗尿。发扬阴土之液外出毛窍为汗，不和经道中阳气阖午，则语言多烦。曰：发汗则谵语。下之，指半里下阴液也。额上，半里上也。生，出也。手足，应乎表里。半里下阴液不转运半表上，和经道中阳气阖午，其液反出半里额上为汗，表阳无阴助之，则两手不温；里阴无阳助之，则两足不温。曰：下之则额上生汗，手足逆冷。若，如也。自，从也。出，进也。如阴液从半里下，前进半表上，从毛窍外越，不和经道中阳气阖午者，主白虎汤，固金水表阴阖阳于午。曰：若自汗出者，白虎汤主之。

①　而：宋本《伤寒论》无"而"字。

阳明篇

二阳并病，太阳证罢，但发潮热，手足漐漐汗出，大便难而谵语者，下之则愈，宜大承气汤。

二阳，阳明也。并，屏也，屏蔽也。罢，已也。阳明阳气屏蔽半表上，不阖于午，病太阳头项强痛。恶寒证已，但阳气发扬半表上，无阴和之阖午，其热至其时，如江海潮来，不失其信。曰：二阳并病，太阳证罢，但发潮热。漐漐，汗出貌。而，如也。阴液外出手足，不上和阳气阖午，半表阳气顺利半里为之难。如阴液外出手足，不上和阳气阖午，阳浮于上则多言，适大承气汤。温疏半里下阴液，外开于子；寒固半表上阳气，内阖于午。曰：手足漐漐汗出，大便难而谵语者，下之则愈，宜大承气汤。

若渴欲饮水，口干舌燥者，白虎加人参汤主之。

若阳气发扬半表上，无半里下阴液上济阳阖，胃土不润，渴欲饮水，口干舌燥者，主白虎汤，左固金水表阴阖阳右行。加人参甘寒多汁，助中土不足之阴液，以和其阳。曰：若渴欲饮水，口干舌燥者，白虎加人参汤主之。

若脉浮，发热，渴欲饮水，小便不利者，猪苓汤主之。

发，扬也。热，阳气也。阳气发扬半表，无阴和之，故脉浮，发热，渴欲饮水。曰：若脉浮，发热，渴欲饮水。小，半里也。便，顺利也。半里阴液不顺利半表，以和其阳者，主猪苓汤。曰：小便不利者，猪苓汤主之。猪苓、茯苓，气味甘平，味甘禀地气，气平禀天气，象地天气交之义。滑石，甘寒体重，能滑利半里下阴土气滞。泽泻，甘寒气轻，形圆，一茎直上，能启泽中水阴之精气上滋其阳。人身经脉，象地之百川；人身血液，象地之水。阿胶，气味甘平，与血脉相宜，益土之津液，固半表阳浮。上五味：五，土数也。以水四升，先煮四味：口①，四方也；口中八字，象阴土之液，不可聚一方，当分别八方也。取二升：二，阴数也。象一阳举二阴偶之，而气不浮。去滓，内阿胶烊消，温服七合：象阳数得阴复于七也。日三服：象三阳阳数来复半里也。

猪苓汤方

猪苓一两　茯苓一两　阿胶一两　滑石一两　泽泻一两

上五味，以水四升，先煮四味，取二升，去滓，内阿胶烊消，温服七合，日三服。

阳明病，汗出多而渴者，不可与猪苓汤。以汗多胃中燥，猪苓汤复利其小便故也。

阳明半表，病阴液外出毛窍多而渴者，不可与猪苓汤。以，因也。复，再也。因半里阴液外出毛窍多，胃土干燥，不可与猪苓汤再利其半里阴液外出毛窍故也。曰：阳明病，汗出多而渴者，不可与猪苓汤。以汗多胃中燥，猪苓汤复利其小便故也。

脉浮而迟，表热里寒，下利清谷者，四逆汤主之。

迟，不足也。表，外也。里，内也。下，半里下

---

① 口：疑当作"四"。

也。清，寒也。谷，生也。四，四方也。逆，不顺也。阳气浮外，不足于内，故脉浮而迟。阳气浮外，不足于内，故表热里寒。阳气浮外，不足于内，半里下阴液下利而寒生。阳气浮外，不足于内，阳不生于子，则四方气逆不顺，主四逆汤。曰：脉浮而迟，表热里寒，下利清谷者，四逆汤主之。天地阳气依附子时而生，人身阳气应乎天地，亦依附子时而生。汤中附子气味辛温，助子水中元阳。干姜辛温，甘草甘平，温土之阴，土之阴温，阳气来复附子时而生，则四方气顺不逆矣。

若胃中虚冷，不能食者，饮水则哕。

胃中，指半表上阳土也。阳土不虚不冷，赖阴土中阴阳气液温之养之，阴土中阴阳气液不能温养阳土，则胃中虚冷，谷不能化。曰：若胃中虚冷，不能食者。水，阴气也。哕，气逆也。饮水入胃，不有阴土中阳气蒸化，两阴相激，故饮水则哕。曰：饮水则哕。

脉浮发热，口干鼻燥，能食者，则衄。

口窍应地气，主温润。鼻窍应天气，主清润。阳气发扬半表上，不有半里阴液固之，故脉浮发热。曰：脉浮发热。阳气发扬半表上，不有半里下阴液，和阳气发扬半表半里上，温润于口，清润于鼻，故口干鼻燥。曰：口干鼻燥。食，为阴，阳气发扬半表上，求阴济之，故能食。曰：能食者。阳气发扬半表上，不右阖于午，阳络不固，其血循鼻窍外出。曰：则衄。

阳明病，脉浮而紧，咽燥口苦，腹满而喘，发热汗出，不恶寒，反恶热，身重。若发汗则躁，心愦愦，反谵语。若加烧^①针，必怵惕，烦躁，不得眠。若下之，则胃中空虚，客气动膈，心中懊侬，舌上苔者，宜^②栀子豉汤主之。

  阳开于子，明于卯，为之阳明也。阳明卯时，病阳气浮半表上，半里下阴液紧而不舒。曰：阳明病，脉浮而紧。咽，因地气以温润，阳气浮半表上，阴液紧半里下，不能上润至咽。曰：咽燥。阳气浮半表上，无阴济之，火气上炎。曰：口苦。阳气浮半表上，半里下阴土不疏。曰：腹满而喘。如阴液从阳气交蒸半表上。曰：发热汗出，不恶寒，反恶热。阴阳气液交蒸半表上而气浮，肌体之阴失其阳健。曰：身重。若阴液从阳气浮半表上为汗，半里下阴土失其阳温则躁。曰：若发汗则躁。愦愦，乱也。阴阳气液俱浮半表上，不来复半里下，而心气不清为之昏乱。曰：心愦愦，反谵语。加，上也。烧，热也，阳气也。针，机缄也。怵惕，恐惧貌。若阳气浮半表上，不还半里下，机缄中阳虚，必证恐惧。曰：若加烧针，必怵惕。半表上阳失阴固而烦，半里下阴失阳温而躁。曰：烦躁。眠，目合也。半表上阳失阴阖。曰：不得眠。下之，指半里下阴液也。阳明半表上，若半里下阴液不上交胃土，则胃气不足。曰：若下之，则胃中空虚。客，寄也。膈，胸膈也。懊侬，心中恨乱难言也。舌，属半里上也。阳气寄半表上，不

---

① 烧：宋本《伤寒论》作"温"。

② 宜：宋本《伤寒论》无"宜"字。

阳

明

篇

能下降半里，动于胸膈，阴阳气液不治子午，心中愦乱难言，半里上阴失阳化，舌上苔生，适栀子豉汤。曰：客气动膈，心中懊恼，舌上胎者，宜栀子豉汤主之。宜，适理也。适栀子豉汤之理，即主之。栀子黄赤，气味苦寒，固半表上阳气，回还半里。豆豉，宣发半里下阴液，回还半表。令阴阳气液调和表里也。

阳明病下之，其外有热，手足温，不结胸，心中懊恼，饥不能食，但头汗出者，栀子豉汤主之。

下之，指半里下阴液也。外，表也。有，得也。热，阳气也。阳明于卯，病半里下阴液不上和其阳，其表得阳，不得于阴。曰：阳明病下之，其外有热。手足，指脾土也。温，和也。土之阴液上和其阳，其水未结心下。曰：手足温，不结胸。心中愦乱难言，是脾土深奥处阴液不上和，阳气外明半表，震动于辰，来复于午。曰：心中懊恼。谷不熟曰饥，阳气外明于卯，地天之气应之常交，甘雨时行，五谷方熟。是时，地之阴液不升，甘雨不行，五谷不熟。曰：饥不能食。"但头汗出"句，此特明地之阴液不能上和其阳，外明半表，内阖半里，流遍周身，主栀子豉汤。曰：但头汗出者，栀子豉汤主之。栀子苦寒，固半表阳气，回还半里。香豉苦温，宣发半里阴液，回还半表。表里阴阳气液升降相和则愈。

阳明病，发潮热，大便溏，小便自可，胸膈①满不

---

① 膈：宋本《伤寒论》作"胁"字。

去者，小柴胡汤主之①。

大，半表也。溏，水气濡滞也。水气濡滞半里，不和阳气顺利半表。阳明半表时，无阴和之，阳气浮外发热，如江海潮来，不失信也。曰：阳明病，发潮热，大便溏。小，半里也。自，从也。可，肯也。去，行也。阳明半表无阴液从里至表，肯和阳阖，胸胁气滞不行，主小柴胡汤。曰：小便自可，胸膈满不去者，小柴胡汤主之。小柴胡汤，益半表上阴液，和阳内阖。阳气内阖，其热不潮。半表阴得阳运，其水不濡滞半里，胸胁气行，自不作满。

阳明中风，脉弦浮大而短气，腹都满，胁下及心痛，久按之气不通，鼻干，不得汗，嗜卧，一身及面②目悉黄，小便难，有潮热，时时哕，耳前后肿。刺之少③差，外不解。病过十日，脉续浮者，与小柴胡汤。脉俱④浮，无余证者，与麻黄汤；若不尿，腹满加哕者，不治。

弦，数也。浮，阳气浮也。阳明阳气得浮半表上，无半里下阴液和其阳阖，脉应之数而浮。曰：阳明中风，脉弦浮。大，半表也。腹，复也。都，土也。满，闷也。阳得阴助，其气不短，阳气得浮半表上，无阴助

---

① 小柴胡汤主之：宋本《伤寒论》作"与小柴胡汤"。
② 面：宋本《伤寒论》此处无"面"字。
③ 少：宋本《伤寒论》作"小"字。
④ 俱：宋本《伤寒论》作"但"字。

之则短气。阳气得浮半表上，不来复半里下，土中阴土气滞而闷。曰：大而短气，腹都满。及，连累也。阳气得浮半表上，胁下枢滞，连累心气不通而痛。曰：胁下及心痛。久，常于中也。按，抑也。若中土阴气抑过不通，升降失常，在内之阴液不能外荣半表上，致鼻窍作干无汗。曰：久按之气不通，鼻干，不得汗。汗，阴土液也。阳气浮半表上，身体之阴重而不轻。肌土阴失阳运，土色外现。曰：嗜卧，一身及面目悉黄。难，患也。半里阴液患不利半表上和阳阖，至其时发热如潮。曰：小便难，有潮热。哕，气逆也。阳浮半表，阴滞半里，时时气逆于口。曰：时时哕。耳前后，属少阳部署，少阳阳气枢阖失时，气液壅滞于上。曰：耳前后肿。刺，讯决也。之，指表里阴阳也。差，不齐也。外，表也。解，缓也。讯决表里阴阳气液，不齐子午，表阳不有阴缓。曰：刺之少差，外不解。过，失也。十日，酉时也。阴得阳则生，病阳气失阖于午，藏于酉，阴液不生，半表阳无阴和继续而浮者，与小柴胡汤，益半表上阴液，运转枢机，阖阳于午，藏于酉。曰：病过十日，脉续浮者，与小柴胡汤。余证，他证也。脉之尺寸俱浮，无他证者，与麻黄汤，起阴土之液外出半表，以和其阳。曰：脉俱浮，无余证者，与麻黄汤。如阳气不来复，腹里阴土气逆不左运，阳土气逆不右转，阴阳气液不治子午。曰：若不尿，腹满加哕者，不治。

　　阳明病，胁下硬满，不大便而呕，舌上白胎者，可与小柴胡汤。上焦得通，津液得下，胃气因和，身濈然而汗出①解也②。

胁下，属半表半里部署。硬，坚也。满，闷也。阳明阳气浮半表上，半里下阴失阳运，阴液坚结胁下作闷。曰：阳明病，胁下硬满。大，半表也。便，顺利也。阳明阳气浮半表上，不顺利半里，胃土气逆。曰：不大便而呕。白，阴气也。阳气不顺利半里，里阴失其阳化，则舌上胎生白色，可与小柴胡汤，益半表上阴液阖阳于午。曰：舌上白胎者，可与小柴胡汤。通，顺也。下，半里下也。解，除也。上焦阳气得顺半里，半里阴液得顺半表，阴阳气液和利表里，周身濈然而汗出。阴得阳运，胁下硬满自除；阳得阴缓，胃气自和。曰：上焦得通，津液得下，胃气因和，身濈然而汗出解也。

阳明病，自汗出，若发汗，小便自利者，此为津液内竭，虽硬不可攻之，当须自欲大便，宜蜜煎导而通之。若土瓜根及与③大猪胆汁，皆可为导。

自，从也。汗，阴土液也。阴土之液，从阳气外出半表毛窍，不和经道阳气内入半里。曰：阳明病，自汗出。小，半里也。便，顺利也。阴土之液得阳运行，始能分别表里，若半里阴液发扬半表，不回还自利半里者，半里液少。曰：若发汗，小便自利者，此为津液内

---

① 而汗出：宋本《伤寒论》作"汗出而"。
② 也：宋本《伤寒论》无"也"字。
③ 与：宋本《伤寒论》无"与"字。

竭。硬，坚也。阴液内竭，阴土之气虽坚于里，不可用
大承气汤温疏坚结之阴。曰：虽硬不可攻之。须，取
也。自，用也。欲，爱也。导，引也。当取用土性贪爱
之味以投之，何也？土性喜柔喜甘，故以蜜之性柔甘润
之味，导引半表阳气阖午，温柔阴土燥坚，适蜜煎导。
曰：当须自欲大便，宜蜜煎导而通之。瓜，名土瓜根，
禀水土精气交纽其中而结成，瓜之藤蔓善引于上，象人
之筋脉，由下引上。取其根，禀木土酸甘气味，能引脉
中阴液上升。若土之阴液未竭，不能上升，和阳阖午，
用之导引脉中阴液上济其阳。猪，为水畜，体静。胆
汁，味苦色青，禀五行精水结成，能固水火金木四维之
气，交固土中。若土之阴液过出半表，其阳气不能内
固，取胆汁导引阳气，固于土中。曰：若土瓜根及与大
猪胆汁，皆可为导。如阴土液竭，不能固阳，非蜜性甘
柔导之不可。

蜜煎导方

　蜜①七合。一味内铜器中，微火煮②之，稍凝如
饴③，搅之勿令焦著。欲可丸，饼④手捻作梃，令头锐，
大如指头⑤，长二寸许，当热时急作，冷则硬。以内谷

---

① 蜜：宋本《伤寒论》"蜜"前有"食"字。
② 煮：宋本《伤寒论》作"煎"字。
③ 稍凝如饴：宋本《伤寒论》作"当须凝如饴状"。
④ 饼：宋本《伤寒论》作"并"字。
⑤ 头：宋本《伤寒论》无"头"字。

道中，以手急抱，欲大便时乃去之。

猪胆汁方

大猪胆汁①一枚，取②泻汁，和醋少许③，灌④谷道中⑤。如一食顷，当大便出宿食恶物，甚妙⑥。

按：蜜煎导、猪胆汁二方下之治法，非仲景原文，何也？人身津液气血，包藏躯壳肌肉中，全赖太阳大气运行内外，始能分别表里，此条论"阳明病，自汗出"至"津液内竭"句，谓阴土之液从阳气外出半表，不和阳气内入半里，半里阴少，津液内竭，所以曰：虽硬不可攻之。硬，谓阴土之阴失阳气温疏而硬，阴土之阴尚失阳气温疏自解其硬，何能反以蜜煎如饴，作梃状，大如指头，长二寸许，内谷道中。试问以蜜煎如饴，作挺，冷则硬，何能以硬治其硬？若疑肠中有燥屎，蜜在谷道口纳肠中，其硬坚之，蜜何能自至肠中，叠曲上，能润其硬屎下出也？窃思误解之原因，《论》中云："虽硬不可攻之，当须自欲大便，宜蜜煎导而通之"等句，惜未解《伤寒论》中论大便之理，所以错也。取甘平性柔之物煎饮，顺其土性，投其所欲，得蜜之柔和，

---

① 汁：宋本《伤寒论》无"汁"字。
② 取：宋本《伤寒论》无"取"字。
③ 和醋少许：宋本《伤寒论》作"和少许法醋"。
④ 灌：宋本《伤寒论》"灌"前有"以"字。
⑤ 中：宋本《伤寒论》作"内"字。
⑥ 妙：宋本《伤寒论》作"效"字。

阳气自不浮外而内阖矣。土瓜根、猪胆汁方当亦可知也。

阳明病，脉迟，汗出多，微恶寒者，表未解也。可发汗，宜桂枝汤。

脉道中阳得阴助，不迟半表；阴得阳助，不迟半里。阳明半表阴液外出毛窍多，阳失阴助，而脉迟滞。曰：阳明病，脉迟，汗出多。微，幽微处也。表，半表也。解，缓也。发，去也。阳明半表幽微处之阴，失其阳温而恶寒。阳明半表，不有阴缓，向幽昧处内入，可去外出之汗，适桂枝汤甘温之理。温半里上之阴，半里上阴温土疏，外出之汗随阳气来复，再啜热稀粥助脉中阴液，和阳气阖午藏酉。曰：微恶寒者，表未解也。可发汗，宜桂枝汤。

阳明病，脉浮，无汗而喘者，发汗则愈，宜麻黄汤。

阳明半表，脉中阳无阴固而气浮。曰：阳明病，脉浮。阳明半表，阴土之液不和阳气转运半表，外达毛窍为汗，肌表阴塞，其气逆半里上，从口出而喘。发，开也。适麻黄汤苦甘温之理，开阴土之液外达毛窍则愈。曰：无汗而喘者，发汗则愈，宜麻黄汤。

阳明病，发热汗出①，此为热越，不能发黄也；但头汗出，身无汗，剂颈而还，小便不利，渴引水浆者，

_____

① 汗出：宋本《伤寒论》"汗出"后有"者"字。

此为瘀热在里，身必发黄，茵陈蒿汤主之。

阳明半表，无阴和之，阳气浮外发热。越，扬也。阳明半表，阴土之水和阳气外扬为汗，土得水荣。曰：阳明病，发热汗出，此为热越，不能发黄也。阳明半表，阴土之水不和阳气外扬，流遍周身，只从头上出。曰：但头汗出，身无汗，剂颈而还。小，半里也。渴，水停也。瘀，住也。在，居也。水停半里，不外出为汗，其水如米汁相将，牵引肌中者，此为阳住半表上，阴居半里下，阳失阴固发热，土失水荣发黄。主茵陈蒿汤。曰：小便不利，渴引水浆者，此为瘀热在里，身必发黄，茵陈蒿汤主之。经云：春三月为发陈，阳气发扬半表上，水气停半里下，不能因陈致新。茵陈，味苦微寒，禀冬令寒水之精，具阳春生发之气，能因陈致新。合栀子苦寒，导阳气右降。阳住半表上，阴居半里下，土气不疏，以大黄味苦气寒，外坚表阴，内疏土气，阳得阴固，阴得阳疏，则阴阳气液左行右降。上三味，以水一斗：象十二地支，来复之数。先煮茵陈，减六升：象阴数得阳变于六也。内二味：象一阳举，二阴偶之。煮取三升，去滓，分温三服：象三阳阳数还于右，复于左。小，半里也。服汤后，半里之阴当利半里下，所停之水不能外利半表为汗，从尿下出，故如皂荚汁状。曰：小便不①利，尿如皂角②汁状。赤，阳气也。腹，

---

① 不：疑为"当"字误。

② 角：疑为"荚"字。

复也。阳气来复腹里，从子左开，其水当从阳气运行半表，水液流通而黄去也。曰：色正赤，一宿腹减，黄从小便去也。

茵陈蒿汤方

茵陈蒿六两　栀子十四枚　大黄二两

上三味，以水一斗[①]，先煮茵陈，减六升，内二味，煮取三升，去滓，分温三服。小便当利，尿如皂角[②]汁状，色正赤。一宿腹减，黄从小便去也。

阳明证，其人喜忘者，必有蓄血。所以然者，本有久瘀血，故令喜忘。屎虽硬，大便反易，其色必黑[③]，宜抵当汤下之。

证，验也。蓄，积也。验其人，阳明半表时，其神不明，而善忘者，必有蓄血。曰：阳明证，其人喜忘者，必有蓄血。本，始也。有，得也。久，常于中也。阳得阴则明，始得之，血积于中，阴液不利半表上，其神不明，令人善忘。曰：所以然者，本有久瘀血，故令喜忘。屎，阴也。硬，坚也。大，半表也。便，利也。阴阳不相上下，谓之"反"。生生不已，谓之"易"。己土阴坚，虽失半表阳气阖午，温疏其阴，未证善忘，血积于中，阴液不利半表上，生生不已之阴不交易半

---

① 一斗：《伤寒论》"斗"后有"二升"二字。
② 皂角：《伤寒论》作"皂荚"。
③ 必黑：宋本《伤寒论》"必黑"后有"者"字。

表，其神不明。曰：屎虽硬，大便反易。色，指面色也。黑，晦也。血积于中，阴液不利半表上，面色晦而不明，适抵当汤。曰：其色必黑，宜抵当汤下之。下其积血，使生生不已之阴交易半表上，其神明，其色荣，自不善忘。

阳明病，下之，心中懊憹而烦，胃中有燥屎者，可攻。腹微满，初头硬，后必溏，不可攻之。若有燥屎者，宜大承气汤。

下之，指半里下阴土也。阳明半表，病半里下阴土之液，不上济其阳，心中恨乱难言。曰：阳明病，下之，心中懊憹。烦，阳失阴和也。胃中，指半表上辰土也。有，得也。燥屎，阴也。阳明半表辰土中，无阴和之而烦。得半里下己土之阴，无阳温之而坚。曰：而烦，胃中有燥屎者，可攻。微，无也。初，始也。头，阳也。硬，强也。后，半里也。必，表识也。溏，水气濡滞也。腹无满，指阴土之阴不坚也。始开之，阳气浮半表下，半表上经道之阴失阳气温舒而项强。阳气浮半表下，半里上阴失阳温，表识水气濡滞半里。曰：腹微满，初头硬，后必溏，不可攻之。如得半里下己土阴坚者，适大承气汤。温多寒少之理，温疏半里下己土阴坚，寒固半表上阳气。曰：若有燥屎者，宜大承气汤。

病人不大便五六日，绕脐痛，烦躁，发作有时者，此有燥屎，故使不大便也。

大，半表也。便，顺利也。五六日，辰巳时也。脐，属半里下也。痛，不通也。烦，阳失阴和也。躁，

233

阴失阳温也。病人不有半表阳气顺利半里，至辰巳时，半里下阴失阳温，不通而痛。至其时，半表上阳失阴和而烦，半里下阴失阳温而躁。绕脐痛，烦躁，发作质乎。是时者，此得半里下己土阴坚，故令半表阳气不顺利半里也。曰：病人不大便五六日，绕脐痛，烦躁，发作有时者，此有燥屎，故使不大便也。

病人烦热，汗出则解。又如疟状，日晡所发热者，属阳明也。脉实者，宜下之。脉浮虚者，宜发汗。下之，与大承气汤。发汗，宜桂枝汤。

阳运半表，阴土之液不和阳气转运半表上，阳失阴和，则烦热作。阴土之液和阳气转运半表上，阳得阴和，则烦热解。曰：病人烦热，汗出则解。日晡，未申时也，阴土之液不转运半表上，和阳气向幽昧处去藏于酉。至未申时，阳失阴和，又如疟状发热。曰：又如疟状，日晡所发热者，属阳明也。下之，指半里下阴也。半表脉中阳气不藏于酉，半里下戊土气实不虚，宜温疏半里下戊土气实。曰：脉实者，宜下之。发，舒也。汗，阴土液也。半里脉中阴阳气液浮半表下，不足半里上，宜温疏半里上未土气虚。曰：脉浮虚者，宜发汗。温疏半里下土实，与大承气汤。温疏半里上土虚，宜桂枝汤。曰：下之，与大承气汤，发汗，宜桂枝汤。

病人小便不利，大便乍难乍易，时有微热，喘冒不能卧者，有燥屎也，宜大承气汤。

小，半里也。大，半表也。乍，忽也。微，无也。病人病半里阴液不利半表，半表阳阖忽难忽易，外证身热，时有时无。曰：病人小便不利，大便乍难乍易，时有微热。喘，疾气也。冒，覆也。卧，寝也。半里阴液不利半表，其阴气上疾于口，半表阳气不利半里，其阳气上覆于头，如有物蔽，不能寝者，质半里下己土阴坚，适大承气汤。温多寒少气味，温疏半里下己土阴坚，寒固半表上阳气阖午。曰：喘冒不能卧者，有燥屎也，宜大承气汤。

食谷欲呕者[①]，属阳明也，吴茱萸汤主之。得汤反剧者，属上焦也。

食入于阴，长气于阳。阳逆半表上，无阴固之，内阖于午；阴逆半里上，无阳运之，外开于子。食其谷，阴无阳化则欲呕，主吴茱萸汤。曰：食谷欲呕者，属阳明也。浊阴逆半里上，非威烈气味不能冲开，以茱萸大辛大温，气味威烈，能冲开半里上浊阴，使之须臾下降。生姜辛温，化气横行，能疏泄土气，温通半里阴液使之左开。以人参甘寒，大枣味浓汁厚，能固半表上阳气，使之阖午。曰：吴茱萸汤主之。剧，甚也。上焦，指半表上阳气也。得汤反呕甚，是无半里上阴逆不降，有半表上阳气不阖，得辛温气味更逆。曰：得汤反剧者，属上焦也。上四味：四字从口、从八，象阴阳气液转运八方，不可聚一方也。以水七升：象阳数得阴复于七。煮取二升：二，阴数也。象一阳举，二阴偶之。去滓，温服七合，日三服：象阳数得阴

---

① 者：宋本《伤寒论》无"者"字。

复于七，阴数得阳开于一也。

吴茱萸汤方

吴茱萸一升　人参三两　生姜六两，切　大枣十二枚，擘

上四味，以水七升，煮取二升，去滓，温服七合，日三服。

脉阳微而汗出少者，为自和也，汗出多者，为太过。阳脉实，因发其汗，出多者，亦为太过。太过[①]，为阳绝于里，亡津液，大便因硬也。

脉，血脉也。阳，半表也。微，衰也。汗，阴土液也。少，不多也。脉中阳气衰半表上，而阴土之液出半表上为汗。不多者，其阴阳之气自能相和表里。曰：脉阳微而汗出少者，为自和也。阴土之液外出半表上多者，阴阳气液不能自和表里。曰：汗出多者，为太过。发，扬也。阳气充实半表上，阴土之液随阳气外扬半表上为汗。出多者，阳无阴和，阳气不内阖半里。曰：阳脉实，因发其汗，出多者，亦为太过。绝，不续也。亡，贫也。阴土之液外出半表多，其阳气不能接续于里，内生其阴，里阴贫乏，半表阳气因之不能顺利半里，半里阴土之阴失其阳温，因之坚。曰：太过，为阳绝于里，亡津液，大便因硬也。

脉浮而芤，浮为阳，芤为阴。浮芤相搏，胃气生

---

① 太过：宋本《伤寒论》"过"后有"者"字。

热，其阳则绝。

莸，空也。浮，为阳气浮半表上。莸，为阴气空半里下。曰：脉浮而莸，浮为阳，莸为阴。搏，至也。胃气，指半表上也。热，阳气也。绝，不续也。如阳气浮半表上，阴气空半里下，阴阳气液不相至。阴不至半表上，阳气不内阖于午，则生热；阳不至半里下，阴液不外开于子，其阳不续。曰：浮莸相搏，胃气生热，其阳则绝。

趺阳脉浮而涩，浮则胃气强，涩则小便数。浮涩相搏，大便则难①，其脾为约。麻仁②丸主之。

趺，与跗同，附也，足背也。足背属半里下，脉中阳道也。阳气由半里下，附子时而开。阳得阴缓，其气开而不浮；阴得阳运，其气滑而不涩。阳失阴缓，开则气浮；阴失阳运，涩而不滑。曰：趺阳脉浮而涩。胃气，指半表上也。强，胜也。阳失阴缓，其气浮，浮则阳气胜半表上。曰：浮则胃气强。小，半里也。数，疾也。阴失阳运，其气涩，涩则阴气疾半里下。曰：涩则小便数。搏，至也。难，患也。半里下阴液不至半表上，阳气不内阖于午，患于半表，半表上阳气不至半里下，阴液不外开于子，疾于半里。阳气浮半表上，阴气疾半里下，阴阳气液开阖，为之爽约，主麻仁丸。曰：浮涩相搏，大便则难，其脾为约，麻仁丸主之。阳气浮半表上，不阖于午，阴气涩半里下，不开于子，关节中

---

① 难：宋本《伤寒论》作"硬"字。
② 麻仁：宋本《伤寒论》作"麻子仁"。

气滞不利。麻子仁甘温性滑，利关节之阴。芍药苦平，枳实臭香形圆，合大黄之臭香，疏泄土中气滞。厚朴苦温炙香，助脾气以左升。杏仁苦温柔润，助肺气以右降。上六味：象阴数得阳，变于六。以蜜为丸：蜜乃诸花气味，酝酿合一，能和诸药，养其中气。为丸不为汤者，取丸圆转也，圆转中气，升降左右阴阳。饮服十丸者：饮，米饮也。十丸者，象天生地成十数也。日三服者：象三阳阳数来复半里也。渐加，以知为度：阴阳相交为知，渐加其丸，使半里下阴液上与阳气相交，固阳内阖半里，以为度也。

麻仁丸方

麻子仁二升　芍药半斤　厚朴一尺，去外粗皮，切片，炙香　大黄一斤，去皮　枳实半斤，炙　杏仁一升，去皮尖，炒①，别作脂

上六味，为末，炼蜜为丸，梧子②大，饮服十丸，日三服。渐加，以知为度。

太阳病三日，发汗不解，蒸蒸发热者，属胃也。调胃承气汤主之。

三日，寅时也。发，越也。汗，阴土液也。解，缓也。蒸蒸发热，阳气上达也。属，聚也。胃，指半表上也。太阳开，病寅时阳气上达，阴液越出毛窍，其阴不

---

①　炒：宋本《伤寒论》作"熬"字。
②　梧子：宋本《伤寒论》"梧"后有"桐"字。

缓其阳，阳气聚半表上发热，主调胃承气汤，甘苦咸寒气味，合化阴气，固阳阖午。曰：太阳病三日，发汗不解，蒸蒸发热者，属胃也。调胃承气汤主之。

太阳病，若吐，若下、若发汗①，微烦，小便数，大便因硬者，与小承气汤和之愈。

若，不定之辞。吐，呕也。下，半表下也。发，起也。微，无也。烦，从火从页。太阳阳开气浮，病阴土之液或逆半里上，从口呕吐；或逆半表下，从谷道旁泄出；或随阳气起于半表，从毛窍泄出为汗。阳浮半表，其阳无阴固之，而生烦。曰：太阳病，若吐，若下，若发汗，微烦。小，半里也。数，烦数也。大，半表也。硬，坚也。之，往也。若阳气浮半表，半里阴液数，于半表外出毛窍，半表之阳因之强，与小承气汤。寒多温少，取微温气味，温疏半里阴气；重苦寒气味，固半表阳强。半里阴温气疏，阳气自和，阴液往半表上，阖午藏酉。曰：小便数，大便因硬者，与小承气汤和之愈。

伤寒吐后，腹胀满者，与调胃承气汤。

吐，出也。后，半里也。腹，复也。胀，从长。阳气吐出半里上，不来复半里下，阴土之阴不左长者，与调胃承气汤。咸苦甘气味，固半里上阳气藏酉，半里下阴得阳温，其阴左长，其腹不胀满。曰：伤寒吐后，腹胀满者，与调胃承气汤。

---

① 若发汗：宋本《伤寒论》"汗"后有"后"字。

得病二三日，脉弱，无太阳、柴胡证，烦躁，心下硬，至四五日，虽能食，以小承气汤，少少与，微和之，令小安，至六日，与承气汤一升。若不大便六七日，小便少者，虽不能①食，但初头硬，后必溏，未定成硬，攻之必溏。须待②小便利，屎定成③硬，乃可攻之。宜大承气汤。

二三日，丑寅时也。弱，不足也。心下，脾土也。得阳气浮半表下，脉中阴液不足以固阳气交纽丑土，引达于寅。上温半表经道之阴，当有太阳病头项强痛而恶寒。证有不能食而胁下满痛，面目及身黄，颈项强，小便难者，柴胡证。不有太阳、柴胡证，惟阳气浮半表，无阴固之而烦，半里无阳温之而躁，脾土之阴失阳气温疏而坚。曰：得病二三日，脉弱，无太阳、柴胡证，烦躁，心下硬。四五日，卯辰时也。虽，推也。食，阴也。小，半里也。至其时，烦躁心下硬，推之能食之原，明半表上阳多阴少，得阳土气热，求阴济之，故能食，以小承气汤寒。多温少气味，寒固半表上阳气，温和半里上阴气。少少与，令阴阳气液相和，交蒸于午，内阖半里，以安伏藏之性。曰：至四五日，虽能食，以小承气汤，少少与，微和之，令小安。六日，巳时也。至其时，阳气不还于巳，与小承气汤一升，固阳气回还

---

① 能：宋本《伤寒论》作"受"字。

② 待：宋本《伤寒论》无"待"字。

③ 成：宋本《伤寒论》无"成"字。

于巳，内阖于午。曰：至六日，与承气汤一升。大便，指半表也。六七日，巳午时也。小便，指半里也。少，不多也。若不有半表阳气，回还于巳，内阖于午，推之不能食之原，明半里下阳少阴多，得阴土气寒，不能分别水谷。曰：若不大便六七日，小便少者，虽不能食。初，始也。头，阳也。硬，坚也。后，半里也。必，表识也。溏，水气濡滞也。定，凝也。成，就也。凡始开之阳，气得浮半表下，半表上经道之阴失阳气温舒，当头项强痛。阳气浮半表下，半里上阴失阳温，表识水气濡滞半里，半里下水土之气未凝就坚。若以苦寒咸寒气味攻之，水土之气下泄。曰：但初头硬，后必溏，未定成硬，攻之必溏。屎，阴也。须待半里之阳气，顺利半表上，不阖于午，半里下阴凝就坚，乃可攻之，适大承气汤。温多寒少气味。温疏半里下戊土阴坚，咸寒固半表上阳气阖午。曰：须待小便利，屎定成硬，乃可攻之。宜大承气汤。

伤寒六七日，目中不了了，睛不和，无表里证，大便难，身微热者，此为实也。急下之，宜大承气汤。

六七日，巳午时也。了了，慧也。阳得阴济，则光明于上，而睛和。阳失阴济，则光昏于上，而睛不和。阳不藏酉，阴土之液不生，至巳午时，阳旺半表上，少阴济之，目光失其聪慧，而睛不和。曰：伤寒六七日，目中不了了，睛不和。无，不有也。便，即也。难，拒也。不有半表阳气还于半里，不有半里阴液还于半表，阳气即拒而不阖。曰：无表里证，大便难。微，无也。热，阳气也。实，脾土阴实也。阳气拒半表上，不阖于午，其身当热。身无热者，无半里下阴液交蒸于午，此为脾土气实。曰：身微热者，此为实也。下，指半里下戌土，阴也。之，指半表上阳气也。适大承气汤，重苦温气味，急温疏半里下脾土阴实，使阴左行；取咸寒气味，急固半表上阳气，使阳右阖。曰：急下之，宜大承气汤。半里下阴土气实，无阴液上济其阳，则阴脱，急宜大承气汤，温疏土气，否则阴脱不治。经云：脱阴者目盲。

阳明病，发热汗多者，急下之，宜大承气汤。

发，扬也。热，阳气也。下，指半里下戌土也。之，指半表上阴阳气液也。病阳气发扬半表上，阴土之液随阳气外泄为汗多者，适大承气汤。急宜温疏半里下土气，寒固半表上阴阳气液阖午，毋使太过半表上。迟则阴液内竭，阳气不能接续半里，而相离矣。曰：阳明病，发热汗多者，急下之，宜大承气汤。

发汗不解，腹满痛者，急下之，宜大承气汤。

阳气发扬半表上，阴土之液外泄毛窍，其阴不缓阳气阖午。半里下阴失阳疏而腹满痛者，适大承气汤。急宜温疏半里下土气，寒固半表上阳气阖午，阳阖阴液随之亦阖。曰：发汗不解，腹满痛者，急下之，宜大承气汤。

腹满不减，减不足言，当下之，宜大承气汤。

腹，为阴。满，闷也。当，主也。半表上阳气不阖于午，半里下阳气不足，阴失阳疏而闷，适大承气汤。温疏半里下土气，寒固半表上阳气阖午。曰：腹满不减，减不足言，当下之，宜大承气汤。

阳明少阳合病，必下利。其脉不负者，顺也①。负者，失也，互相克贼，名为负也。脉滑而数者，有宿食也，当下之，宜大承气汤。

合，同阖。阳明主阖，少阳主枢。少阳经气从阳明阖而不枢，阳气不枢，表识阴土中阴液下利。曰：阳明少阳合病，必下利。负，失也。顺，和也。脉中之阳，不失阴和。曰：其脉不负者，顺也。脉中之阳，失其阴和。曰：负者，失也。克，胜也。贼，害也。阴阳气液，不交互表里脉中，而互相胜害。曰：互相克贼，名为负也。滑，利也。数，急疾也。有，得也。宿，住也。食，伪也。下，指半里下戊土也。之，指半表上阳气也。半表上阳失阴和，半里下阴失阳疏，其阳气往来表里脉中而急疾者，得阴土之液住下，不能交互半表，和阳气于脉中，如人伪言爽约。主温疏半里下戊土之阴，寒固半表上阳气阖午，适大承气汤之理。曰：脉滑而数者，有宿食也，当下之，宜大承气汤。

病人无表里证，发热七八日，虽脉浮数者，可下之。假令已下，脉数不解，合热则消谷喜饥，至六七日不大便者，有瘀血也②，宜抵当汤。若脉数不解，而下不止，必协热而③便脓血也。

---

① 顺也：宋本《伤寒论》"顺"前有"为"字。

② 也：宋本《伤寒论》无"也"字。

③ 而：宋本《伤寒论》无"而"字。

七八日，午未时也。病人无半表阳气还于半里，则无半里阴液还于半表，阳无阴和证发热。午未时，其阳无阴和则不能阖午，向幽昧处去藏于酉。曰：病人无表里证，发热七八日。虽，推也。数，烦数也，疾也。推之阳气烦数，半表上无阴和缓，阴疾半里下，无阳疏通，可用大承气汤下之。曰：虽脉浮数者，可下之。合，聚也。假令已用过大承气汤下之，半表脉中阳气数，而不有阴缓，聚热半表上，不阖不藏，则证消谷善饥。曰：假令已下，脉数不解，合热则消谷喜饥。六七日，巳午时也。大，半表也。便，顺利也。有，质也。至巳午时，不有半表阳气顺利半里者，质半里下瘀血阻滞，适抵当汤攻腹里经，径中至阴处之积瘀。曰：至六七日不大便者，有瘀血也，宜抵当汤。若，如也。下，半里下也。止，足也。协，合也。如半表脉中阳数，不有阴缓，而半里下阳气不足，必聚热半表上，不阖不藏。半里下液与血，失阳气蒸运留滞阴络中，而利脓血。曰：若脉数不解，而下不止，必协热而便脓血也。

伤寒发汗已，身目为黄。所以然者，以寒湿在里不解故也。以为不可下也，于寒湿中求之。

阳不藏酉，阴土之液亦随阳气发扬半里上，止而不藏，阳不藏酉，阴土之液不生，土失水荣。曰：伤寒发汗已，身目为黄。为，使也。寒，阴气也。湿，水气也。解，开也。使黄之所以然者，因阳不藏酉，在里之阴失阳气温生，水气不左开故也。曰：所以然者，以寒湿在里不解故也。为，治也。以法治，不可用茵陈蒿汤下之，当于寒湿门中，温土藏阳生阴之法治之。曰：以为不可下也，于寒湿中求之。

伤寒七八日，身黄如橘子色，小便不利，腹微满者，茵陈蒿汤主之。

七八日，午未时也。阳不藏酉，半里下阴土之液，不得阳气转运半表上，正于午，荣乎未土，土色外现，致身黄如橘子色。曰：伤寒七八日，身黄如橘子色。微，幽微处也。半里之阴不利半表，腹中幽微处水气不左行而致满。曰：小便不利，腹微满者。主茵陈蒿汤，疏其土气，发陈水气，利于半表，以固其阳。阳内固，水气运行，其黄自除。曰：茵陈蒿汤主之。

伤寒身黄，发热者①，栀子柏皮汤主之。

阳不藏酉，阴土之液不左行，土失水荣而身黄，阳失阴固而发热者，主栀子柏皮汤。曰：伤寒身黄，发热者，栀子柏皮汤主之。栀子、柏皮气苦味寒，合甘草之极甘，苦甘气味，合化阴气，固阳藏酉。阳内固，阴液左行，身黄发热自解。上三味：象阳数也。以水四升：象阴数得阳，分别八方也。煮取一升半：象阳数得阴，藏酉开子，来复半表也。分温再服：再，二也。象一阳举，二阴偶之，回还半里也。

栀子柏皮汤方

栀子十五个，擘　甘草一两，炙　黄柏二两

---

① 者：宋本《伤寒论》无"者"字。

阳
明
篇

上三味，以水四升，煮取一升半，去滓，分温再服。

伤寒瘀热在里，身必发①黄，麻黄连轺②赤小豆汤主之。

瘀，住也。热，阳气也。在，居也。里，半里也。阳住半里上，不藏于酉；阴居半里下，不开于子。阳失阴固而热，阴液不能屈伸半表，表识土失水荣而发黄，主麻黄连轺赤小豆汤。曰：伤寒，瘀热在里，身必发黄，麻黄连轺赤小豆汤主之。麻黄苦温，开肌土水气。赤小豆甘酸，敛肌土阳气。连轺苦平。轺，即翘。翘，举也。举肌土水气以和阳。梓白皮苦寒。梓，从辛属金。坚肌表金气以固阳。杏仁苦温柔润，滑利肌土中关节气滞。生姜辛温，化气横行，疏泄肌土中水气。阳不藏酉，土味不足于里，以甘草极甘培之。阳不藏酉，阴液不足于里，以大枣汁厚益之。上八味：象阴数得阳，正于八。以潦水一斗：潦水，大雨也。雨出地气，天之雨从地中次第上升也。一斗，十升也。象天生地成十数，转运四方也。先煮麻黄，再沸，去上沫，内诸药，煮取三升：象三阳阳数得阴，来复半里下也。分温三服：象三阴阴数得阳，来复半表上也。半日服尽：象半里下阴液上举，得阳正于八也。

---

① 发：宋本《伤寒论》无"发"字。

② 轺：宋本《伤寒论》作"轺"字。下同。

麻黄连轺赤小豆汤方

生梓白皮一升　杏仁四十个，去皮尖　赤小豆一升
麻黄二两，去节　连轺二两　甘草二两，炙　生姜二两
大枣十二枚，擘

上八味，以潦水一斗，先煮麻黄，再沸，去上沫，
内诸药，煮取三升①，分温三服，半日服尽。

阳
明
篇

少阳篇

少阳之为病，口苦，咽干，目眩也。

少阳由子左枢，阴土之液亦随之左枢。阴液不随阳气左枢，阳失阴和则曰火。火炎上，则病口苦。咽属半表上，因地气温润，阴土之液不随阳气上枢半表温润于咽，则病咽干。阳得阴则静，阳气上开于目，阳失阴清，阳气不静，则病目眩。曰：少阳之为病，口苦，咽干，目眩也。

少阳中风，两耳无所闻，目赤，胸中满而烦者，不可吐下，吐下则悸而惊。

阳得阴则清，得阴则明，阳气转运半表，明于卯。少阳由子左枢，得浮半表。阳失阴气清明，清窍失清，两耳为之无所闻。赤，火色也。阳气上开于目，失阴气清明，火炎于上，目色为之赤。胸，应天气，主清降。阳气转运半表上，天气不能清降，胸中气滞，为之满而烦。吐，舒也。下，半里下也。悸，动也。火炎于上，不可温舒半里下土气，如温舒半里下土气，则心动而神惊。曰：少阳中风，两耳无所闻，目赤，胸中满而烦者，不可吐下，吐下则悸而惊。

伤寒，脉弦细，头痛发热者，属少阳。少阳不可发

汗，发汗则谵语，此属胃，胃和则愈，胃不和，则①烦
而悸。

弦，数也。细，不足也。太阳由子左开谓之少阳，
由午右阖亦谓之少阳。阳不藏酉，脉道之阳数半里上，
其阳不足半表下，则脉弦细。阳不藏酉，阴土之液不
生，气液不能由半里下上通半表上，颈部之阴失其阳
通，则头痛。浮外之阳失其阴固，则发热。属，聚也。
阳气聚半里上，不去藏于酉。曰：伤寒，脉弦细，头痛
发热者，属少阳。发，起也。阳不藏酉，阴阳气液不足
半里，若起阴土之液外出半表为汗，阴液更虚半里下，
阳气更浮半里上，阳无阴和，则证谵语，曰：少阳不可
发汗，发汗则谵语。此，彼之对也。胃，指半表上阳土
也。愈，进也。此阳气聚半里上，彼半表上阳土得阴和
之，其阳则前进去藏于酉，曰：此属胃，胃和则愈。半
表上阳土不得阴和，半里下阴土不得阳温，则心烦而
悸，曰：胃不和，则烦而悸。

本太阳病不解，转入少阳者，胁下硬满，干呕不能
食，往来寒热，尚未吐下，脉沉紧者，与小柴胡汤。

本，始也。解，缓也。硬，坚也。胁下，少阳部署
也。满，闷也。始太阳先阴而开，病阳气浮半表下，不
有阴缓。阳得阴则枢利，阳失阴则枢滞，阳气转运少阳
经道者，其枢不利，胁下阴坚气闷。曰：本太阳病不

少
阳
篇

---

① 则：宋本《伤寒论》无"则"字。

解，转入少阳者，胁下硬满。干，燥也。呕，吐也。阳气转运半表上，阴土之液不从子上吐，阳土干燥，不能化食。曰：干呕不能食。阳气转运半表上，往而不来，半里下阴失阳温而恶寒，半表上阳失阴固而发热。曰：往来寒热。尚，上也。吐，舒也。下，半里下也。沉，里也。紧，不舒也。阳气转运半表上，阴土之液不从左上吐，半里阴气紧而不舒。曰：尚未吐下，脉沉紧者。阴土之液，不与半表上和阳阖。以小柴胡汤，益半表上阴液，阖阳于午，还于半里。曰：与小柴胡汤。

若已吐下、发汗、温针，谵语，柴胡汤证罢，此为坏病。知犯何逆，以法治之。

若，不定之辞。已，止也。吐，呕也。下，半表下也。发，越也。温，暖也。针，机缄也。或阴土之液止于右，逆半里上，从口呕吐，半表上阳气无阴和之，而谵语；或阴液从半表下下泄，其阳无阴和之，而谵语；或阴土之液从毛窍越出为汗，不和经枢之阳阖午，而谵语；或阳气浮半里上，不藏于酉，机缄不暖而谵语。主用柴胡汤，益半表上阴液，和利枢机，阖阳于午，藏酉开子。曰：若已吐下、发汗、温针，谵语，柴胡汤。证，验也。罢，同疲，极也。坏，毁也。知，主也。法，象也。吐下、发汗、温针，验精神疲极，此阴阳气液毁伤于里，非枢机不利为病，主识得所犯何逆，以病象用方治之。曰：证罢，此为坏病，知犯何逆，以法治之。

三阳合病，脉浮大，上关上，但欲眠睡，目合则汗。

合，聚也。浮，阳浮也。大，半表也。上，半表上也。阴阳气液出入表里，以子午为关，三阳阳气聚半表上，不阖于午。曰：三阳合病，脉浮大，上关上。欲，贪爱也，三阳阳气聚半表上，爱其阴阖。曰：但欲眠睡。阳得阴则阖于午，阳中之阴，外出为汗，不能枢阖，内和其阳，曰：目合则汗。

伤寒六七日，无大热，其人烦躁①者，此为阳去入阴故也。

六七日，巳午时也。大，半表也。热，阳气也。阳不藏酉，无半表阳气还巳阖午。曰：伤寒六七日，无大热。去，藏也。入，内也。其人烦躁者，此明阳气去藏于内，震动其阴，其人外证烦躁。其烦躁当有微汗，外和肌表。曰：其人烦躁者，此为阳去入阴，故也。

伤寒三日，三阳为尽，三阴当受邪。其人反能食而不呕，此为三阴不受邪也。

三日，寅时也。尽，极也。邪，偏也。三阳阳气由子左开极午，由午右阖极子，阳不藏酉，阳气不能引达于寅。三阳阳气为之不极于子，三阴阴气失其阳温，其阴偏。曰：伤寒三日，三阳为尽，三阴当受邪。其人反能食而不呕，此为三阴阴气未偏。曰：其人反能食而不呕，此为三阴不受邪也。

伤寒三日，少阳脉小者，欲已也。

---

① 烦躁：宋本《伤寒论》作"躁烦"。

三日，寅时也。小，物之微也。已，止也。阳不藏酉，至寅时，少阳脉道中阳气微，其阳止半里上，不极于子。曰：伤寒三日，少阳脉小者，欲已也。

少阳病，欲解时，从寅至辰上。

少阳阳气从寅上达，病欲解时，得半里下阴液，和缓阳气上达，至辰上之巳时回还，交姤于午。曰：少阳病，欲解时，从寅至辰上。

太 阴 篇

　　太阴之为病，腹满而吐，食不下，自利益甚，时腹自痛。若下之，必胸下结硬。

　　太阴，象地属土，阴液包藏土中，应太阳阳气主开，阳气先阴而开，阴土阴液不开。曰：太阴之为。吐，逆也。腹，复也。病阳气先阴而开，阳无阴固，不来复腹中。太阴阴土失其阳疏，腹中气满而逆，食不能下。曰：病腹满而吐，食不下。甚，剧也。阴土之液不应阳开，其液自半里利半表下益剧。曰：自利益甚。时，午时也。痛，不通也。至午时，阳气不来复腹里，阴气不通。曰：时腹自痛。下之，指半里下阴液也。必，分极也。胸下，脾土也。如半里下阴液不能从阳气极于子，明于卯，交垢于午，脾土阴坚。曰：若下之，必胸下结硬。

　　本太阳病，医反下之，因而[①]腹满时痛者，属太阴也，桂枝加芍药汤主之。大实痛者，桂枝加大黄汤主之。

　　本，始也。医，意也。反，回还也。下，半里下也。之，往也。始太阳开，病阳气浮半表下，以意会之，回还半里下阴液，前往半表，以和其阳。曰：本太

---

　　① 而：宋本《伤寒论》作"尔"字。

阳病，医反下之。因半里下阴液，不和阳气前往半表来，复半里，而腹满时痛者，属太阴土气不疏。主桂枝汤，温半里上之阴，加芍药疏泄土气，半里上阴温土疏，阳气来复。曰：因而腹满时痛者，属太阴也，桂枝加芍药汤主之。大，半表也。实，不通也。半表下阳气不来复半里上，太阴土气板实不通而痛者，主桂枝汤，温半里上之阴，加大黄疏泄半里下土实。半里上阴温，半里下土疏不实。曰：大实痛者，桂枝加大黄汤主之。

桂枝加芍药汤方

桂枝三两　芍药六两　甘草三两　生姜三两　大枣十二枚，擘

上五味，以水七升，煮取三升，去滓，分温三服。

桂枝加大黄汤方

即前方加大黄二两。

太阴为病，脉弱，其人续自便利，设当行大黄、芍药者，宜减之。以其人胃气弱，易动故也。

胃为阳土，得阴自强；脾为阴土，得阳自健。弱，不强不健也。太阴脾土，全赖太阳大气疏泄。太阴脾土之阴不疏为病，其阴不能得阳气自健半里，转运半表，以强其阳。曰：太阴为病，脉弱。续，继续也。便，顺利也。其阳若能得阴液继续，自强半表，顺利半里，自健其阴。曰：其人续自便利。以，因也。易，交易也。动，摇也。假令当行大黄芍药者，宜减之。减之之原，因其人之阳气，不能得阴自强半表，恐苦寒气味，伤半

里之阴，不能交易半表之阳，反摇动阴土之基。曰：设当行大黄芍药者，宜减之，以其人胃气弱，易动故也。

　'　伤寒脉浮而缓，手足自温者，系在太阴。太阴当发身黄，若小便自利者，不能发黄。至七八日，虽暴烦下利日十余行，必自止，以脾家实，腐秽当去故也。

　　浮，阳浮也。缓，舒缓也。阳气舒缓于表，不藏于里。曰：伤寒脉浮而缓。手足，应乎表里。系，留滞也。阳气舒缓于表，不藏于里，阴液留滞土中。曰：手足自温者，系在太阴。阴液留滞土中，不能发扬屈伸表里，土失水荣而发黄。曰：太阴当发身黄。如里之阴液，得阳气转运，自利于表者，土得水荣。曰：若小便自利者，不能发黄。七八日，午未时也。虽，假令也。阳气阖午，向幽昧处去藏于酉。假令暴烦下利，日十余行，是太阴土中留滞之水，得阳气震动，暴烦下利。曰：至七八日，虽暴烦下利，日十余行。阳气内藏，土中津液输转，下利自止。曰：必自止。脾土重浊之阴，得阳气疏泄，不实于里。曰：以脾家实，腐秽当去故也。

　　太阴病，欲解时，从亥至丑上。

　　太阴，象地属土，津液包藏其中，应太阳阳气主开。太阳开，太阴不随阳开，则液停土中。阴阳相背，表里则不解。阴极于亥，得阳气藏酉。阴液合阳气开子，交纽于丑，引达于寅，阴土气疏，阴液不停。曰：太阴病，欲解时，从亥至丑上。

　　太阴病，脉浮者，可发汗，宜桂枝汤。

　　浮，阳浮也。发，起也。太阴阴土之液，合脉中阳气开于子，浮半表下者，可起阴土之液，回还半表上，适桂枝汤。甘温之理，温半里上之阴，半里上阴温土疏，阴阳气液循半表经道，来复于午。曰：太阴病，脉浮者，可发汗，宜桂枝汤。

自利不渴①，属太阴，以其脏有寒故也。当温之，宜②四逆辈。

自，从也。津液包藏太阴土中，得太阳大气蒸运，流转四方，一息不停。若太阳大气不能蒸运土中阴液，流转四方，从半里利半表下，其口当渴。而口不渴者，因太阳大气不足太阴阴脏也。曰：自利不渴，属太阴，以其脏有寒故也。当，主也。之，指太阴阴脏也。主温太阴阴脏，适四逆辈。甘温之理，助太阳大气蒸运阴土之液，流转四方，毋使从半里利半表下。曰：当温之，宜四逆辈。

太阴中风，四肢烦疼，阳微阴涩而长者，为欲愈。

四肢，内应脾土。阳气不藏脾土中，闭塞成冬，得浮于外，肢末烦疼。曰：太阴中风，四肢烦疼。微，衰也。涩，不滑也。阳气衰微半里，脾土阴涩不滑。曰：阳微阴涩。而，如也。长，进也。如阳气藏脾土中，合阴液前进半表者。曰：而长者，为欲愈。

---

① 不渴：宋本《伤寒论》"渴"后有"者"字。
② 宜：宋本《伤寒论》"宜"后有"服"字。

少阴篇

少阴之为病，脉微细，但欲寐也。

亥，为老阴，阴合阳气从子枢开，为之少阴。微，幽微处也。细，不足也。寐之言，迷也，不明之意。少阴之为病，脉道中幽微处阴阳气液，从子枢开不足，其神志昏迷不明。曰：少阴之为病，脉微细，但欲寐也。

少阴病，欲吐不吐，心烦，但欲寐，五六日自利而渴者，属少阴也，虚故引水自救。若小便色白者，少阴病形悉具。小便白者，以下焦虚有寒，不能制水，故令色白也。

吐，舒也。欲吐不吐，谓阴中阳气，从子欲舒不舒。阴中阳气欲舒不舒，形证心烦；阴中阳气欲舒不舒，神志迷而不明。曰：少阴病，欲吐不吐，心烦，但欲寐。五六日，辰巳时也。辰巳时，阳气震动半表，少阴阴液，不和阳气震动半表上，自利半表下，阳土气燥而渴。曰：五六日自利而渴者，属少阴也。救，助也。阳得阴不虚半表，阴得阳不虚半里。阴中阳虚，阴液不能震动半表上；阳中阴虚，阳气不能回还半里下，故引水自助。曰：虚故引水自救。若，如也。小便，半里也。色，颜气也。悉，详尽也。具，备也。如半里上面颜色白者，少阴病阳气不足之形，详明尽备。曰：若小便色白者，少阴病形系具。以，因也。制，正也。令，使也。半里上面颜色白者，因下焦阳虚得寒，无春气外开，亥水之阴，不能得阳正于八，使半里上面颜色白也。曰：小便白者，以下焦虚有寒，不能制水，故令色白也。

病人脉阴阳俱紧，反汗出者，亡阳也，此属少阴，法当咽痛而复吐利。

病人，病一阳阳气不内藏半里下，脉道阴阳之气，俱郁而不舒。曰：病人脉阴阳俱紧。反，回还也。出，进也。亡，同无。回还阴土之液，前进半表上，无一阳阳气内藏半里下。曰：反汗出者，亡阳也。此，彼之对。属，连续也。法，象也。当，主也。咽，因地气以温通，此无阳气，连续少阴阴脏中。彼地气，不能温通半表，上润于咽，病象主咽痛。曰：此属少阴，法当咽痛。而，作"能"读。吐，舒也。能复阳气半里下，阴液自舒半表上。曰：而复吐利。

少阴病，咳而下利，谵语者，被火气劫故也；小便必难，以强责少阴汗也。

咳字象形亥水，欠藏欠生，阳气藏酉，戊土亥水之阴，得阳气生化变于亥，开于子，为之少阴病。阳气不藏于酉，其水亦不藏不生，阻碍半里上气道致咳。曰：少阴病咳。而，如也。下，半表下也。被，表也。阳失阴和，谓之火气。劫，夺也，迫也。如阴液下利半表下谵语者，表明半里阴失阳温，水液夺半表下，阳失阴和，火气迫半表上。曰：而下利谵语者，被火气劫故

也。小便，半里也。必，表识也。难，患也。强，健
也。责，求也。汗，阴土液也。阴得阳则健，阳气不藏
酉，表识半里下阴土之液患少，法以强健其阴，求阴阳
气液从子枢开，外达半表也。曰：小便必难，以强责少
阴汗也。

少阴病，脉细沉数，病为在里，不可发汗。

细，微也。沉，阴也。数，阳也。少阴病，脉中阴
阳气液微细在里，不可起阴土之液外出为汗，再伤里之
微阴微阳。曰：少阴病，脉细沉数，病为在里，不可
发汗。

少阴病，脉微，不可发汗，亡阳故也。阳已虚，尺
脉弱涩者，复不可下之。

少阴病，脉中阴阳气液微细在里，不可起阴土之阴
外出为汗。不可发汗之原，恐脉中微阴微阳得汗出，而
阳随之外出。曰：少阴病，脉微，不可发汗，亡阳故
也。尺，主里。弱，不强也。涩，不滑也。复，再也。
下之，指半里下阴阳也。阳气已虚，脉中里阴涩而不
滑，不可再用疏泄半里下之阴之法，亡其脉中不强之阴
阳。曰：阳已虚，尺脉弱涩者，复不可下之。

发汗，若下之，病仍不解，烦躁者，茯苓四逆汤
主之。

发汗若下之，承上文脉中微阴微阳得汗出，而阳随
之外亡；或疏泄半里下之阴，亡其脉中不强之阴阳。半
表上微阳，无阴固之而烦；半里下微阴，无阳温之而
躁，主茯苓四逆汤。曰：发汗，若下之，病仍不解，烦

少
阴
篇

躁者，茯苓四逆汤主之。方中重用茯苓，取淡甘气味，先通阴土之阴。干姜辛温，附子辛热，助半里下不足之阳，以温其阴。甘草甘平，人参甘寒，救半表上不足之阴，以固其阳。阴阳气液和于中，开于子，四时之气不逆。上五味，以水五升：象天生地成十数。煮取三升：象阳数包藏土中。去滓，温服七合，日三服：象阳数得阴复于七，开于子。

茯苓四逆汤方

伏灵①六两　人参一两　附子一枚，生用，去皮，破八片　甘草二两　干姜一两五钱

上五味，以水五升，煮取三升，去滓，温服七合，日三服。

少阴病，脉紧，至七八日，自下利，脉暴微，手足反温，脉紧反去者，为欲解也，虽烦下利，必自愈。

紧，不舒也。少阴病，脉中阴液不舒于左。曰：少阴病，脉紧。至，极也。七八日，午未时也。暴，猝也。微，细也。手足，应乎表里。温，暖也。太阳阳气极于午，向幽昧处去藏于酉，脉中未舒之阴，得阳气转运，脾家腐秽下行。其秽下行，脉猝细。手足反暖，脉紧反去者，为阳气继续于里，脾土阴得阳舒。曰：至七八日，自下利，脉暴微，手足反温，脉紧反去者，为欲解也。虽，假令也。假令烦而不利，是脾土之阴得阳震

---

① 伏灵：即"茯苓"。

动，表识阴液从阳气前进半表，外达毛窍作汗出。曰：虽烦下利，必自愈。

少阴中风，脉阳微阴浮者，为欲愈。

少阴枢阴不和之，上枢得阳气外浮。曰：少阴中风。微，幽微处也。浮，举也。少阴脉中阳气，得幽微处阴液，继续半表，和阳气上举。曰：脉阳微阴浮者，为欲愈。

少阴病，欲解时，从子至寅上。

亥为老阴，阴得阳化，变于亥，从子枢开。阴液不合阳气从子枢开，阴阳相背则不解，阴液合阳气从子枢开，交纽于丑，引达于寅，明于卯。曰：少阴病，欲解时，从子至寅上。

少阴病，吐利，手足不逆冷，反发热者，不死。脉不至者，灸少阴七壮。

吐，舒也。利，下利也。少阴病，阴液从子左舒，而利半表下下利。曰：少阴病，吐利。阴液从子左舒，半表阳得阴和，半里阴得阳温，外应手足不冷，回还阳气至里者，不死。曰：手足不逆冷，反发热者，不死。至，极也。灸，灼也。七，少阳来复之数也。壮，强也。脉中阴阳气液，不极于子，从左上舒者，当用大温大热之法，灼阴土之阴，使阳气来复脉中，合阴液复于七，强于里也。曰：脉不至者，灸少阴七壮。

少阴病，八九日，一身手足尽热者，以热在膀胱，必便血也。

八九日，未申时也。一，一阳也。身，可屈伸也。

尽，极也。阴液不和阳气开子，至未申时，一阳阳气屈伸半里上，不内脾土极于子，浮外发热。曰：少阴病八九日，一身手足尽热者。以，因也。热，阳气也。膀，四旁也。胱，光明也。便，顺利也。因阳无阴和，浮在四旁作热，阴土络中之血，失阳气温运，其血必顺利于下而出。曰：以热在膀胱，必便血也。

少阴病，但厥无汗，而强发之，必动其血，未知从何道出，或从口鼻，或从目出①，是名下厥上竭，为难治。

厥，短也。无，通作"毋"，禁止辞也。汗，阴土液也。而，如也。道，引也。少阴病，阳开气浮，凡阴土之液短少，禁止发汗，如强发阴土之液，外出为汗，必动络中之血，未知从何窍引出。曰：少阴病，但厥无汗，而强发之，必动其血，未知从何道出。名，明也。竭，犹负戴也。阴土之液及络中之血，合阳气转运，更相为始。是明在下阴土之阴短少，不合阳气转运，更相为始。其阳负戴于上，其血随阳引出。曰：或从口鼻，或从目出，是名下厥上竭。难，患也。阳患半表上，阴患半里下，阴阳气液不治子午。曰：为难治。

少阴病，下利，若利自止，恶寒而蜷卧，手足温者，可治。

自，从也。蜷，踡不伸也。少阴枢病，一阳阳开气

---

① 出：宋本《伤寒论》"出"后有"者"字。

浮，阴无阳举，其阴下利半表下。曰：少阴病，下利。阳得阴助，表里温而不寒，若阳利半表，其阴从下，止而不上，表里之阴不温，外证恶寒身踡。曰：若利自止，恶寒而踡卧。表阳得阴助，里阴得阳温，阴阳气液，可治子午，外证手足不寒。曰：手足温者，可治。

少阴病，恶寒而踡，时自烦，欲去衣被者，可治。

少阴病，阳气浮半表下，未能左枢半里上。半里上阴失阳温，外证恶寒身踡。曰：少阴病，恶寒而踡。外证时自烦，欲去衣被者，是阳气震动其阴，从之左枢，阴液得阳，可治子午。曰：时自烦，欲去衣被者，可治。

少阴病，恶寒，身踡而利，手足逆①者，不治。

少阴病，一阳阳气从子枢开，浮半表下，半里上阴失阳温，外证恶寒身踡。曰：少阴病，恶寒身踡。如阴液下利半表下，表阳失阴助，里阴失阳温，外证手足冷，阴阳气液不治子午。曰：而利，手足逆者，不治。

少阴病，四逆，恶寒而身踡，脉不至，不烦而躁者，死。

阳气从子枢开，逆而不顺，则四方之气不温，外证恶寒身踡。曰：少阴病，四逆，恶寒而身踡。阳气从子枢开，逆而不顺，脉道不通。曰：脉不至。不见半表阳气无阴和之而烦，但见半里阴气无阳温之而躁。曰：不烦而躁者死。

少
阴
篇

---

① 逆：宋本《伤寒论》"逆"后有"冷"字。

少阴病，吐利，手足厥冷，烦躁欲死者，吴茱萸汤主之。

吐，呕也。利，下利也。厥，短也。少阴枢病，一阳阳开气浮，脾土阴液上逆半里上而呕，下陷半表下而利。曰：少阴病，吐利。上呕下利，阳无阴助，阳短半表而手冷。阴无阳助，阳短半里而足冷。半表阳无阴和而烦，半里阴无阳温而躁，阴阳气液，不交互中土，主吴茱萸汤。曰：手足厥冷，烦躁欲死者，吴茱萸汤主之。脾土浊阴上逆半里上，非威烈之气不能冲开。以茱萸大辛大温，气味威烈，冲开逆上浊阴，使之须臾下降。生姜辛温，化气横行，疏泄半里土气，使阴液从子左开。人参大枣，味厚汁浓，固半表阳气从午右阖，阴阳气液交互中土，则不死。

少阴病，吐利躁烦，四逆者，死。

少阴枢病，一阳阳开气浮，脾土浊阴上逆半里上而呕，下陷半表下而利，阴无阳温而躁，阳无阴和而烦。阳逆于子，则四方气逆不顺，寒而不温。曰：少阴病，吐利躁烦，四逆者死。

阳气先阴开于子，无阴和之而气浮，其阳不明于卯，不阖于午，不藏于酉，四方气逆不顺，阴阳气液不交互中土者，死。

少阴病，下利止而头眩，时时自冒者，死。

少阴枢病，一阳阳开气浮，其阴下利，止而不上。曰：少阴病，下利止。阳得阴则静而不乱，阳失阴静而头为之眩乱；阴得阳则轻而不重，阳开气浮，巅顶之阴失其阳举，重而不轻，时时自觉物覆于首。如是，在下之阴无阳上举，在上之阳无阴内固，阴阳气液不治子午。曰：而头眩，时时自冒者死。

少阴病，六七日，息高者，死。

六七日，巳午时也。气从心达，曰息。高者，卑之对。少阴枢病，一阳阳开气浮，至半表上无阴固阳阖午，其阳高而不卑，卑处之阴无阳温之。曰：少阴病，六七日，息高者，死。

少阴病，脉微细沉，但欲卧，汗出不烦，自欲吐。至五六日自利，复烦躁，不得卧寐者，死。

微，细衰也。沉，里也，浊黮①也。少阴病，脉中阳气衰微，里阴重浊，阳气不能健运，但欲寝。曰：少阴脉病，脉微细沉，但欲卧。出，进也。自，从也。欲之为言，续也。吐，舒也。阴土之液前进半表，外达毛窍，阳得阴和，阳气从下接续上舒。曰：汗出不烦，自欲吐。五六日，辰巳时也。卧，寝也。寐，息也。阳气震动于辰，回还于巳，阴液从下利，不复上利，阳无阴和而烦，阴无阳温而躁，其人不得寝息。曰：至五六日，自利，复烦躁，不得卧寐者，死。

少阴病，始得之，反发热脉沉者，麻黄附子细辛②汤主之。

始，初也。之，指阴土液也。发，扬也。热，阳气

少
阴
篇

---

① 黮（dàn）：滓垢也。黮、沈通用。下同。
② 附子细辛：宋本《伤寒论》作"细辛附子"。

也。少阴枢病，始开之阳得无阴土之液相和，阳气反扬半表发热。脉中重浊之阴，不能循枢濡润至表，以和其阳者，主麻黄附子细辛汤。曰：少阴病，始得之，反发热脉沉者。人身阴阳象天地阴阳，依附子时而开，与天地阴阳之气相连。阳开阴不开，阳无阴和，反扬半表发热，脉中重浊之阴不有阳举。主附子大辛大温，举在下重浊之阴，循经道来复半表。麻属气虚，黄属土色，阳气外扬半表，肌土腠理中，系络之阴内塞，以麻黄中空苦温气味，开肌土腠理系络之阴。细，微也。以细辛之辛，无微不入，入幽微处起水土阴精，濡润肌表。曰：麻黄附子细辛汤主之。上三味，以水一斗：合地天生成十数。先煮麻黄，减二升，去上沫：减，轻也。二，阴数也。象阳举而阴从轻也。内诸药，煮取三升，去滓：象阴阳气液，内于中土，温服一升，象阳数得阴开子，日三服，象阳数得阴阖午。

麻黄附子细辛汤方

麻黄二两，去节　细辛二两　附子一枚，炮，去皮，破八片

上三味，以水一斗，先煮麻黄，减二升，去上沫，内诸药，煮取三升，去滓，温服一升，日三服。

少阴病，得之二三日，麻黄附子甘草汤，微发汗。以二三日无里①证，故微发汗也。

---

①　里：宋本《伤寒论》无"里"字。

之，指半里阴土液也。二三日，丑寅时也。微，无也。发，舒也。少阴枢病，得一阳阳气先阴而开，无半里阴土之液，和阳气交纽丑土，引达于寅，用麻黄附子甘草汤，温舒半里阴液，外达半表，以和阳。曰：少阴病，得之二三日，麻黄附子甘草汤微发汗。以，因也。证，明也。因丑寅时无半里阴液明于半表。曰：以二三日无里证，故微发汗也。

麻黄附子甘草汤方

麻黄二两，去节　　甘草二两，炙　　附子一枚，炮，去皮，破八片

上三味，以水七升，先煮麻黄一二沸，去上沫，内诸药，煮取三升，去滓，温服一升，日三服。

少阴病，得之二三日以上，心中烦，不得卧，黄连阿胶汤主之。

之，指半里阴土液也。二三日以上，谓丑寅以上之卯时也。心，阳也。烦，从火。少阴病，一阳阳开气浮，阴土之液不和阳气交纽丑土，引达于寅，明于卯，阳无阴和，从火而烦，不得寝，主黄连阿胶汤。曰：少阴病，得之二三日以上，心中烦，不得卧，黄连阿胶汤主之。主黄连、黄芩，味苦气寒，固半表阳气。芍药苦平，疏泄半里土气。鸡，知时畜也。肌土血液不足以和阳气交纽丑土，取鸡子黄、阿胶，甘平气味，助肌中血液，固阳气交纽丑土，引达于寅。鸡子用二枚者，二，阴数也，象一阳举二阴偶之。上五味，以水五升：象地天生成十

数。先煮三物，取二升：三，阳数也。二，阴数也。象阳举而阴偶之。内胶烊尽，小冷，内鸡子黄，搅令相得，温服七合，日三服：象阳数得阴，复于七，开于子。

黄连阿胶汤方

黄连四两　黄芩一两　鸡子黄二枚　阿胶三两　芍药二两

上五味，以水五升，先煮三物，取二升，去滓，内胶烊尽，小冷，内鸡子黄，搅令相得，温服七合，日三服。

少阴病，得之一二日，口中和，其背恶寒者，当灸之，附子汤主之。

一二日，子丑时也。口，作苦读。中，中土也。背，半表脉道也。灸，灼也。之，指脾土也。少阴枢病，得之一阳开，气浮半表下，苦中土液少，不和阳气交纽丑土，半表阳道失温，而背恶寒。当用灼法，助脾土中阴液，和阳气从子枢开，主附子汤。曰：少阴病，得之一二日，口中和，其背恶寒者，当灸之，附子汤主之。附子，大辛大温，助子水中元阳。茯苓淡甘，通阴土之阴。芍药苦平，疏泄表里土气。人参、白术多汁，和阳气交纽丑土。上五味：象土之中数也。以水八升：象中土阴液得阳正于八也。煮取三升：象阴阳气液包藏土中也。去滓，温服一升，日三服：象阳数得阴开子阖午也。

附子汤方

茯苓二两　人参二两　附子二枚，炮，破八片，去皮

白术四两　芍药三两

上五味，以水八升，煮取三升，去滓，温服一升，日三服。

少阴病，身体痛，手足寒，骨节痛，脉沉者，附子汤主之。

身，伸也，舒也。体，第也。痛，不通也。少阴病，阴阳气液不足于中，难以伸舒次第半表上。身体之阴，失阳气温通而痛，手足不温而寒；骨节之阴，失阳气温通滑利于里，脉道阳微，主附子汤。曰：少阴病，身体痛，手足寒，骨节痛，脉沉者，附子汤主之。主助脾土中阴阳气液，内荣半里，外荣半表也。

少阴病，下利，便脓血者，桃花汤主之。

少阴病，一阳阳开气浮，阴土络中血液，不能舒布半表，液滞下为脓，血滞下为瘀，便利脓血者，主桃花汤。曰：少阴病，下利，便脓血者，桃花汤主之。汤名桃花，象桃花得三春阳气而开。取赤石脂，色之赤，石之重，脂之润，合干姜辛温，粳米中和，入阴土络中，舒布三春阳气，温运血液，毋使滞下为脓瘀。上三味，以水七升：象三阳开于一，一变而为七。煮米令熟，去滓，内石脂末方寸匕，温服七合，日三服：象阳数得阴复于七，开于子。若一服愈，脓血已，余勿服。

桃花汤方

赤石脂一斤，一半全用，一半筛用　干姜一两　粳米一升上三味，以水七升，煮米令熟，去滓，内石脂末方寸匕，温服七合，日三服。若一服愈，余勿服。

少阴病，二三日至四五日，腹痛，小便不利，下利不止，便脓血者，桃花汤主之。

二三日，丑寅时也。四五日，卯辰时也。少阴枢病，一阳阳开气浮，阴土血液不和阳气交纽丑土，引达于寅，明于卯，震动于辰，腹中阴失阳运，不通而痛。曰：少阴病，二三日至四五日，腹痛。小便，半里也。半里阴液及血，失阳气温运，而利脓血，下利不已，主桃花汤。曰：小便不利，下利不止，便脓血者，桃花汤主之。桃花汤舒布三春阳气，使血液得温，合阳气转运半表，回还半里也。

少阴病，下利，便脓血者，可刺。

刺，讯决也。少阴病，一阳阳开气浮，阴土络中血液，失阳气温运，便利脓血者，当讯决少阴便脓血之理，方可讯决治诸脓血之证。曰：少阴病，下利，便脓血者，可刺。

少阴病，下利，咽痛，胸满，心烦者①，猪肤汤主之。

咽，属半表上，因地气以温润。痛，不通也。少阴病，一阳阳开气浮，阴土之液下利半表下，不上利半表上，咽脉失其温润，不通而痛。胸，属半里上，应天气

---

① 者：宋本《伤寒论》无"者"字。

主清降。心，阳也。脾土阴液不温升半表上，阳气不清降半里上，胸中气滞而满，阳无阴和而烦者，主猪肤汤。曰：少阴病，下利，咽痛，胸满，心烦者，猪肤汤主之。猪为水畜。肤，皮也，布也。以猪肤煮汁，去滓，加白蜜、白粉，甘平气味，熬香服之，入中土敷布气液，柔通脉道，和阳气下降。上一味：象天一生水。以水一斗：象地天生成十数。煮取五升：土之中数也，象阴阳气液敷布土中。去滓，加白蜜一升，白粉五合熬香，和令相得，温分六服：象阴数得阳变于六也。

猪肤汤方

猪肤一斤

上一味，以水一斗，煮取五升，去滓，加白蜜一升，白粉五合熬香，和令相得，温分六服。

少阴病，二三日，咽痛者，可与甘草汤；不差者[①]，与桔梗汤。

二三日，丑寅时也。五行五味，包藏土中，合一阳阳气转运表里。少阴枢阳气开，土味未能和阳气交纽丑土，引达于寅，上通咽脉。土味不足半表上而咽痛者，可与甘草汤极甘培之。曰：少阴病，二三日，咽痛者，可与甘草汤。上一味：象阳数得阴开子。以水三升：象阳数得阴阖午。煮取一升半：象地天生成五行五味之十数，从中土分运半表半里，复合为一。温服七合，日三

---

① 者：宋本《伤寒论》无"者"字。

少
阴
篇

—— 271 ——

服：象阳数得阴，复于七，开于子。其痛不愈者，与桔梗微辛微温，合甘草极甘气味，开通地脉，助土味，上至于咽。曰：不差者，与桔梗汤。上二味：二，阴数也。以水三升：三，阳数也，象一阳举，二阴耦之。煮取一升，去滓，分温再服：再，二也，复也。象二阴一阳来复半里下开子也。

甘草汤方

甘草二两

上一味，以水三升，煮取一升半，去滓，温服七合，日三服。

桔梗汤方

桔梗二两　　甘草二两

上二味，以水三升，煮取一升，去滓，分温再服。

少阴病，咽中伤，生疮，不能语言，声不出者，苦酒汤主之。

中，中土也。伤，痛也。疮，戕也。少阴枢，一阳开，病中土阴液不合阳气上通于咽，咽脉气滞不通而痛，其肌受其戕贼，其气不能宣发于口，致语言声音不出，主苦酒汤。曰：少阴病，咽中伤，生疮，不能语言，声不出者，苦酒汤主之。苦酒，即米醋也。苦为火味，火性炎上，曲之而化酸性，能宣发中土脉中阴液上通于咽。半夏辛平，辛能散结，平能降逆，散咽脉中液结气滞。鸡子去黄留白，清润咽脉之肌。置刀环中：环，还也。安火上，令三沸：象阴阳气液，还转脉道中，上下不休。

咽得地气温通，即不痛；阴液上润，即不戕贼其肌，脉道中阴阳气液宣发表里，即能发音声而语言。

苦酒汤方

半夏洗，十四枚　鸡子一枚，去黄，内上苦酒，著鸡壳中

上二味，内半夏，著苦酒中，以鸡子壳置刀环中，安火上，令三沸，去滓，少少含咽之。不差，更作三剂。

少阴病，咽中痛，半夏散及汤主之。

咽，因地气以温通。中，中土也。痛，不通也。少阴枢病，一阳阳气不合土味从半表下上通咽脉而痛。主半夏散及汤。以半夏辛平气味，散中土脉道阴结。以桂枝辛温，温表里络道之阴。土味不合一阳阳气从下至上，以甘草极甘培之。曰：少阴病，咽中痛，半夏散及汤主之。以上三味，各别捣筛已，合治之，白饮和服方寸匕，日三服。散中土脉道阴结，使五行五味合一阳阳气上通半表，回还半里。若不能散服者，以水一升，煎七沸，象阳数得阴开子，复于七。内散两方寸匕，更煎三沸，下火令小冷，少少咽之，象阳数得阴，来复半里，缓缓下降，使五行五味合一阳阳气，从子左开。

半夏散及汤方

半夏洗　桂枝　甘草炙 以上各等分

以上三味，各别捣筛已，合治之。白饮和服方寸匕，日三服。若不能散服者，以水一升，煎七沸，内散

两方寸匕，更煮三沸，下火令小冷，少少咽下。

少阴病，下利，白通汤主之。

白，启也。葱，通也。少阴枢病，脉中阴液下利，不能上启，主白通汤。以葱白辛平气味，空通，通脉中之阳。以生附子一枚，破八片，合干姜大辛大温气味，启半里下脉中阴液，和阳气上利半表，通八方之阴，以合一。曰：少阴病，下利，白通汤主之。上三味，以水三升：象三阴三阳。煮取一升：象一阳开子。去滓，分温再服：再，二也。象一阳举二阴偶之。

白通汤方

葱白四茎　干姜二两　附子一枚，生用，去皮，破八片

上三味，以水三升，煮取一升，去滓，分温再服。

少阴病，下利，脉微者，与白通汤。利不止，厥逆无脉，干呕烦者，白通加猪胆汁汤主之。服汤，脉暴出者死，微续者生。

微，无也。少阴枢病，阴液下利，脉无者，与白通汤。启脉中阳气阴液，上利半表，以通八方之阴。曰：少阴病，下利，脉微者，与白通汤。厥，其也。逆，不顺也。干，燥也。与白通汤，阴液下利不止，其阴阳气液不顺半表而无脉，胃土燥，呕而烦，主白通加猪胆汁汤。曰：利不止，厥逆无脉，干呕烦者，白通加猪胆汁汤主之。猪为水畜，主静。胆汁色黄味苦，禀五行精气结成。人尿谓之还元水，味咸气寒。与白通汤，启下利之阴，加猪胆汁、人尿，固阳气，回还表里脉中。暴，

猝也。服此汤，其阳未得阴液和缓外出，反猝然出于脉者，为阳无阴固。曰：服汤，脉暴出者死。阳气得幽微处阴液和缓，继续出于脉者，是阳得阴固。曰：微续者生。以上三味，以水三升：象三阴三阳。煮取一升：象一阳开子。去滓，内胆汁人尿，和令相得，分温再服：象一阳举二阴偶之。

白通加猪胆汁汤方

葱白四茎　干姜一两　附子一枚，生用，去皮，破八片　人尿五合　猪胆汁一合

以上三味，以水三升，煮取一升，去滓，内胆汁、人尿，和令相得，分温再服。若无胆汁，亦可服。

"若无胆汁亦可服"七字，恐非原文，识者一见即明。

少阴病，二三日不已，至四五日，腹痛，小便不利，四肢沉重疼痛，自下利者，此为有水气。其人或咳，或小便利，或下利，或呕者，真武汤主之。

二三日，丑寅时也。已，起也。四五日，卯辰时也。少阴病，一阳阳开气浮，阴液不随阳气交纽丑土，引达于寅，而上起至卯辰时，阳气转运半表上，阴土水滞半里下，不通而腹痛。曰：少阴病，二三日不已，至四五日，腹痛。小便，半里也。四肢，手足也。手足应乎表里。重，不轻也。半里下水气，不有阳气顺利半表上，手足之阴，重浊不轻而疼痛。曰：小便不利，四肢沉重疼痛。自，从也。水气从半里下利，不从半表上

利。曰：自下利者，此为有水气。其水气留于气道，阻碍呼吸或咳。曰：其人或咳。其水气或利半里下，为尿多。曰：或小便利。其水气或下利半表下。曰：或下利。呕，吐也。其水或逆半里上，从口吐出者，主真武汤。曰：或呕者，真武汤主之。上五味：五，土之中数也。以水八升：象土之阴液得阳气正于八也。煮取三升：象三阳也。去滓，温服七合：象阳数得阴复于七也。日三服：象三阳阳数来复半里也。

若咳者，加五味子半升，细辛、干姜各一两①。

咳字象形，乃亥水中阳气，欠藏欠生，半里气道中水气阻碍，呼吸不利而咳。主真武汤，复天一始生之真元，汤中加五味子、细辛、干姜，想五行之味，皆根子水中之真元而化生，阳藏不足，五味不全。以五味子酸温，敛阳气归于子中。以细辛辛温，通幽微处水气。以干姜辛温，温亥水之阴。阳气从子水中上起，气道中阴液流通，其咳无不愈也。

若小便利者，去茯苓。

若半里阴液顺利于下，为尿多者，无用茯苓，再通半里水气，下利为尿，故去之。

若下利者，去芍药，加干姜二两。

若水气下利半表下者，去芍药苦泄通下，加干姜辛温，入半里下温通水土之阴，使水气上通半表上也。

若呕者，去附子，加生姜，足前成①半斤。

若水逆半里上，从口吐者，去附子辛热以温下，加生姜辛温气味，化气横行，疏泄半里土气，散逆上之水，其呕自止。

真武汤方

茯苓三两　芍药三两，切　白术二两　生姜三两，切
附子一枚，炮

上五味，以水八升，煮取三升，去滓，温服七合，日三服。

少阴病，下利清谷，里寒外热，手足厥逆，脉微欲绝，身反不恶寒，其人面赤色②，或腹痛，或干呕，或咽痛，或利止脉不出者，通脉四逆汤主之。

清，寒也。谷，生也。少阴病，一阳阳开气浮，脾土气寒，阴液不能温生半表上，而利半表下。曰：少阴病，下利清谷。里，半里也。外，半表也。热，阳气也。脾土气寒，阴液不能温生半表，半表阳失阴固而发热。曰：里寒外热。厥，短也。逆，不顺也。脾土气寒，阳短半里下，不顺利半表上，手足不温。曰：手足厥逆。脾土气寒，阴液利半表下，阳气不来复半里下，半里下脉中幽微处，生阳之气欲绝不续。曰：脉微欲绝。反，回还也。面，属半里上也。阳气回还半表，无

---

① 成：宋本《伤寒论》作"为"字。
② 赤色：宋本《伤寒论》作"色赤"。

阴固之，气浮而发热。半里上阴气遏之，其人面颜，映之赤色。曰：身反不恶寒，其人面赤色。腹，复也。阳气回还半表，不来复半里，阴土不温不疏。曰：或腹痛。阳气回还半表，不来复半里，半表上土燥气逆，而欲呕。曰：或干呕。咽属半表上，因地气以温通，地气不上通半表上，温润于咽。曰：或咽痛。出，生也。如阴液下利止，浮半表脉中阳气，无阴内固，不生于子，脉不起者，主通脉四逆汤。曰：或利止脉不出者，通脉四逆汤主之。以甘草一两，干姜三两，取气胜于味，温半里下脾土之阴。以生附子大辛大热，助子水中元阳。上三味：象三阳也。以水三升：象三阴也。煮取一升二合：象表里地支十二数也。去滓，分温再服：再，二也。象一阳生于子，二阴偶之而不浮，其脉即生。

通脉四逆汤方

甘草一两，炙　附子一枚，生用，大者，去皮，破八片
干姜三两

上三味，以水三升，煮取一升二合，去滓，分温再服。其脉即出者愈。

面色赤①，加葱九茎。

阳开半表气浮，半里上阴气遏之，其人面颜映之色赤。加葱九茎：九，阳数也。葱，通也。加葱，通半里脉中阴气，使阴液和阳气，明于午也。

---

①　赤色：宋本《伤寒论》作"色赤者"。

腹中痛者，去葱，加芍药二两。

阳气不来复腹中，半里下土气不疏，而腹中痛。去葱，加芍药，苦平气味，疏泄土气，使阳气来复腹中。

呕者，加生姜二两。

半里下阴失阳温，水气无所区别，逆半里上从口呕者，加生姜辛温，化气横行，疏泄土气，散逆上之水。

咽痛者，去芍药，加桔梗一两。

咽，因地气以温通，去芍药苦泄通下，加桔梗微辛微温气味，开通地脉，上润于咽。

利止脉不出者，去桔梗，加人参二两。

阴液下利止，脉中阳气无阴内固，不生于子，去桔梗开通地脉，加人参二两，甘寒多汁，固阳气于脉中生于子。

少阴病，四逆，其人或咳，或悸，或小便不利，或腹①痛，或泄利下重者，四逆散主之。

少阴病，一阳阳开气浮，四方气逆不顺。曰：少阴病，四逆。四逆，非谓四肢逆冷也。一阳阳开气浮，水气或留滞气道，阻碍呼吸而咳。曰：其人或咳。阳得阴则明，一阳阳开气浮，阴不和之，心之阳虚而悸。曰：或悸。小便，半里也。一阳阳开气浮，半里阴液不交蒸于午。曰：或小便不利。一阳阳开气浮，半表阳气不来复半里藏酉，腹中阴土气滞不通而痛。曰：或腹痛。一阳阳开气浮，阴液下利半表下，其阴失阳气上举，重而

---

① 腹：宋本《伤寒论》"腹"后有"中"字。

不轻，主四逆散。曰：或泄利下重者，四逆散主之。散，布也。阳气浮半表下，半里土气不疏，以芍药苦平，疏泄半里土气。枳实臭香形圆，臭香能化阴土浊阴，形圆能转运土气升降。一阳阳开气浮，土味不足半表，以甘草甘平，柴胡苦平，合化阴气外布，和半表阳气，回还半里。上四味，各十分：象阴阳气液，分别四方，不可聚一方也。捣筛，白饮和服方寸匕，日三服：象三阳来复半表，回还半里也。

四逆散方

甘草炙　枳实　柴胡　芍药

上四味，各十分，捣筛，白饮和服方寸匕，日三服。

加减法

咳者，加五味子、干姜各五分，并主下利。

水气阻碍气道，呼吸不利而咳者，加五味子酸温，干姜辛温，敛阳气藏于土中，复于子，运水气，行于表里，水不阻碍气道，呼吸自如，其咳自愈。并主下利，亦然也。

悸者，加桂枝五分。

五，土之中数也。阳气得土之阴液，则明于卯。一阳阳开气浮，阴不和之，心之阳虚而悸。加桂枝辛温，温表里经道之阴，还阳气于中土，以生其阴。

小便不利者，加茯苓二①分。

---

① 二：宋本《伤寒论》作“五”。

小便，半里也。二，阴数也。半里阴土水气，不利半表，交蒸于午。加茯苓淡甘气味，通半里阴土之阴，外达半表。

腹中痛者，加附子一枚，炮令坼。

一，阳数也。阴土之液，不有一阳阳气，来复腹中，藏于酉，从子左开，而腹中痛者，加附子一枚，大辛大温，通阴土之阴，复阳气于子。

泄利下重者，先以水五升，煮薤白三升，去滓①，以散三方寸匕，内汤中，煮取一升半，分温再服。

阴液失阳气上举，而泄利下重，以薤白辛温滑利气机。先以水五升：五，土之中数也。煮薤白三升：三，阳数也。象阴阳气液，从中土转运开子。以散三方寸匕，内汤中，煮取一升半，分温再服：象一阳开子，二阴偶之，转运半表，回还半里也。

少阴病，下利六七日，咳而呕渴，心烦不得眠者，猪苓汤主之。

六七日，巳午时也。少阴病，一阳阳开气浮，阴液下利。至巳午时，阳极半表上，阳失阴和，气道燥而不润，咳而呕渴。阳失阴和而心烦，阳失阴阖而不得眠，主猪苓汤。曰：少阴病，下利六七日，咳而呕渴，心烦不得眠者，猪苓汤主之。猪苓、茯苓淡甘气味，通阴土之阴。泽泻甘寒气轻，一茎直上，启泽中水阴之精，上

---

① 去滓：宋本《伤寒论》"去滓"前有"煮取三升"四字。

滋半表气道，滑石甘寒体重，能滑利土中水阴之气，开其壅塞，阴液下利不上利。土中精汁不充，以阿胶甘平性黏，助土中不足之精汁，上固其阳，阳得阴和，阳阖半里以生阴。

少阴病，得之二三日，口干咽燥①者，急下之，宜大承气汤。

之，指阴土液也。二三日，丑寅时也。口咽，因阴土之液随阳气上升而润。少阴病，一阳阳开气浮，阴土阴液未和阳气交纽丑土，引达于寅，阴土阴液不随阳气上润口咽，急下之，宜大承气汤。温多寒少气味，疏泄半里下阴土之阴，使阴液顺承半表，济其阳阖。曰：少阴病，得之二三日，口干咽燥者，急下之，宜大承气汤。

人身肌肉象地属土，百脉中阴液象地之百川。阴液包藏土中，全赖太阳大气，运行上下四旁，周流不息。若一阳阳开，土中阴液不随阳开，太阴阴土燥坚，百脉之流欲竭，阴阳气液不和表里，欲相离矣，急宜大承气汤。温多寒少气味，疏泄太阴阴土燥坚，阳得阴和，阴得阳疏，阴液顺承半表，上济阳阖也。

少阴病，自利清水，色纯青，心下必痛，口干燥者，急②下之，宜大承气汤。

自利清水，土不疏也。色纯青，东方木色也。心

---

① 口干咽燥：宋本《伤寒论》作"口燥咽干"。

② 急：宋本《伤寒论》作"可"字。

下，脾土也。痛，不通也。少阴病，一阳阳开气浮，脾土气实不疏，木气不达，所利之水色纯青。脾土不疏，木气不达，腹必痛。脾土阴液，不上承半表，其口干燥者，急下之，急宜大承气汤。温多寒少气味，温疏脾土气实，寒固半表阳浮。曰：少阴病，自利清水，色纯青，心下必痛，口干燥者，急下之，宜大承气汤。

少阴病，六七日，腹胀不大便者，急下之，宜大承气汤。

六七日，巳午时也，大便，半表也。少阴病，一阳阳开气浮，至巳午时，阴土之阴，失阳气温疏而腹胀。浮半表阳气，不有半里阴液，和阳气回还于巳，内阖于午。急宜大承气汤，温舒半里下阴土之阴，寒固半表上阳浮。曰：少阴病，六七日，腹胀不大便者，急下之，宜大承气汤。

少阴病，脉沉者，急温之，宜四逆汤。

沉，浊默也。少阴病，一阳阳开气浮，脉中之阴重浊不起，急温之，宜四逆汤。甘温气味，温脉中之阴，阴得阳举，气液流通，自不重浊。曰：少阴病，脉沉者，急温之，宜四逆汤。

少阴病，饮食入口则吐，心中温温欲吐，复不能吐，始得之，手足寒，脉弦迟者，此胸中实，不可下也，当吐之；若膈上有寒饮，干呕者，不可吐也，急[1]

少阴篇

---

[1] 急：宋本《伤寒论》作"当"。

温之，宜四逆汤。

食入于阴，长气于阳。吐，呕也。少阴病，一阳阳开气浮，半表上之阴失阳气蒸化。曰：少阴病，饮食入口则吐。心，阳也。中，中土也。温温，阳气也。欲之为言，续也。吐，舒也。复，反也。始，初也。之，指脾土阴中阳也。阳气从中土至子时，继续上舒，初得脾土中阳气不足，外应手足不温。曰：心中温温欲吐，复不能吐，始得之，手足寒。弦，木气也。迟，不足也。胸中，半里上也。下，降也。吐，舒也。中土木气不利半表脉中，半里上阴失阳化，实而不虚，不可用苦寒气味降之，当温中土阳气，从子时上舒，半里上阴得阳化，虚而不实。曰：脉弦迟者，此胸中实，不可下也，当吐之。膈上，气管也。干，燥也。可，肯也。如气管有寒饮窒塞，化燥而呕者，是子时中阳气不肯上舒，急温之，宜四逆汤。甘温气味，助子水中阳气上舒。曰：若膈上有寒饮，干呕者，不可吐也，急温之，宜四逆汤。

少阴病，下利，脉微涩，呕而汗出，必数更衣，反少者，当温其上，灸之。

微，幽微处也。涩，不滑也。汗，阴土液也。数，责也。更，代也。衣，依也。反，覆也。少，短也。上，恐土字讹。灸，灼也。之，指半里下也。人身阴液，包藏土中，全依附太阳大气运行表里，更相替代，充实内外。少阴病，一阳阳开气浮，阴液下利脉中，幽微处阴阳气液艰涩不滑，阴液下利上呕而汗出，必当责乎中土，阴阳气液更相替代，反覆短于表里，不能充实内外。当用大辛大温法，温暖半里下土气，令阳能生阴，阴能固阳，使阴阳气液运行表里，不失生生气化之机也。曰：少阴病，下利，脉微涩，呕而汗出，必数更衣，反少者，当温其土，灸之。

厥 阴 篇

厥阴之为病，消渴，气上撞心，心中疼热，饥而不欲食，食则吐蚘。下之，利不止。

厥阴主阖。厥，其也，阖，合也。其阴之所为，合阳气开子，交纽丑土。其阴不合阳气交纽丑土，半表上阳土气燥不润，而病消渴。曰：厥阴之为病，消渴。心中，半里上中也。其阴液不合阳气交纽丑土，其阳气不循半表经道转运上升，反逆半里上中，里之阴失阳气温通而疼，表之阳逆里之中而上撞，故疼而热。曰：气上撞心，心中疼热。谷不熟，曰饥。阴阳气液转运，不和半表半里，其谷不能蒸熟。曰：饥而不欲食。蚘，阴类，喜阳气以温养。食为阴，食入，失阳气蒸化，其阴更甚于胃，蚘不得其温养，就暖而上逆。曰：食则吐蚘。下，半表下也。之，指半里下阴液也。止，已也。半里下阴液，不合阳气交纽半表下丑土，则阴液下利不已。曰：下之利不止。

厥阴中风，脉微浮为欲愈，不浮为未愈。

微，幽微处也。浮，举也。欲之为言，续也。愈，进也。其阴得阳气交纽丑土，从脉道中幽微处，继续上举，前进半表。曰：厥阴中风，脉微浮为欲愈。脉道中幽微处之阴，不得阳气交纽丑土，继续上举，前进半表。曰：不浮为未愈。

厥阴病，欲解时，从丑至卯上。

其阴合阳气开子，交纽丑土，达于寅，明于卯，震于辰，阳气继续前进半表上，得阴缓之则解，阳无阴缓则不解。曰：厥阴病，欲解时，从丑至卯上。

厥阴病，渴欲饮水者，少少与之愈。

其阴不和阳气交纽丑土，病半表上土燥不润，渴欲饮水者，少少与之。阳得阴和，其阳气则前进半表上，回还半里。曰：厥阴病，渴欲饮水者，少少与之愈。

诸四逆①者，不可下之，虚家亦然。

诸，于也。下，降也。于阳气外开子辰而逆者，则四方之气皆逆，不可用苦寒气味降之。曰：诸四逆者，不可下之。虚，阴中阳虚也。阴中阳虚家，亦不可用苦寒气味降之。曰：虚家亦然。

伤寒，先厥后发热而利者，必自止，见厥复利。

厥，短也。阳不藏酉，阳气先短半里，不能顺接四肢，四肢厥冷。曰：伤寒，先厥。后，半里也。发，扬也。热，阳气也。而，作能读。利，顺利也。自，从也。止，足也。阳藏半里，阳气发扬，能顺利半表者，必从足暖。曰：后发热而利者，必自止。见，视也。视肢厥，证阳气来复子辰，顺利半表，必先从足暖为主。曰：见厥复利。

厥
阴
篇

---

① 四逆：宋本《伤寒论》"逆"后有"厥"字。

伤寒始发热六日，厥反九日而利。凡厥利者，当不能食，今反能食者，恐为除中。食以索饼，不发热者，知胃气尚在，必愈，恐暴热来出而复去也。后三①日脉之，其热续在者，期之旦日夜半愈。所以然者，本发热六日，厥反九日，复发热三日，并前六日，亦为九日，与厥相应，故期之旦日夜半愈。后三日脉之，而脉数，其热不罢者，此为热气有余，必发痈脓也。

发，起也。热，阳气也。六日，午时至亥，六个时辰也。厥，短也。反，回还也。伤寒始起午时，阳阖不藏于酉，该于亥，短半里下，不顺接半表上，回还巳辰，而四肢厥冷。曰：伤寒，始发热六日，厥反。九，老阳也。阳极于午，午时至寅，九个时辰也。阳阖于午，藏于酉，复于子，达于寅，其阳能利半表下，阳得阴枢转，期之与少阳病欲解时，从寅至辰上相应。曰：九日而利。今，是时也。除，去也。凡阳气短半里下，利半里上者，阴土中阳少，不能蒸化水谷，当不能食。食为阴，是时反能食者，恐为食之阴胜，除去中土之阳。曰：凡厥利者，当不能食，今反能食者，恐为除中。索，求也。食以求饼，食后，不有阳气浮外发热，知阳气内固半里下，能消谷食，阴得阳开，期之与太阴病欲解时，从亥至丑上相应。曰：食以索饼，不发热者，知胃气尚在，必愈。暴，猝也。热，阳气也。恐猝

然阳气来出于子，而不能来复于午，去藏于酉。曰：恐暴热来出而复去也。后，半里也。三日，谓半里上午未申三时也。之，往也。续，继续也。在，居也。旦日，谓一阳开子也。脉中阳气前往，继续藏居土中，至戌至亥，养万物根核，阴得阳枢转，期之与少阴病欲解时，从子至寅上相应。曰：后三日脉之，其热续在者，期之旦日夜半愈。本，始也。始起午时阳阖，不藏于酉，该阖于亥，短半里下，不顺接半表上，回还巳午，四肢厥冷，阳气回还巳午，阳得阴开，来复半里，期之与太阳病欲解时，从巳至未上相应。曰：所以然者，本发热六日，厥反九日，复。并，合也。三日，谓阳气发扬午未申上，其阳得阴阖，期之与阳明病欲解时，从申至戌上相应。计阳气发扬午未申三时，由酉合半表之子时，至巳时，六个时辰，亦为九数，其阴得阳阖而内藏，期之与厥阴病欲解时，从丑至卯上相应。曰：发热三日，并前六日，亦为九日，与厥相应，故期之旦日夜半愈。后，半里也。三日，谓半里上午未申三时也。数，烦数也。热，阳气也。罢，已也。脉中阳气前往，无阴阖之，烦数半里上，其阳气不已于午未申三时者，此为阳气有余半里上，表识半表下肌中阴液失其阳运，壅滞成脓。曰：后三日脉之，而脉数。其热不罢者，此为热气有余，必发痈脓也。

伤寒，脉迟六七日，而反与黄芩汤彻其热。脉迟为寒，今与黄芩汤，复除其热，腹中应冷，当不能食，今反能食，此名除中，必死。

迟为寒，寒，阴气也。六七日，巳午时也。彻，去也。热，阳气也。阳不藏酉，中土阳少，脉中营运气寒。至次日巳午时，阳衰半表，不能自巳回还阖午。能反与黄芩汤，苦寒气味，助中土之阴，去中土之阳。曰：伤寒，脉迟六七日，而反与黄芩汤彻其热。复，反也。今，是时也。阳不藏酉，脉中营运气寒，是时与黄芩汤，苦寒气味，反助其阴，去其阳，阳气不来复腹中，食无阳化。曰：脉迟为寒，今与黄芩汤，复除其热，腹中应冷，当不能食。名，明也。阳不藏酉，中土气液皆虚，虚则求食，食为阴，阴胜于阳，逼阳外亡，此明食之阴胜，助中土之阴，去中土之阳。曰：今反能食，此名除中，必死。

伤寒先厥后发热，下利必自止，而反汗出，咽中痛者，其喉为痹。发热无汗，而利必自止，若不止，必便脓血，便脓血者，其喉不痹。

厥，短也。阳气浮半里上，不藏于酉，其阳气先短半里下。曰：伤寒先厥。后，半里也。发，扬也。热，阳气也。下，半表下也。利，顺利也。自，从也。止，足也。半里上阳气发扬藏酉，阴液阳气下利半表，必从足暖。曰：后发热下利，必自止。汗，阴土液也。咽，因地气温通。喉，候天气清降。痹，塞也。阳气发扬，不藏于酉，而阴土之液，反出半里上毛窍为汗，地之阴不能左旋上通于咽，则咽中痛。天之阳不能右降，其喉为之塞。曰：而反汗出咽中痛者，其喉为痹。阳气发扬藏酉，无阴土之液，出半里上毛窍为汗，阴阳气液能利半表下，必从足暖。曰：发热无汗，而利必自止。如阳气发扬半里上，不足半里下，阴土中液与血，失阳气温运，液滞为脓，血滞为瘀。曰：若不止，必便脓血。脓血顺利，从谷道下出，地之阴得阳内藏，其阴左旋，上通于咽，天之阳得阴外固，其阳右降，喉不为之痹。曰：便脓血者，其喉不痹。

　　伤寒一二日至四五日而①厥者，必发热。前热者，后必厥；厥深者，热亦深；厥微者，热亦微。厥应下之，而反发汗者，必口伤烂赤。

　　一二日，子丑时也。四五日，卯辰时也。阴液阳气开于子，交纽丑土。阳不藏酉，阴阳气液不开于子，交纽丑土。阳短半里下，至卯辰时，其阳气不顺接半表上，而四肢逆冷。曰：伤寒一二日至四五日而厥者。前，先也。后，半里下也。表识阳气发扬半里上，不藏于酉，先浮半里上发热，后短半里下足冷，其阳气不顺接半表上，必四肢逆冷。曰：必发热，前热者，后必厥。深者，浅之对度。阴深半里下，其阳气不顺接半表上，四肢逆冷亦深，外应之发热亦深，四肢逆冷微，外应之发热亦微。厥之深浅，应半里下阳气藏之浅深也。曰：厥深者，热亦深；厥微者，热亦微，厥应下之。如阴土之液，合阳气浮半里上，不藏于酉，表识阴阳气液不还半表，上济于口，口中肌肉损烂色赤。曰：而反发

---

　　① 而：宋本《伤寒论》无"而"字。

汗者，必口伤烂赤。

伤寒病，厥五日，热亦五日。设六日当复厥，不厥者自愈。厥终不过五日，以热五日，故知自愈。

五日，戌时也，辰时也。伤寒病，阳气始午，不藏于酉，短半里下戌土。曰：伤寒病，厥五日。热，阳气也。阳气短半里下戌土，不能由子顺接半表上辰土。曰：热亦五日。设，假令也。六日，亥时也，巳时也。复，还也。假令阳气阖午藏酉，该阖于亥，当还其短。曰：设六日当复厥。愈，进也。阳气不短半里下者，自进半表上，回还于巳。曰：不厥者，自愈。阳气短半里下，终不过戌土，以阳气短半里下，不能由子顺接半表上，亦不过辰土。曰：厥终不过五日，以热五日。故使之知也，使之知阳气不短半里下，自进半表上。曰：故知自愈。

凡厥者，阴阳气不相顺接，便为厥。厥者，手足逆冷①是也。

凡阳气阖午不藏酉，短半里下者，其表里阴阳气液，即不相顺接，便为短。短者，外应手足逆冷是也。曰：凡厥者，阴阳气不相顺接，便为厥，厥者，手足逆冷是也。

伤寒，脉微而厥，至七八日肤冷，其人躁无暂安时者，此为脏厥，非为②蚘厥也。蚘厥者，其人当吐蚘。

---

① 逆冷：宋本《伤寒论》此处有"者"字。
② 为：宋本《伤寒论》此处无"为"字。

今病者静而复时烦，此为脏寒。蚘上入①膈，故烦，须臾复止。得食而呕，又烦者，蚘闻食臭出。其人当②自吐蚘。蚘厥者，乌梅圆③主之。又主久利方④。

阳不藏酉，脉中幽微处阳气短半里下，不顺接半表上，而手足厥冷。曰：伤寒，脉微而厥。七八日，午未时也。躁，阴失阳温也。脏，藏也。阳极于午，向幽昧处内阖阴阳气液，交蒸半里上，不当肤冷，至其时，浮外之阳，无阴液交蒸半里上，则肤冷，里阴无阳气蒸运半表下，则躁无暂安时，此为阳气不藏于酉，阴阳气液短于表里。曰：至七八日肤冷，其人躁，无暂安时者，此为脏厥，非为蚘厥也。蚘，阴类也，喜温恶冷。吐，呕也。阳气短半里下，蚘失温养，就暖上逆而呕蚘。曰：蚘厥者，其人当吐蚘。脏，里也。寒，阴气也。里阴气温，蚘得温养则静，里阴气寒，蚘失温养则烦。曰：今病者静，而复时烦，此为脏寒。入，逆也。蚘失温养，上就暖而逆膈，故烦。曰：蚘上入膈，故烦。须臾阳复，蚘得温养而内藏，则烦止。曰：须臾复止。食入于阴，长气于阳。食入失阳气蒸化，无所区别，从口呕出，蚘失温养，复上就暖而逆膈。曰：得食而呕，又烦者蚘。闻，知也。臭，气也。出，生也。知食入，无

① 入：宋本《伤寒论》此处有"其"字。
② 当：宋本《伤寒论》作"常"。
③ 圆：宋本《伤寒论》作"丸"。
④ 方：宋本《伤寒论》此处无"方"字。

厥阴篇

阳气生化，里阴不温，蚘失温养。曰：闻食臭出，其人当自吐蚘。阳气短半里下，蚘失温养，就暖而上逆，主乌梅丸。曰：蚘厥者，乌梅圆主之。乌梅酸温，酸敛木气以归根，温达木气以荣上。细，微也。以细辛辛温，通络道幽微处水气。以干姜辛温，得丙火纯阳之气，温阴土纯阴。阳生于子，阳气不能依附子时而生，以附子大辛大温，温生水土中元阳。以桂枝辛温，温通表里经道之阴。当，主也。归，脏也。以当归苦温，主脏浮外之阳，内归于里。人参甘寒多汁，助阴土之液，和内藏之阳。黄连黄柏苦寒，外坚金水表阴，固阳于土。蜀椒辛温炒香，达木气以疏土。上十味，为圆：象地天成十数，圆转表里阴阳，交和中土。久，常于中也。中土升降，久失其常，阴阳不能和利于中，亦主之。曰：又主久利方。

乌梅丸方

乌梅三百个　细辛六两　干姜十两　附子六枚，炮去皮，破八片　桂枝六两　当归四两　人参六两　蜀椒四两，炒香，令出汗　黄连一斤　黄柏六两

上十味，异捣筛，合治之，以苦酒渍乌梅一宿，去核，蒸之五升[①]米下，饭熟捣成泥，和药令相得。内臼中，与蜜杵二千下，圆如梧桐子大。先食饮服十圆，日三服，稍加至二十圆。禁生冷、滑食、臭食等。

---

① 升：宋本《伤寒论》作"斗"字。

伤寒，热少厥微①，指头寒，默默不欲食，烦躁，数日小便利，色白者，此热除也，欲得食，其病为愈；若厥而呕，胸胁烦满者，其后必便血。

热，阳气也。少，不多也。厥，短也。微，幽微处也。阳不藏酉，里之阳少，阳短幽微处，不顺接肢末，而指头寒。曰：伤寒，热少厥微，指头寒。默默，静而不语也。不欲食，是里之阳少也。烦，是浮外之阳，失阴内固也。躁，是里之阴失阳外开也。曰：默默不欲食，烦躁。数，计也。小便，半里也。除，去也。计时之阳气，内藏于酉，阴土之液流通，水液尿出而色白者，此阳气去藏酉也。曰：数日小便利，色白者，此热除也。食入于阴，长气于阳，阴得阳长。曰：欲得食，其病为愈。呕，作枢读。呕，怒声。胸，半里上也，胁，少阳经道也。烦，满闷也。若气短于里，怒声形于外，是少阳经道中开阖之枢气逆。胸胁烦满，是半里上阳气，应降不降，阳不藏酉。半里下阴络中血失其阳运，而血利后阴。曰：若厥而呕，胸胁烦满者，其后必便血。

病者手足厥冷，言我不结胸，小腹满，按之痛者，此冷结在膀胱关元也。

阳伸则喜，阳郁则怒。"言我不结胸"五字，闻其声，壮而不喜，观其形，郁而不伸。小腹，至阴处也。按，止也。之，往也。冷，寒气也。膀，四旁也。胱，

---

① 厥微：宋本《伤寒论》作"微厥"。

光明也。阴阳出入，以关为界，至阴处阴满，止而不往，不通而痛者，此非阳不藏酉，短半里下，是寒气结居四旁，元阳不伸也，外应手足逆冷，情志郁而不伸。曰：病者，手足逆冷，言我不结胸，小腹满，按之痛者，此冷结在膀胱关元也。

伤寒，发热四日，厥反三日，复热四日，厥少热多①，其病当愈。四日至七日，热不除者，其后②必便③血。

发，扬也。热，阳气也。四日，酉时也。阳气发扬午辰，不藏酉辰，则短于酉。曰：伤寒，发热四日厥。反，回还也。三日，午未申三时也。复，往来也。阳气回还午未申三时，往于酉，短半里下少，来半表上多。曰：反三日，复热四日，厥少热多，其病当愈。四日，酉辰也。七日，卯辰也。除，去也。后，嗣续也。其阳气不去藏酉辰，嗣续半表下，明于卯，半里下液滞血瘀，必利脓血。曰：四日至七日，热不除者，其后必便血。

伤寒，厥四日，热反三日，复厥五日，其病为进。寒多热少，阳气退，故为进也。

四日，酉辰也。阳不藏酉，则短于酉。曰：伤寒，厥四日。三日，午未申三时也。五日，戌辰也。进，升也。阳气回还午未申三时，不藏于酉，则短于戌，其阳

---

① 多：宋本《伤寒论》此处有"者"字。
② 其后：宋本《伤寒论》此处无"其后"二字。
③ 便：宋本《伤寒论》此处有"脓"字。

气为升半里上，寒于半里下多，热于半表下少。曰：热反三日，复厥五日，其病为进，寒多热少。为，治也。阳气退半里上，不来半里下治之，使阳气藏酉来戌。曰：阳气退，故为进也。

伤寒六七日，脉微，手足厥冷，烦躁，灸厥阴，厥不还者，死。

六七日，巳午时也。阳阖于午，不藏于酉，脉中阴阳气液微细，不顺接半表上，回还巳午，而四肢逆冷。半里上阳失阴和而烦，半表下阴失阳温而躁。曰：伤寒六七日，脉微，手足厥冷，烦躁。灸，灼也。其阴不温，当用温热法，灼阴土之液，其阳不还于土者，死。曰：灸厥阴，厥不还者，死。

伤寒发热，下利厥逆，躁不得卧者，死。

阳阖于午，不藏于酉，浮半里上发热。曰：伤寒发热。阳不藏酉，半里下阴失阳举，不能上利而下利。曰：下利。阳不藏酉，短半里下，不顺接半表上，四肢逆冷。曰：厥逆。阳不藏酉，半表下阴不得阳温而躁，半里上阳不得阴固而卧。曰：躁不得卧者，死。

伤寒发热，下利至甚，厥不止者，死。

止，基也。阳不藏酉，浮半里上发热，半表下阴失阳举，不能上利而下利，下利至甚，其阳不基于土，阴土不温。曰：伤寒发热，下利至甚，厥不止者，死。

伤寒六七日，不利，便发热而利，其人汗出不止者，死。有阴无阳故也。

六七日，巳午时也。阳不藏酉，其阴不利半表上，

厥
阴
篇

回还巳午，其阳便浮半里上发热。曰：伤寒六七日，不利，便发热。如阴液利半里上，外出毛窍为汗，不和阳气基半里下者，半里下有阴无阳。曰：而利，其人汗出不止者，死。有阴无阳故也。

伤寒五六日，不结胸，腹濡，脉虚，复厥者，不可下。此为①亡血，下之死。

五六日，辰巳时也。阳不藏酉，无半里下阴土之液，震动半表上辰土，回还于巳。阳浮半里上，胸中之水不结。曰：伤寒五六日，不结胸。濡，软也。阳不藏酉，半里下戊土，阴失阳运，阴液当滞腹里，硬而不软，如腹里软而不硬，是半里下脉道中，血液空虚。曰：腹濡，脉虚。复，往来也。下，降也。亡，同无。阳气来而不往，短半里下者，不可用苦寒气味降之。此为半里下阴土中血液，无阳气温生，如以苦寒气味降之，里之阴胜，阳气散而不聚，则死。曰：复厥者，不可下，此为亡血，下之，死。

发热而厥，七日下利者，为难治。

七日，午时也。下，半表下也。阳气浮外发热，如短半里下，不顺接半表上，四肢逆冷。至日之午时，半里下阴液，从半表下下利不上利者，为阴阳气液，难治子午。曰：发热而厥，七日下利者，为难治。

伤寒，脉促，手足厥冷者②，可灸之。

---

① 为：宋本《伤寒论》此处无"为"字。

② 厥冷者：宋本《伤寒论》作"厥逆"。

促，迫也。灸，灼也。阳不藏酉，迫半里上脉中，短半里下，不顺接半表上，四肢逆冷，可用热法，灼阴土之阴。阴温，阳气自藏于酉。曰：伤寒脉促，手足厥冷者，可灸之。

伤寒，脉滑而厥者，里有热也①，白虎汤主之。

里，半里上也。热，阳气也。阳不藏酉，阳气滑利半里上脉中，而短半里下者，得阳气有余半里上也，主白虎汤，肃降天气，藏阳于酉。曰：伤寒，脉滑而厥者，里有热也，白虎汤主之。

手足厥寒，脉细欲绝者，当归四逆汤主之。若其人内有久寒者，宜当归四逆加吴茱萸生姜汤主之②。

寒，冷也。细，微也。阳气短半里下，不顺接半表上，表里脉道阳微，四肢不温。曰：手足厥寒，脉细。绝，续也。当，主也。归，藏也。欲续其阳者，主藏阳气于酉，毋使四时气逆，主当归四逆汤。曰：欲绝者，当归四逆汤主之。当归，气味苦温汁浓，苦能降阳气至半里下，温能升阴液至半表上。桂枝辛温，温表里经道之阴。芍药苦平，疏泄表里土气。细辛辛温，温通表里脉络中幽微处水气。通草辛平，藤蔓空通，能通关节中气滞。阳能生阴，阳不藏酉，半里下阴土液少，以大枣、甘草，味厚气浓，培在下不足之阴，和内藏之阳。上七味：象阳数得阴，复于七。以水八升：象阴数得

---

①　也：宋本《伤寒论》此处无"也"字。
②　主之：宋本《伤寒论》无"主之"二字。

厥
阴
篇

阳，正于八。煮取三升，象三阳阳数，包藏土中。去滓，温服一升：象一阳开子。日三服：象三阳阖午。久，常于中也。如其人中土之气常寒者，适当归四逆加吴茱萸生姜汤。加吴茱萸威烈之气，开阴土浊阴。生姜辛温，化气横行，疏泄表里土气。曰：若其人内有久寒者，宜当归四逆加吴茱萸生姜汤主之。以水六升，清酒六升：象阴数得阳，变于亥，阳数得阴，还于巳。和煮，取五升，去滓，分温五服：象阴阳气液，从中土开子，上出辰土阖午，下入戌土。

当归四逆汤方

当归三两　桂枝三两，去皮　芍药三两　细辛三两甘草二两，炙　通草二两　大枣三十五个

上七味，以水八升。煮取三升，去滓，温服一升，日三服。

当归四逆加吴茱萸生姜汤方

即前方加吴茱萸半升，生姜三两，以水六升，清酒六升，和煮，取五升，分温五服。

大汗出，热不去，内拘急，四肢疼，又下利厥逆而恶寒者，四逆汤主之。

大，猛也。汗，阴土液也。热，阳气也。阴土之液，猛出毛窍，不和阳气去藏于酉。曰：大汗出，热不去。内，里也。拘急，不舒也。阴液外泄毛窍，不和阳气去藏于酉，里阴不舒，四肢之阴失阳气温通而疼。曰：内拘急，四肢疼。阳气不去藏于酉，脾土阴液失阳

气左旋上举而下利。曰：又下利。阳气不去藏酉，短半里下，不顺接半表上，半表阴失阳温而恶寒，主四逆汤。曰：厥逆而恶寒者，四逆汤主之。主甘草、干姜甘温气味，温土藏阳。阳短半里下，取附子大辛大温，助阳气，附子时而生，四时阴阳转运，则顺而不逆矣。

大汗，若大下利而厥冷者，四逆汤主之。

阳得阴助则温，阴得阳助则温[①]。阴土之液猛出毛窍，阳失阴助，阳短肢末，而四肢厥冷者；或阴土之液猛从半表下谷道旁下利，阳失阴助，阳短肢末，而四肢厥冷者，主四逆汤。辛甘温法，温土藏阳，阴土气暖，阴得阳生，其液亦不外泄，否则阴土阳脱。曰：大汗，若大下利，而厥冷者，四逆汤主之。

病人手足厥冷，脉乍紧者，邪结在胸中；心下满而烦，饥不能食者，病在胸中，当须吐之，宜瓜蒂散。

乍，忽也。紧，不舒也。邪，偏也。结，水气结也。胸中，半里上也。心下，脾土也。病人病阳气浮半表上，短半里下，阴阳不相顺接，外应手足厥冷。脉道中阴气忽然紧而不舒者，是水气偏结在半里上，其阳不能正午藏酉，脾土之阴失阳气温疏，闷而烦。曰：病人手足厥冷，脉乍紧者，邪结在胸中，心下满而烦。水气结在半里上，半表之阳，不得天气清降，半里之阴，不得阳气温升，其谷不能蒸熟。曰：饥不能食者，病在胸

---

① 温：疑当作"运"。

中。当，主也。须，发也。吐，呕也。之，指半里上壅塞之水也。适瓜蒂散，主宣发胸中壅塞之水，从口吐出，其阳正午藏酉，阴阳气液，自然顺接表里。曰：当须吐之，宜瓜蒂散。

伤寒六七日，大下后，寸脉沉而迟，手足厥逆，下部脉不至，咽喉①不利，唾脓血，泄利不止者，为难治，麻黄升麻汤主之。

六七日，巳午时也。大，猛也。后，半里也。寸主半表上，沉主半里下。迟，缓也。阳不藏酉，短半里下，阴土之液失阳气蒸运，还巳复午，其液猛从半表下下利，半里半表脉中阳失阴助，迟而缓。曰：伤寒六七日，大下后，寸脉沉而迟。阳气短半里下戊土，不顺接半表上辰土，外应手足不温。曰：手足厥逆。下部，半里下也。咽，因地气以温通。喉，侯天气以清利。阳不藏酉，半里下脉中阴液，失阳气蒸运至咽，咽喉为之不利。曰：下部脉不至，咽喉不利。唾，口液也。阳不藏酉，半里上阴液失阳气蒸运，滞而为脓。阳不藏酉，阳络松而不固。曰：唾脓血。难，患也。半里下阴液失阳气蒸运，从半表下谷道旁，泄利不止者，为阳气患半里上，无阴固之而内藏，阴液利半表下，无阳温之而上举，阴阳气液不治子午，主麻黄升麻汤。曰：泄利不止者，为难治，麻黄升麻汤主之。麻黄苦温，升麻甘平，

---

① 咽喉：宋本《伤寒论》作"喉咽"。

举陷下阴液，荣半表上。甘草、干姜气味甘温，温戊土之阴，内藏其阳。石膏、知母、黄芩气味苦寒，坚半里上之阴，内固其阳。桂枝辛温，温通表里经道之阴。芍药苦平，疏泄表里土气。阳不藏酉，土中阴液不足，以天门冬苦平，当归苦温，白术甘温，葳蕤甘平，四味体多津液，助土中不足之阴，以和来复之阳。茯苓本松木之精华，藉土中阴阳气液转运结成，气味甘平色白，能入阴土，转运阴阳气液环抱周身，和利上下表里。上十四味：象天生地成十数，转运四方。以水一斗，先煮麻黄一两沸，去上沫：象生成之数，包藏土中，一阳举，二阴偶之。内诸药，煮取三升：象三阳阳数，得阴阖午藏酉。去滓，分温三服：象三阴阴数，得阳开子，明卯相去。如炊三斗米顷，令尽，汗出愈：汗，阴土液也。象阳数缓缓藏于土中，蒸阴液环转表里，毋相急也。

麻黄升麻汤方

升麻一两一分　当归一两一分　黄芩十八铢　麻黄二两半，去节　葳蕤十八铢　知母十八铢　石膏[①]碎，绵裹　白术六铢　天门冬六铢　芍药六铢　干姜六铢　桂枝六铢　茯苓六铢　甘草六铢，炙

上十四味，以水一斗，先煮麻黄一两沸，去上沫，内诸药，煮取三升，去滓，分温三服。相去，如炊三斗米顷，令尽，汗出愈。

---

①　石膏：宋本《伤寒论》"石膏"下有"六铢"二字。

伤寒本自寒下，医复吐①之，寒格。更逆吐下，若食入口即吐，干姜黄连黄芩②人参汤主之。

本，始也。下，半里下也。医，意也。复，返也。吐，舒也。之，往也。阳气始午内阖，不藏酉，自寒半里下，以意会之，返阳气藏酉，从子左舒，前往半表。曰：伤寒本自寒下，医复吐之。寒，阴气也。格，捍格也。逆，不顺也。下，半表下也。阳不藏酉，半里下阴气捍格，阳气更不顺时内藏，左舒半表下。曰：寒格更逆吐下。口，属半里上也。吐，呕也。如，阳气始午内阖，而逆半里上，其气不降，得食则呕，主干姜黄连黄芩人参汤。曰：若食入口即吐，干姜黄连黄芩人参汤主之。阳不藏酉，阴土不温，阴液不生，主干姜辛温，温阴土之液。黄连、黄芩苦寒，坚半里上表阴，降逆上之阳。人参甘寒多汁，助阴土之液，和内藏之阳。上四味：象阴阳气液转运四方。以水六升：象阴数得阳，变于六。煮取二升，去滓，分温再服：象阳数举，二阴偶之。

干姜黄连黄芩人参汤方

干姜三两　　黄连三两　　黄芩三两　　人参三两

上四味，以水六升，煮取二升，去滓，分温再服。下利，有微热而渴，脉弱者，今自愈。

---

① 吐：宋本《伤寒论》"吐"后有"下"字。
② 黄连黄芩：宋本《伤寒论》作"黄芩黄连"。

下，半表下也。有，得也。微，幽微处也。热，阳气也。渴，欲饮也。阴液利半表下，不利半表上，得幽微处阳气来复半表，阳失阴和而欲饮。曰：下利，有微热而渴。今，是时也。愈，进也。脉弱者，明其阴液利半表下，幽微处阳气来复半表，阳失阴和，阳气当数半表脉中，是时不数而弱者，阴液自和阳气前进。曰：脉弱者，今自愈。

下利，脉数，有微热汗出，今自愈。设脉①紧，为未解。

下，半表下也。数，烦也。微，幽微处也。热，阳气也。今，是时也。愈，进也。紧，不舒也。解，缓也。阴液利半表下，不利半表上，脉中阳失阴和而烦。曰：下利，脉数。得幽微处阳气，和阴土之液外出，是时阴阳气液，自进半表上，回还半里。曰：有微热汗出，今自愈。设，假令也。假令阴土之液，不和阳气外舒半表，为阳气未得阴缓。曰：设脉紧，为未解。

伤寒四五日，腹中痛，若转气下趋②少腹者，此欲自利也。

四五日，卯辰时也。阳不藏酉，半里下水气不明于卯，震动于辰，腹中气滞不通而痛。曰：伤寒四五日，腹中痛。半里下水气，失阳气转运半表上，下趋少腹，欲从半表下下利。曰：若转气下趋少腹者，此欲自

---

① 脉：宋本《伤寒论》作"复"。

② 趋：宋本《伤寒论》作"趣"。

利也。

下利，手足厥冷，无脉者，灸之不温，若脉不还，反微喘者，死。少阴负趺阳者，为顺也。

阴液利半表下，手足厥冷，是半里脉中，无阳气和阴液转运半表上。曰：下利，手足厥冷，无脉者。灸，灼也。之，指半里下阴也。半里下脉中，若无阳气还于里，当用热药温里，灼之不温，阳气不还幽微处，阴气反逆半里上。专从口出而喘。曰：灸之不温，若脉不还，反微喘者，死。负，依也。趺，附也。少阴阴气依附子时阳气，转运半表为顺。曰：少阴负趺阳者，为顺也。

下利，寸脉反浮数，尺中自涩者，必清脓血。

寸脉，主半表上也。数，烦也。阴液利半表下，不和阳气回还半表上，半表上阳无阴和，气浮而烦。曰：下利，寸脉反浮数。尺中，主半里下也。自，从也。涩，不滑也。清，寒也。阳气浮半表上，半里下阴失阳温，其阴从涩，不从滑，脉络中血液气寒。曰：尺中自涩者，必清脓血。

下利清谷，不可攻表，汗出必胀满。

清，寒也。谷，生也。阴液利半表下，半里下气寒，生阳不足，当温其里，使半里下阳复阴生。曰：下利清谷。表，阳也。半里下阳少，不可攻伐里之阴液，外达半表。如攻之，里之阴液更虚，阳不内藏，阴失阳运，必增胀满。曰：不可攻表，汗出必胀满。

下利，脉沉弦者，下重也；脉大者，为未止；脉微弱数者，为欲自止，虽发热，不死。

　　沉，里也。弦，则为寒。重，不轻也。阴液利半表下，不得半里脉中阳气轻举上利，而下重也。曰：下利，脉沉弦者，下重也。大则为虚，阳气浮外虚内，不能轻举阴液上利。曰：脉大者，为未止。微，细也。弱，未壮也。数，阳也。脉不见大，而见细弱，浮外之阳气内藏，未壮之阴得阳气转运，其阴可轻举上利，不下利。曰：脉微弱数者，为欲自止。阴得阳运，阳得阴和。曰：虽发热，不死。

　　下利，脉数而渴者，今自愈。设不差，必清脓血，以有热故也。

　　数，阳气也。渴，欲饮也。今，是时也。愈，进也。阴液利半表下，不和阳气利半表上，半表上阳失阴和，而口渴欲饮。是时阳得阴和，从半表上前进半里。曰：下利，脉数而渴者，今自愈。差，不齐也。必，表识也。脓血，乃液与血所化。以，为也。有，质也。热，阳气也。设阴阳气液不齐于午，表识半里下气寒，阴液及血失阳气温运，内滞脉络，而为脓血。曰：设不差，必清脓血。必清脓血之所以然者，为质阳气浮半表上，半里下气寒之故。曰：以有热故也。

　　下利，脉沉而迟，其人面少赤，身有微热，下利清谷者，必郁冒汗出而解，病人必微厥。所以然者，其面戴阳，下虚故也。

　　下，半表下也。沉，浊默也。迟，滞也。面，半里上也。赤，指面上气色也。阴液利半表下脉中，阴气重浊不起，阳气转运迟滞，得浮半里上，面颜少而赤。曰：下利，脉沉而迟。其人面少赤。身，可屈伸也。有，质也。微，无也。热，阳气也。阴液利半表下，阳气屈伸半里上，质无阴液，缓阳气藏酉。曰：身有微热。清，寒也。谷，生也。冒，覆也。阴液利半表下，半里下土寒，无阳气温生，表识阳无阴缓，郁覆半里上，不藏于酉。曰：下利清谷者，必郁冒。汗，阴土液也。出，进也。解，缓也。微，无也。阴土气液前进半表半里上，能缓阳气藏酉，必无阳气短半里下。曰：汗出而解，病人必微厥。所以然者，其面戴阳，是阳气覆半里上，虚半里下。曰：所以然者，其面戴阳，下虚故也。

下利后脉绝，手足厥冷，晬时脉还，手足温者，生；脉不还者，死。

下，半表下也。后，半里也。绝，不续也。阴液利半表下，脉中阳气不续半表上，回还半里下，四肢不温。曰：下利后脉绝，手足厥冷。晬时，周十二时也。子时脉中阳气还，手足温者生，子时脉中阳气不还，手足冷者死。曰：晬时脉还，手足温者生，脉不还者死。

伤寒下利，日十余行，脉反实者，死。

阳不藏酉，阴土之液，失其阳运，而利半表下。曰：伤寒下利。日十余行，谓日之十二时辰阴液下陷，不合五行行其间也。实，充实也。五行转运表里间，未尝停息。脉中阳气反充实半里上，不能藏酉，转运阴土之液，上利半表，回还半里，五行停息。曰：日十余行，脉反实者，死。

下利清谷，里寒外热，汗出而厥者，通脉四逆汤主之。

脾土气寒，阴液不能得阳气温生半表上，而利半表下。曰：下利清谷。里，半里也。外，半表也。热，阳气也。脾土气寒，半里阴液不能得阳气温生半表，半表阳失阴固而发热。曰：里寒外热。阴土之液外出毛窍为汗，半表阳无阴固，半里阴无阳温，阴阳气液短于表里，手足逆冷，主通脉四逆汤。曰：汗出而厥者，通脉四逆汤主之。以生附子大辛大温，助子水中元阳。甘草、干姜，气味甘温，用干姜三两之多，取气胜于味，温半里下之阴，使阴阳气液来复于土，毋使下利外泄。

热利，下重者，白头翁汤主之。

热，阳气也。下，半表下也。重，不轻也。阳气利半里上，不利半表下，半表下之阴重而不轻，主白头翁汤。曰：热利下重者，白头翁汤主之。白头翁气味苦温，其质无风反摇，有风反静，取之能静在上阳气。黄连、黄柏、秦皮皆苦寒之品，苦为火味，寒为水气，苦寒能固阳气，内藏于土，阳气内藏，半表下之阴得阳气上举，自不下重。上四味：象阴阳气液转运四方。以水七升：象阳数得阴，变于七。煮取二升：二，阴数也。去滓，温服一升：象二阴偶一阳，回还半里下。愈，进也。阳气不前进半里下，更服一升，使阳气前进，来复于子。

白头翁汤方

白头翁二两　黄柏三两　秦皮三两　黄连三两

上四味，以水七升，煮取二升，去滓，温服一升。不愈，更服一升。

下利腹胀满，身体疼痛者，先温其里，乃攻其表。温里宜四逆汤，攻表宜桂枝汤。

下，半表下也。腹，复也。身，伸也，舒也。体，第也。里，半里也。乃，继也。攻，治也。表，半表也。阳气不来复腹中，脾土气寒，半里下阴液不能蒸运半表上，而利半表下。阳气不来复腹中，脾土阴滞而满，阴液阳气不能伸舒次第表里，表里之阴不通而痛。曰：下利，腹胀满，身体疼痛者。先用辛甘热法，温半里下之阴，半里下阴温土疏，阴阳气液循半里经道，来复于子。继用辛甘温法，治半里上之阴，半里上阴温土疏，阴阳气液循半表经道，来复于午。曰：先温其里，乃攻其表，温里宜四逆汤，攻表宜桂枝汤。

问曰①：病有急当救里救表者，何谓也？师曰：病，医下之，续得下利清谷不止，身体疼痛者，急当救里。后身②疼痛，清便自调者，急当救表也。

病，病一阳阳气浮外也。医，意也。下之，指半里下阴也。续，继续也。得，相得也。清，寒也。谷，生

---

① 问曰：宋本《伤寒论》无此原文，系《金匮要略》原文。
② 身：《金匮要略》作"体"字。

也。止，足也。身，伸也，舒也。体，第也。病一阳阳气浮外，以意会之，半里下不温，当继续阳气下利，相得于里，阳气不下利，半里下气寒，生阳不足以伸舒半表，半表经络之阴，次第不通疼痛者，急主救半里下之阴，回阳气来复半表经络也。曰：病，医下之，续得下利清谷不止，身体疼痛者，急当救里。后，指半里上也。便，顺利也。调，和也。阳气不足以伸舒半里上，半里经络之阴不通疼痛，使阳气顺利自和者，急主救半里上之阴，回阳气来复半里经络也。曰：后身疼痛，清便自调者，急当救表也。

下利，欲饮水者，以有热故也，白头翁汤主之。

下，半表下也。以，因也。有，得也。热，阳气也。阴液利半表下，欲饮水者，因得阳气浮半里上，不内藏半里下，蒸化阴土之阴，回还半表上，以润其燥，主白头翁汤。曰：下利欲饮水者，以有热故也，白头翁汤主之。主苦寒气味，固阳气内藏阴土之液，得阳气蒸运半表上，自不利半表下，欲饮水也。

下利谵语者，有燥屎也，宜小承气汤。

有，质也。燥屎，阴也。阴液利半表下，半表上阳失阴和，谵语者，质半里下阴土气燥，阴阳不和利表里，适小承气汤。寒多温少气味，寒固半表上阳气，温疏半里下土气。曰：下利谵语者，有燥屎也，宜小承气汤。

下利后更烦，按之心下濡者，为虚烦也，宜栀子豉汤。

下，半表下也。后，半里也。更，复也。按，止也。之，往也。心下，脾土也。濡，软也。虚，阴中阳虚也。烦，阳中阴虚也，阴液利半表下，不来复半里上，阳失阴和而烦。阳气浮半表上，阴液利半表下，阴阳气液止而不往，脾土之阴失其阳温，当硬而不软。如软而不硬者，此无阴液坚结于里，为阴土中阳虚，阳土中阴虚也，适栀子豉汤，交济水火，水火济，则利止烦除。曰：下利，后更烦，按之心下濡者，为虚烦也，宜栀子豉汤。

呕家有痈脓者，不可治呕，脓尽自愈。

有，得也。痈，壅也。津液壅滞，失其阳运，化为脓也，如呕家有脓者，不可治呕，脓尽阳气得运，自愈。曰：呕家有痈脓者，不可治呕，脓尽自愈。

呕而脉弱，小便复利，身有微热，见厥者难治，四逆汤主之。

脉，指半表之脉也。弱，不强也。阳得阴则强，呕脓时，而半表上脉中阴气不足，阳气不强。曰：呕而脉弱。小便，半里也。脓尽，半里之阳，复利半表，其阳气未得阴固，而身有微热。曰：小便复利，身有微热。如见阴气短半表上者，是患阳气不足半里下也，主四逆汤。曰：见厥者难治，四逆汤主之。主附子大辛大温，温生在里之阴，助阳气附子时左开，毋使四方阴阳气液逆于表里也。

干呕，吐涎沫，头痛者，吴茱萸汤主之。

干，燥也。半里下阴液不能区别半表上，半表上气燥而不润，则干呕。半里上阴液逆而不降，化为涎沫，则从口吐。半里上阴逆不降，头部之阴亦逆不降，则头痛，主吴茱萸汤。曰：干呕，吐涎沫，头痛者，吴茱萸汤主之。浊阴逆半里上，非威烈气味不能冲开。以茱萸大辛大温，气味威烈，冲半里上浊阴，使之须臾下降。生姜辛温，化气横行，疏泄土气，温通半里阴液，使之左开。以人参甘寒，大枣味浓汁厚，和半表阳气使之右阖。

呕而发热者，小柴胡汤主之。

半里下阴液，不能区别半表，逆半里上，则呕。半表上阳气，无阴和之右阖，则热，主小柴胡汤，益半表上阴液，和阳气阖午藏酉。曰：呕而发热者，小柴胡汤主之。

伤寒大吐大下之，极虚，复极汗出[1]者，以[2]其人外气怫郁，复与之水，以发其汗，因得哕。所以然者，胃中寒冷故也。

大，猛也。吐，呕也。下，半表下也。之，指中土阴阳气液也。阳不藏酉，半里上之阴液无所区别，从口猛吐，半里下阴土之液失其阳举，从半表下谷道旁猛泻，中土阴阳气液极虚。曰：伤寒大吐大下之，极虚。复，反也。极，至也。外，表也。阳不藏酉，阴土之液亦不藏酉，反至半表上汗出者，因其人半表上阳气怫

厥
阴
篇

---

① 出：宋本《伤寒论》无“出”字。
② 以：宋本《伤寒论》无“以”字。

—— 313 ——

郁，不藏于酉。曰：复极汗出者，以其人外气怫郁。与，以也。水，土之液也。哕，气逆也。胃中，指半表上辰土中也。阳不藏酉，以土之液亦不藏酉，扬半里上为汗。因得气逆，之所以然者，阳不藏酉，戌土气寒，辰土气冷故也。曰：复与之水，以发其汗，因得哕，所以然者，胃中寒冷故也。

伤寒，哕而腹满，视其前后，知何部不利，利之则①愈。

哕，气逆也。阳不藏酉，则气逆半里上。气逆半里上，不来复半里下，阴土之阴失其阳运而满。曰：伤寒，哕而腹满。前，半表也。后，半里也。阳不藏酉，视其半表半里之阴，何部不利，阴得阳利则愈。曰：视其前后，知何部不利，利之则愈。

---

① 则：宋本《伤寒论》作"即"字。

出版说明

中医古籍文献是中医药学继承、发展、创新的源泉，然而，中医古籍文献的整理研究工作，特别是对珍本古医籍全面系统的挖掘、整理研究工作一直较为薄弱。所以，《中医药事业发展"十一五"规划》明确提出："系统开展文献整理研究，重点对 500 种中医药古籍文献进行整理与研究。"基于此，我社策划了"100 种珍本古医籍校注集成"项目，重点筛选出学术价值、文献价值、版本价值较高的 100 种亟待抢救的濒危版本，珍稀版本以及中医古籍中未经整理排印的有价值的，或者有过流传但未经整理或现在已难买到的版本，进行点、校、注的工作，进而集成出版。

珍本古医籍整理出版是中医药继承创新的基础，是行业发展的必需。对中医古籍文献的整理出版工作既可以保存珍贵的中医典籍，又可以使前人丰富的知识财富得以充分的研究与利用，广泛流传，服务于现代临床、科研及教学工作。为了给读者呈献最优秀的中医古籍整理作品，我社组织权威的中医文献专家组成专家委员会，选编拟定出版书目；遴选文献整理者对所选古籍进行精心校勘注释；成立编辑委员会对书稿认真编辑加工、校对。希望我们辛勤的工作能够给您带来满意的古籍整理作品。

"100种珍本古医籍校注集成"项目得到了国家中医药管理局、中国中医科学院有关领导和全国各地的古籍文献整理者的大力支持，并被列入"十二五"国家重点图书出版规划项目。该项目历时两年，所整理古医籍即将陆续与读者见面。在这套集成付梓之际，我社全体工作人员对给予项目关心、支持和帮助的所有领导、专家、学者表示最真诚的谢意。

中医古籍出版社
2012年3月